国家卫生健康委员会"十三五"规划教材
全　国　高　等　学　校　教　材

供健康服务与管理专业及相关专业用

健康保障

Health Security

主　　编　毛　瑛

副 主 编　高广颖　周尚成

编　　者（以姓氏笔画为序）

毛　瑛　西安交通大学
宁　岩　大连医科大学
伍红艳　贵州医科大学
刘　彩　天津中医药大学
李绍华　安徽医科大学
张　歆　哈尔滨医科大学
周尚成　广州中医药大学
项　莉　华中科技大学
高广颖　首都医科大学
蒋　祎　重庆医科大学

编写秘书

张　宁　西安交通大学

人民卫生出版社

图书在版编目（CIP）数据

健康保障 / 毛瑛主编 . —北京：人民卫生出版社，2019

全国高等学校健康服务与管理专业第一轮规划教材

ISBN 978-7-117-28943-6

Ⅰ. ①健… Ⅱ. ①毛… Ⅲ. ①医疗保健事业－中国－医学院校－教材 Ⅳ. ①R199.2

中国版本图书馆 CIP 数据核字（2019）第 208838 号

人卫智网	**www.ipmph.com**	**医学教育、学术、考试、健康，购书智慧智能综合服务平台**
人卫官网	**www.pmph.com**	**人卫官方资讯发布平台**

健 康 保 障

主　　编：毛　瑛
出版发行：人民卫生出版社（中继线 010-59780011）
地　　址：北京市朝阳区潘家园南里 19 号
邮　　编：100021
E - mail：pmph @ pmph.com
购书热线：010-59787592　010-59787584　010-65264830
印　　刷：北京铭成印刷有限公司
经　　销：新华书店
开　　本：850 × 1168　1/16　　**印张：**13
字　　数：367 千字
版　　次：2019 年 12 月第 1 版　2025 年 10 月第 1 版第 6 次印刷
标准书号：ISBN 978-7-117-28943-6
定　　价：48.00 元
打击盗版举报电话：010-59787491　E-mail：WQ @ pmph.com
质量问题联系电话：010-59787234　E-mail：zhiliang @ pmph.com

全国高等学校健康服务与管理专业

第一轮规划教材编写说明

《“健康中国 2030”规划纲要》中指出，健康是促进人的全面发展的必然要求，是经济社会发展的基础条件。实现国民健康长寿，是国家富强、民族振兴的重要标志，也是全国各族人民的共同愿望。推进健康中国建设，是全面建成小康社会、基本实现社会主义现代化的重要基础，是全面提升中华民族健康素质、实现人民健康与经济社会协调发展的国家战略。

要推进落实健康中国战略，大力促进健康服务业发展需要大量专门人才。2016 年，教育部在本科专业目录调整中设立了“健康服务与管理”专业（专业代码 120410T）；本专业毕业授予管理学学位，修业年限为四年；目前逐步形成了以医学类院校为主、综合性大学和理工管理类院校为辅、包括不同层次院校共同参与的本科教育体系，各院校分别在不同领域的专业比如中医、老年、运动、管理、旅游等发挥优势，为本专业适应社会发展和市场需求提供了多样化选择的发展模式，充分体现了健康服务业业态发展充满活力和朝阳产业的特色。

我国“健康服务与管理”专业理论和实践教学还处于起步阶段，具有中国特色的健康服务与管理理论体系和实践服务模式还在逐渐完善中。为此，2016 年 4 月和 8 月，人民卫生出版社分别参与“健康服务与管理”专业人才培养模式专家研讨会和“健康服务与管理”专业教材建设会议；2017 年 1 月，人民卫生出版社组织召开了“健康服务与管理”专业规划教材编写论证会议；2018 年 2 月，人民卫生出版社组织召开了“健康服务与管理”专业规划教材评审委员会一届一次会议。在充分调研论证的基础上，根据培养目标、课程设置确定了第一轮规划教材的编写品种，部分编写品种也与《“健康中国 2030”规划纲要》中“要积极促进健康与养老、旅游、互联网、健身休闲、食品融合，催生健康新产业、新业态、新模式，发展基于互联网的健康服务，鼓励发展健康体检、咨询等健康服务，促进个性化健康管理服务发展，培育一批有特色的健康管理服务产业；培育健康文化产业和体育医疗康复产业；制定健康医疗旅游行业标准、规范，打造具有国际竞争力的健康医疗旅游目的地；大力发展中医药健康旅游”相对应。

本套教材编写特点如下：

1. 服务健康中国战略　本套教材的编撰进一步贯彻党的十九大精神，将“健康中国”战略贯穿教材编写全过程，为学科发展与教学改革、专业人才培养提供有力抓手和契机，为健康中国作出贡献。

2. 紧密围绕培养目标　健康服务与管理专业人才培养定位是为健康服务业培养既懂业务又懂管理的实用性管理型人才。人才培养应围绕实际操作技能和解决健康服务问题的能力要求，用医学和管理学手段为健康服务业健康、有序、科学发展提供专业支持。本套教材的编撰紧密围绕培养目标，力求在各部教材中得以体现。

3. 作者团队多样　本套教材的编者不仅包括开设“健康服务与管理”专业院校一线教学专

家，还包括本学科领域行业协会和企业的权威学者，希望能够凝聚全国专家的智慧，充分发挥院校、行业协会及企业合作的优势，打造具有时代特色、体现学科特点、符合教学需要的精品教材。

4. 编写模式创新　为满足教学资源的多样化，教材采用了“融合教材”的编写模式，将纸质教材内容与数字资源内容相结合，教材使用者可以通过移动设备扫描纸质教材中的“二维码”获取更多的教材相关富媒体资料，包括教学课件、思考题解题思路、高清彩图以及视频等。

本套教材共16种，均为国家卫生健康委员会“十三五”规划教材，预计2019年秋季陆续出版发行，数字内容也将同步上线。希望全国广大院校在使用过程中能够多提供宝贵意见，反馈使用信息，为下一轮教材的修订工作建言献策。

全国高等学校健康服务与管理专业

第一轮教材目录

序号	书名	主编	副主编
1	**健康服务与管理导论**	郭　清	景汇泉　刘永贵
2	**健康管理学**	郭　姣	王培玉　金　浪　郑国华　杜　清
3	**健康经济学**	毛振华	江启成　杨　练
4	**健康保障**	毛　瑛	高广颖　周尚成
5	**健康信息管理**	梅　挺	时松和　牟忠林　曾　柱　蔡永铭
6	**健康心理学**	孙宏伟　黄雪薇	于恩彦　孔军辉　朱唤清
7	**健康运动学**	张志勇　刘忠民	翁锡全　骆红斌　吴　霜　徐峻华
8	**健康营养学**	李增宁	夏　敏　潘洪志　焦广宇　叶蔚云
9	**健康养生学**	傅南琳	谢　甦　夏丽娜　程绍民
10	**健康教育与健康促进**	李浴峰　马海燕	马　莉　曹春霞　闵连秋　钱国强
11	**职业健康服务与管理**	杨　磊　李卫东	姚　华　汤乃军　刘　静
12	**老年健康服务与管理**	曾　强　陈　垦	李　敏　武　强　谢朝辉　张会君
13	**社区健康服务与管理**	曾　渝　王中男	李　伟　丁　宏　任建萍
14	**健康服务与管理技能**	许亮文　关向东	王淑霞　王　毅　许才明
15	**健康企业管理**	杨大光　曹　煜	何　强　曹维明　邱　超
16	**健康旅游学**	黑启明　向月应	金荣疆　林增学　吴海波　陈小勇

主编简介

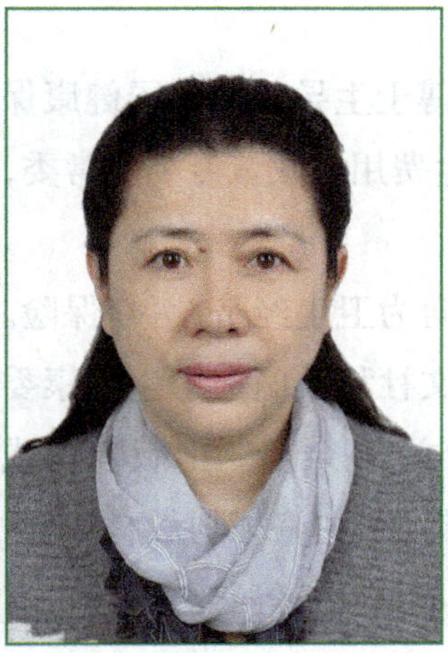

毛 瑛

女，1962 年生，西安交通大学公共政策与管理学院教授，博士生导师。教育部高等学校软科学研究基地中国管理问题研究中心——西安交通大学“一带一路”健康政策与技术评估研究中心主任，西安交通大学第二附属医院医学人工智能研究院副院长。

从事教学工作 34 年。已主持国际、国内和政府委托课题百余项，包括国家社科基金重大项目、美国中华医学基金会项目、国家发展和改革委员会项目、国家自然科学基金项目、中国医保研究会项目、陕西省科技厅项目、陕西省卫生健康委员会、陕西省人力资源和社会保障厅、陕西省财政厅、陕西省医改办委托项目。在国际、国内有影响的期刊、会议上发表论文百余篇，出版专著、教材 11 部。获得省部级奖 5 项，中国医保研究会优秀论文奖 40 余项。

副主编简介

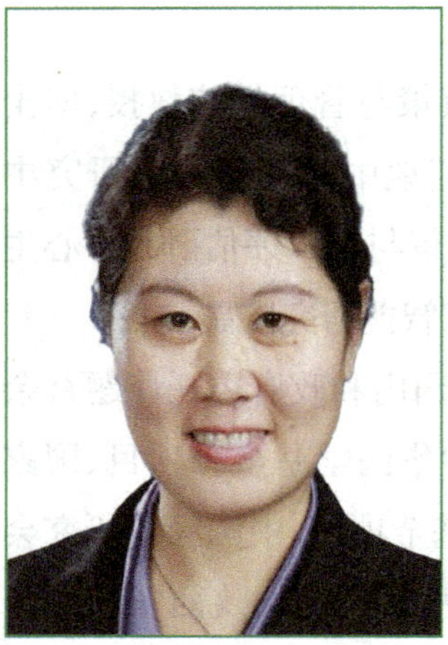

高广颖

女，1967 年生，首都医科大学教授，博士生导师。中国健康保险学会常务理事，中国卫生经济学会卫生费用与政策专委会常委，北京市卫生经济学会理事。

从事教学工作 30 年。主要研究方向为卫生经济、医疗保险。先后主持国家自然科学基金、教育部人文社科及国家卫生健康委员会等委托项目 30 余项。发表学术论文 50 余篇。出版教材或专著 16 部，其中主编教材 4 部、专著 1 部，副主编规划教材 3 部。2013 年获第六届高等学校科学研究优秀成果奖三等奖。

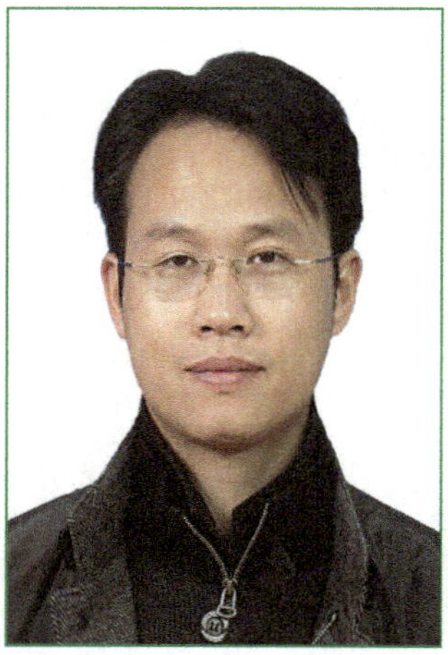

周尚成

男，1976 年生，广州中医药大学教授，博士生导师。广州中医药大学经济与管理学院院长，国家留学基金委公派赴英访问学者，国家自然科学基金通讯评议专家，中华预防医学会健康保险分会常委，中国卫生经济学会医疗保险专委会常委。

从事教学工作 19 年。近年来主持国家自然科学基金及教育部等省部级以上项目近 10 项；在国内外相关杂志发表多项重要成果，包括第一作者（通讯作者）论文 70 余篇；出版专著 2 部，主编、参编规划教材 10 余部；获得省级政府科技进步奖三等奖 1 项（排序 1）、地市级政府科技奖一等奖 2 项（均排序 1）、青年科技奖。获得市级政府特殊津贴专家等多项称号。

前　言

“健康服务与管理”专业是一个新兴专业，《健康保障》教材是该专业第一套全国规划教材的其中一本，国内外目前与健康相关专业尚无以“健康保障”为书名的教材，只有以“健康保险”“医疗保险”为书名的教材。众所周知，“健康保障”与“健康保险”“医疗保险”，无论是内涵还是外延都有很大的差别。然而当前学术界对“健康保障”“健康保险”“医疗保险”等之间的内涵和外延也无明确的界定，混用的情况比比皆是。十九大报告提出“实施健康中国战略”，“要完善国民健康政策，为人民群众提供全方位全周期健康服务”，这为健康保障的内涵和外延提供了清晰明确的指向。

在此现实和学术背景下，为适应“健康服务与管理”新专业的教学需求，依据健康中国战略我们推出《健康保障》教材，这也是我国第一部以“健康保障”为书名的教材。本教材力求合理阐释健康保障的原理和体系，改变目前“健康保障”“健康保险”“医疗保险”概念混淆、逻辑体系不合理、学科视角不清晰的现状。

本教材共分为十一章，第一章主要介绍了健康保障的相关概念和发展历程。第二章主要介绍了健康保障体系及其理论基础，该章对健康保障体系的介绍，对第四章至第十章起到了总论作用；健康保障涉及的理论诸多，但主要与保险经济学理论、公共产品理论、新公共服务理论、福利经济学相关理论关联紧密。第三章主要介绍了健康保障法律制度，希望读者了解健康保障与其他事业一样需要有法律保障，才能建立良性的发展机制。第四章至第十章主要根据第二章的健康保障体系分别详细介绍了体系中的每一部分相关内容。第十一章健康保障体系发展趋势，主要介绍了我国从医疗保障发展为健康保障的必然趋势。

本教材由毛瑛、高广颖、周尚成担任主编，负责核心概念的界定、学术思想的阐释、逻辑结构的设计、理论体系的安排，写作提纲的撰写并进行工作分工和统稿。本教材各章节具体分工如下：第一章，首都医科大学高广颖；第二章，西安交通大学毛瑛；第三章，大连医科大学宁岩；第四章，哈尔滨医科大学张歆；第五章重庆医科大学蒋祎；第六章，天津中医药大学刘彩；第七章，贵州医科大学伍红艳；第八章，安徽医科大学李绍华；第九章，广州中医药大学周尚成；第十章，华中科技大学项莉；第十一章，西安交通大学毛瑛。

本教材适用于健康服务与管理专业本科生教学，同时也适用于对健康保障相关问题感兴趣的读者。在编写过程中，因该教材是迄今为止健康保障方向第一本教材，可参考的文献较少，编写团队克服困难，尽量搜集、参考了近似研究领域的研究成果，在此，对这些研究成果的作者表示敬意与感谢！同时，在编写过程中，编写团队也是摸着石头过河，因此鉴于水平所限，疏漏之处在所难免，恳请国内外同行学者和读者批评斧正。

编者

2019 年 7 月

目　录

第一章 绪 论

本章要点

1. **掌握** 健康保障的概念、特征与功能,健康保障与医疗保险、医疗保障的关系。
2. **熟悉** 国内外健康保障的发展过程和模式。
3. **了解** 健康概念的演变和健康的主要影响因素。

章前案例

王女士家住北京某社区卫生服务中心附近,她参加了城乡居民医保。今年8月,她在医院检查出患了乳腺癌,去北京某三甲医院住院。在医院治疗14天,花掉医药费用共计5万余元。按照城乡医保住院报销政策,报销了70%左右。出院结算时,扣除起付线1 300元,除去取暖费、护工费、自付乙类药品等一些不可报销的费用外,患者支付2.1万元左右。

王女士的手术效果不错,术后康复也不错,因为医院病床紧张,三甲医院劝她回社区继续康复,但是她以担心社区没有床位不能住院、医保不给报销等理由拒绝。

第二年,患者所在的社区按照国家大力推行家庭医生签约服务和慢病管理的要求,对辖区妇女进行两癌筛查及健康体检。王女士认为这些费用都不是在医院看病的支出,担心这些不属于报销范围而拒绝参加,也拒绝参加签约。

你认同王女士的看法吗?医疗保险和健康保障有什么区别?如何看待健康保障的发展?

在2016年全国健康大会上,习近平总书记提出了“把人民健康放在优先发展战略地位,努力全方位全周期保障人民健康”。健康保障是随着经济发展和医疗技术进步以及健康影响因素多元化等背景而不断发展起来的。它以健康为中心、以健康保障制度为措施,以提高全体人群健康水平为最终目标。在《“健康中国2030”规划纲要》战略下,如何实现医疗保障体系向健康保障体系的转型,促进医疗保险以健康为中心的转变,是当前医疗保障体制改革亟需明确的问题。作为本书的开篇,本章主要从“健康”概念的界定及其深化过程中所反映的健康观念,以及健康的影响因素入手,探讨健康保障的内涵与外延。

第一节 健康与健康权

一、健康的概述

(一) 健康的概念及其发展

健康(health)是人类生存和发展的基础。早期健康的概念通常被定义为“机体处于正常运作状态,没有疾病”。20世纪中期以后,健康的内涵由单一的生理健康发展到生理、心理和社会健康。

1948 年世界卫生组织（World Health Organization，WHO）从三维角度将健康定义为：“健康不仅是没有疾病或虚弱，而且是身体、心理和社会上的完好状态。”把人的健康从生物学的意义扩展到了精神和社会关系（社会相互影响的质量）两个方面的健康状态。1978 年，WHO 在《阿拉木图宣言》中将三者紧密联系起来，首次从“人”的角度以整体的观点来定义健康：着重强调生理健康、心理健康及良好的社会适应性；1989 年，WHO 进一步深化了健康的概念，从四维角度予以定义，即生理健康（physiological health）、心理健康（mental health）、社会适应性良好（good social adaptability）以及道德健康（moral health）的四维健康观（4-dimensional notion of health，又称现代健康观），见表 1-1。四维健康新概念的提出，要求医学模式由单一的生物医学模式向生物 - 心理 - 社会新模式变革，要求由单纯治疗疾病变为预防、保健、养生、治疗、康复相结合，要求药物治疗与非药物、无药物治疗相结合，与环境自然和谐发展，与科学和社会协调协同可持续系统化发展。

表 1-1　四维健康观及其内涵

四维度	内涵
生理健康	人体生理功能上健康状态的总和、是心理健康的物质基础
心理健康	心理的各个方面及活动过程处于一种良好或正常的状态
社会适应性良好	个体拥有逐渐接受现有社会的道德规范与行为准则、受到社会环境刺激能够在规范允许范围内做出正确反应的能力
道德健康	不以损害他人的利益来满足自己的需要，具有辨别真与伪、善与恶、美与丑、荣与辱等是非观念，能按照社会行为的规范准则来约束自己及支配自己的思想和行为

从上述对于“健康”的多种定义中可以发现，随着社会的发展，健康概念不断地被赋予了新的含义。在肯定了人的自然属性的同时，强调了人的社会属性，是人们对健康认识的一大重要的突破。

（二）疾病与亚健康

健康与疾病是一组相对应的概念，二者在一定条件下可以相互转化。人体除了健康状态和疾病状态之外，还存在着一种中间状态，称为亚健康。

1. **疾病（illness）** 是机体在外界和体内某些致病因素作用下，因自稳态调节紊乱而发生的生命活动障碍过程。在此过程中，机体对病因及其造成的损伤产生抗损伤反应，组织、细胞发生功能、代谢和形态结构的病理变化，患者出现各种症状、体征及社会行为的异常，对环境的社会适应能力降低和生命质量下降。

2. **亚健康（sub-health）** WHO 将亚健康定义为机体无器质性病变，但是有一些功能改变的状态。亚健康即指非病非健康状态，是介于健康和疾病之间的一种特殊身体状态，它是由生物的、社会的和心理的三方面因素综合作用导致机体的功能紊乱。引起亚健康的原因主要包括：过度紧张和压力、不良生活习惯、环境污染和精神、心理因素刺激等。

亚健康是一种临界状态，处于亚健康状态的人，虽然没有明确的疾病，但却出现精神活力和适应能力的下降。亚健康是大多数慢性非传染性疾病的疾病前状态，大多数恶性肿瘤、心脑血管疾病和糖尿病等患者均是从亚健康人群转入的。亚健康状态明显影响工作效能和生活、学习质量。心理亚健康极易导致精神心理疾病，甚至造成自杀和家庭伤害。亚健康状态直接影响睡眠质量，加重身心疲劳。严重亚健康可明显影响健康寿命，甚至造成早病、早残和早逝。

3. **健康、亚健康与疾病的关系** 健康、亚健康和疾病是人类身体状态的三种表现形态，而影响人类健康状况的因素很多，包括环境因素、生物因素、心理因素、生活习惯和医疗卫生保健等。判断和衡量机体处于健康、疾病抑或亚健康状态，主要是看机体在致病因素的损伤和机体的抗损伤相互作用过程中处于哪种状态。如果机体自稳调节功能运行良好，就处于健康状态；如果自稳调节功能运行不稳定，就处于亚健康状态；如果自稳调节功能紊乱，就处于疾病状态。三者在一定条件下可以相互转化。

（三）健康的评价标准

1978年，WHO提出的健康标准包括十个方面：①精力充沛，能从容不迫地担负日常生活和繁重工作，而不觉得过分紧张与疲劳；②处事乐观，态度积极，乐于承担责任，工作效率高；③生活有规律，睡眠良好；④应变能力强，能够适应外界环境的变化；⑤抗病能力强，自身免疫能力强；⑥体重适中，身体匀称，头、臂、臀比例协调；⑦眼睛明亮，反应敏捷，眼睑不发炎；⑧牙齿清洁，无龋齿，不疼痛，牙龈颜色正常且无出血现象；⑨头发有光泽，无头屑；⑩肌肉结实，皮肤富有弹性，运动有活力。

二、健康权

（一）健康权是基本人权

健康权作为一项基本人权，与政治、经济、文化权利有着密切关系，是享有其他权利的基础和前提。

健康权作为宪法权利受到保护，首先出现在1919年《魏玛宪法》的健康保险制度中；1925年，智利最早把卫生方面的国家义务纳入宪法；1941年，美国总统罗斯福为经济、社会和文化权利得到承认铺平了道路；1945年，联合国国际组织大会上提议将健康权纳入经济、社会和文化权利之一并加以规定，将健康问题添入《联合国宪章》第55条，规定了成员国政府在健康方面的责任和义务。

1966年第21届联合国大会通过的《经济、社会和文化权利国际公约》，其第12条中将健康权界定为："每个人享有的所能达到的最高水平的身体和精神健康的权利。"1946年的《世界卫生组织法》中提出："享受可能获得的最高健康标准是每个人的基本权利之一，不因种族、宗教政治信仰、经济及社会条件而有区别。"1948年联合国《世界人权宣言》的发布，正式确立健康权的基本人权地位。1978年WHO在《阿拉木图宣言》中提出"健康是基本人权，达到尽可能的健康是全世界一项重要的社会性指标"，可见健康是人的全面发展的基本目标。国家对健康权负有尊重、保护、实现和促进的具体义务，以及保障权利最低基本水平的核心义务。

我国已加入了《经济、社会和文化权利国际公约》。因此，我国政府在尊重这一基本人权的同时，也有完全履行公约所规定的保障人民健康权的义务。

（二）全民健康是社会发展的基本条件

健康是促进人全面发展的必然要求，是经济社会发展的基础条件，也是广大人民群众的共同追求。2016年，在全国卫生与健康大会上，习近平总书记指出："没有全民的健康就没有全面的小康，建设健康中国，要倡导健康文明的生活方式，树立大卫生、大健康的观念，把以治病为中心转变为以人民健康为中心，建立健全健康教育体系，提升全民健康素养，推动全民健身和全民健康深度融合。"

"健康就是财富"，增进人类健康的卫生保健活动与其他人类有益劳动一样，也在创造着价值和财富。研究健康权、明确医疗卫生体系在保障公民健康权中的角色定位，对转变观念、坚持以健康权为基本人权的视角来指导我国新一轮医疗改革、促进全国医疗保障体系的建立、促成全民健康权的公平实现，有着重要的理论意义和现实意义。

（三）我国在公民健康权方面存在的问题

目前，我国在发展公民健康权方面还存在一些突出的问题。

1. 公民健康权的法律法规不健全、不统一 关于健康权利、义务和责任的规范分散在各个卫生单行法中，缺乏统一性，而且现行的法律、法规之间缺乏协调，有的甚至存在冲突，造成行政执法、司法的混乱局面。另外在公民健康权益保护和反歧视方面，没有关于公民尤其弱势群体获得公平、平等医疗保障以及免受歧视的反歧视性法律。

2. **公民健康权的保护存在制度性歧视、缺乏公平性**　制度性歧视是由于历史原因、习惯和待遇所形成的特定群体普遍有规律的社会不利状况。例如，城乡二元结构所导致的城乡居民在医疗卫生方面的不同待遇，主要体现在卫生资源集中于城市。其负面效应显而易见，一方面使农村居民大量涌入城市就医，从而造成经济浪费；另一方面出现农村弱势群体无医疗保障，因贫致病、因病返贫的现象屡见不鲜。这种医疗服务城乡二元结构是公民健康权实现平等保护的障碍。

3. **公共卫生面临许多挑战以及缺乏健康权意识**　在我国，重医疗轻预防的现象还未得到根本性改善，我国公共卫生面临着巨大的挑战。疾病控制的信息工作滞后，公共卫生投入不足，卫生资源分布不合理，利用率不高；面临传染病和慢性非传染性疾病的双重负担；不少企业劳动条件差，职业危害严重，形势不容乐观；目前，中国既要面对中国公共卫生标准、法规与国际如何接轨问题，也要面临疾病流行全球化对我国的影响等，使疾病预防控制难度及复杂性大大增加。另外，我国公民还普遍缺乏健康权意识。很多人并不知道健康权利，也不知道实现个人的健康还要国家承担义务，更不知道如何向国家表达健康诉求。

因此随着我国社会经济的发展和卫生政策的改变，要不断深化卫生体制改革，并提高国民的健康意识，提升自我健康的能力，以达到全民健康的最终目的。

三、健康的影响因素

影响健康的因素很多，根据世界卫生组织（WHO）的报告，“健康 =60% 生活方式 +15% 遗传因素 +10% 社会因素 +8% 医疗因素 +7% 气候因素”。由此可见，影响健康的因素主要包括环境因素、行为（生活）方式因素、心理因素、遗传因素等等。研究健康的影响因素，才能够更好地开展健康管理，提升全民的健康水平。

（一）环境与健康

人群的健康与疾病总是与环境因素密切相关。根据世界卫生组织（WHO）的健康公式，社会因素和气候因素是影响健康的重要因素，而气候是自然环境的重要组成部分。因此，自然环境与社会环境对人类健康的影响至关重要。

1. **自然环境与健康**　自然环境是指人类生存与发展所依赖的各种自然条件的总和，有益于健康的自然环境比有效的医疗服务更能促进健康，保持人与自然环境的和谐，对维护、促进健康有着十分重要的意义。纵观人类历史长河，文明的诞生与消亡无一不与当时人类所处的自然环境紧密联系在一起。工业社会的环境污染与生态破坏给人类带来疾病。以能源消耗为基础的现代工业经济，使生态环境遭到严重污染和破坏，导致了疾病传播模式的变化。洪水导致经水传播的传染性疾病的蔓延，高温天气导致老年人和儿童的死亡率上升。各种化学合成产品和有毒有害物质导致多种急慢性疾病危害等。农药和工业废水等所导致的土壤污染造成的儿童血铅超标事件不断。雾霾导致居民的呼吸系统疾病和心脑血管疾病的发病率显著上升。

2. **社会经济发展环境与健康**　社会经济发展环境与人群健康之间是一种互相促进、相辅相成的双向作用关系。一方面经济发展可以为人类提供必要的物质基础和环境基础，提高人类抗击疾病的能力，促进人群健康水平的提高；另一方面人群健康水平的提高又可以保证更多社会物质精神财富的创造，相应地推动社会经济的发展。

（1）社会经济发展环境对健康的作用：经济的发展加大公共卫生投入，改善医疗服务的可及性和质量，促进卫生技术的进步，有效控制传染病的发病率和病死率，推动健康状况的整体改善。但是也会带来新的健康问题，主要表现在以下几个方面：①生活方式改变导致糖尿病、高血压、心血管疾病等慢性疾病成为威胁人类健康的新问题。吸烟、酗酒、缺乏锻炼、吸毒等不良生活方式成为疾病和死亡的主要原因。②经济增长带来的工作压力，引发睡眠不足、情绪不佳、抽烟、运动减少、心理健康等问题，导致健康水平下滑。③老龄化问题凸显。疾病谱的改变，对医疗卫生服务系统提出了新的挑战。

(2) 健康对社会经济发展产生巨大的作用：人力资本是社会发展中的重要生产要素，因此健康的重要性显而易见。良好的健康人力资本积累是国家经济增长和长远发展的后盾，健康投资不仅仅是经济发展所必需的生产性投资，更是一种经济效益很高的战略性投资。健康投资从五种渠道对社会经济发展产生影响：①良好的健康状况能提升劳动者的生产效率；②健康差难以进入劳动力市场或就业机会少，微观上将影响家庭收入，宏观层面上将影响长期经济增长；③健康投资影响人口规模与结构，医疗卫生状况的改善将改变国家或地区的死亡率水平和长期生育率；④健康投资水平能影响教育投资水平和一国的经济增长方式；⑤消费的数量和质量取决于健康水平和健康寿命，健康投资影响到社会经济发展。

（二）行为（生活）方式与健康

1. **行为（生活）方式的概念** 行为（生活）方式是指人在日常生活中各种行为活动的综合，是人们为了更好地生存和发展而进行的持久连续的嗜好、饮食、居住、休闲、睡眠、劳动的方式等各种活动的体现。

2. **健康行为（生活）方式** 世界卫生组织（WHO）发表的"*Healthy Lifestyle*"认为"健康生活方式是为降低早期危险或罹患严重疾病风险，从而帮助你更好地享受生活"，并提出"合理膳食、适量运动、戒烟限酒、心理平衡"是健康的四大基石。健康行为（生活）方式主要包括：①基本健康行为，如平衡饮食、合理营养、充足睡眠、积极锻炼；②预警行为、避开危害环境的行为，如系安全带预防车祸对健康的危害、安全的性行为等；③有效利用卫生保健服务，如定期体检、接受预防接种、有病主动求医、配合治疗等；④戒除不良嗜好，如戒烟、戒酒、戒毒等。

3. **不良行为（生活）方式与健康** 不良的行为（生活）方式成为影响健康的主要杀手，主要包括以下几个方面：①不良的饮食习惯，如饮食过度、高脂、高糖、高盐等。②吸烟可增加肺癌、胃癌、肝癌等多种疾病的发病率或死亡率，并且与这些疾病存在明显的剂量 - 反应关系，还会对被动吸烟者造成危害。③过量酗酒可发生急性酒精中毒，导致胃炎、酒精中毒性肝炎及神经精神系统疾病，还会增加口腔、咽喉、食管、肝、胰腺等部位癌症的发病率。父母酗酒导致儿童出生缺陷率增加。④网络成瘾，长期过度使用电脑可引起以自主神经功能紊乱为主要症状的综合征，包括视物模糊、眼睛干涩、注意力不易集中等。⑤吸毒。⑥不洁性行为，是导致艾滋病、淋病、梅毒和乙型病毒性肝炎（简称乙肝）等疾病传播的重要途径。⑦作息不规律、不卫生的生活习惯、错误的保健（养生）方式等。

个体的行为习惯和生活方式对健康有重要的影响。随着疾病谱的改变，与不良生活方式密切相关的慢性病越来越成为人类健康的主要威胁。据统计，全球前四位死亡原因是心脏病、肿瘤、脑血管疾病和意外伤害，占总死亡人数的 70% 以上，而造成前四位死亡原因的疾病与不良的生活方式密切相关。2008 年 WHO 调查显示，50% 的死亡是由于行为生活方式因素、30% 为环境因素、10% 为生物遗传因素、10% 为医疗卫生因素。

根据 WHO 的健康公式，生活方式对人类健康的影响达到 60%，生活方式已成为影响健康的主因，因此，养成健康的生活方式对人类预防疾病、维护健康意义重大。调整和改变生活方式和行为习惯可以减少疾病发生。世界银行报告认为，50% 以上的慢性病负担可以通过改变生活方式和控制行为风险来加以预防。卫生部 2008 年颁布了《中国公民健康素养 66 条》，提出了中国公民必须掌握的 66 条健康素养要点。《"健康中国 2030"规划纲要》指出，要普及健康生活。从健康促进源头入手，强调个人健康责任，通过加强健康教育提高全民健康素养，广泛开展全民健身运动，塑造自主自律的健康行为，引导群众形成合理膳食、适量运动、戒烟限酒、心理平衡的健康生活方式。

（三）心理与健康

1. **心理健康的表现** 心理因素对健康和疾病具有非常重要的影响。心理因素以情绪为中介影响人的神经、内分泌和免疫调节平衡，进而导致健康损害和疾病。研究表明，长期情绪压抑是所有肿瘤的重要危险因素。现代社会竞争日益加剧、生活压力增加等因素所导致的心理和精神疾病不断增加。

良好的心理功能状态具有3个基本特征：①心理活动与客观环境具有同一性；②认知、情感、意志等心理过程之间具有协调一致性；③个性特征具有相对稳定性。

2. 心理因素对健康的影响

(1) 情绪与健康：研究证明，积极、乐观的正性情绪可对人体功能起到良好的调节作用；相反，消极、悲观的情绪会使人的心理活动失去平衡，极有可能作为疾病的诱发因素，也可成为直接致病因素。临床上常见的高血压、冠心病、恶性肿瘤、糖尿病等多种疾病，都与不良情绪有关。

(2) 性格与健康：美国专家在对300多例心脏病患者的研究中提出A、B型性格。A型性格的特征是有雄心壮志，喜欢竞争，性情急躁，缺乏耐心，容易激动，有时间紧迫感。B型性格特征是不争强好胜、做事不慌不忙。研究表明，A型性格的人易患高血压、冠心病、神经衰弱等，其冠心病的发病率为B型性格者的2倍，且其复发率、死亡率均较高。

(3) 心理社会应激与健康：大量流行病学研究发现，心理社会应激是许多疾病的致病因素，包括各种慢性躯体性疾病、抑郁、各类神经症等。

总之，健康的心理能使个体保持良好的社会功能，增强对环境的适应能力，预防各种疾病的发生，同时有利于发挥心理潜能。只有躯体、心理、社会适应全面协调发展的健康状态，才是高水平的健康。

(四) 遗传与健康

1. 遗传因素对人的健康起着重要的作用 遗传病是由遗传基因导致的，这些致病基因在血缘关系的家族内成员之间自上而下进行传递，即由父母传递给子女，但不会发生横向传递的现象。有些遗传致病基因是隐性的，可以通过携带者遗传给后代。有些遗传致病基因是显性的，可以采取一定措施预防其发生。血友病、镰状细胞贫血症、蚕豆病、痴呆症等直接与遗传因素有关。精神障碍性疾病、心脑血管疾病、糖尿病和部分肿瘤则是家族遗传因素与环境因素、生活方式及行为因素综合作用的结果。

遗传疾病有4 000余种，而且发病率高达20%。在我国，3亿儿童中就有1 500万儿童受遗传疾病的困扰。这些先天性的疾病、智力低下不但给患者身心带来巨大的痛苦，还会给其所在的家庭以及社会带来沉重的负担。因此，重视遗传疾病对提高人类健康具有重要意义。

2. 遗传疾病的有效控制有利于健康的改善 遗传因素导致的疾病固然可怕，但是若对其进行必要的预防，科学地、合理地降低患病风险是有途径可循的，例如避免近亲结婚、产前检查、开展新生儿筛查、对婴儿是否患有某些遗传疾病进行预防和治疗等。总之，只要采取科学合理的预防和治疗措施，就能减少遗传因素对健康的影响。

(五) 医疗卫生服务与健康

医疗卫生服务是促进及维护人类健康的各类医疗、卫生保健活动，是一种控制疾病的社会措施，对人群健康的影响作用巨大。医疗卫生服务既包括医疗机构提供的诊断、治疗服务，也包括卫生保健机构提供的各种预防保健服务。卫生政策是否正确，医疗卫生机构布局是否合理，群众就医是否及时、方便，医疗技术水平以及卫生服务质量的高低，都会影响人群的健康与疾病的转归。

因此，必须充分发挥医疗卫生系统在保护人群健康中的重要作用。应全面建成体系完整、分工明确、功能互补、密切协作、运行高效的整合型医疗卫生服务体系，并创新医疗卫生服务供给模式，建立专业公共卫生机构、综合和专科医院、基层医疗卫生机构“三位一体”的重大疾病防控机制，提升医疗机构的服务水平和质量，从而提升全社会人群健康水平。

第二节 健康保障的概述

健康保障是社会保障体系的主要组成部分,开展健康保障研究是提升人群健康的重要措施和途径。没有疾病风险就没有医疗保险,没有医疗保险也就没有健康保险和健康保障。健康保障是医疗保障的延伸和继续,是医疗保障发展到一定程度后的更高层次、更广泛的保障体系。因此本节主要描述风险、医疗保险和健康保障的相关理论,了解其特点和本质规律,加强对健康保障理论的理解和把握。

一、健康保障的相关概念

(一) 风险与疾病风险

1. 风险与保险 风险与保险之间存在密切关系,没有风险就没有保险,风险的存在是保险产生的前提。不同类型风险产生了不同类型的保险,保险的产生是人类社会进步和经济发展的重要标志和必然的客观要求。

风险是一种客观存在的,损失的发生具有不确定性的状态。可以从两个维度衡量风险程度,即损失频率与损失幅度。损失频率反映不确定性损失发生的概率,损失幅度指平均每次风险事故发生所导致标的的损失程度。风险具有以下几个特征。

(1) 客观性:风险是一种客观存在。随着科学技术的进步和经营管理的改善,认识、管理和控制风险能力的增强,人们在社会经济活动中面临的自然灾害、意外事故、决策失误、疾病等风险,虽然可以部分地受到抑制,但是从总体上讲,是不可能完全排除的。

(2) 损失性:凡是发生的风险都会给人们带来经济上的损失或者健康的损害,表现为货币收入减少、医疗费用的支出增加或者健康受损。健康损害的后果除了经济损失和疾病痛苦之外,受害人还要承受生理和心理上的不良后果。

(3) 不确定性:风险的不确定性表现为多个方面,即发生对象的不确定性、时间上的不确定性、空间上的不确定性和损失程度的不确定性。比如,疾病、伤害在人群中有一定的发生率,但具体会发生在谁身上是不确定的;每个人都有可能发生疾病或遭受伤害,但具体事件发生的时间、地点及造成的损失则难以确定。

(4) 可测定性:针对个体而言的风险是不确定的,是一种随机事件。但就总体而言,随机事件是服从某种概率分布的,尤其是在大数法则的基础上,可以对一定时期内特定风险发生的概率与损失加以测算,从而把不确定性转化为确定性。医疗风险也是如此,个人生病的概率和疾病的严重程度无法确定,但人群的疾病风险还是可通过流行病学的研究和分析而有规律可循,并可预测和判断。

(5) 发展性:人类社会的发展总是伴随着风险的变化和更替,这在健康领域尤为突出。如随着医学技术的发展,某些疾病风险得到控制,但新的疾病风险又不断产生。正是由于风险的变化和发展,当代保险业才有了巨大的拓展空间。

通过上述风险特征分析可以看出,由于风险客观存在的确定性和发生概率的不确定性,使得人们产生了分散风险、转移风险以及降低损失的期望,从而产生了各种类型的保险。

2. 疾病风险与医疗保险 疾病风险指由于患病或意外损伤所产生的风险。疾病风险既具有风险的共同特征,也具有自身的特点。

(1) 疾病风险影响因素的复杂性:与其他风险相比,影响疾病风险的诱发因素不仅类型多样,而且因素之间存在着交互作用;疾病风险的发生不仅与个体的生理、心理、生活方式等因素有关,而且受自然、社会、政治和经济等多种因素的影响。

(2) 疾病风险补偿方式的不确定性:疾病风险危害的对象是人,不宜采取定额补偿的方法,因为健康难以用金钱衡量，疾病风险损失因人而异、因病而异，而且金钱也难以补偿躯体和精神的损失。但是其他风险（如财产风险）往往可以采用经济上定额补偿的方法，减轻和消除风险损失。

(3) 疾病风险的群体性和社会性：疾病风险不仅直接危害个人健康，有的疾病风险还有可能威胁他人和社会的利益，比如疾病的散发、暴发甚至流行，会给部分人群或社会造成损失。

(4) 群体疾病风险的可测性：就人群总体而言，疾病风险是一种随机现象，服从概率分布。根据数理统计的原理，可以对特定时期人群疾病风险的频率和损失等进行测算。

(5) 疾病风险的发展性：随着政治、经济、人文、气候环境和人类生活方式等的变化，疾病谱发生改变，会出现新的疾病风险；随着医疗技术水平的提高，治愈某些疾病或降低某些疾病的发病率、死亡率都会降低疾病风险。

由于疾病风险的存在，便导致了分散疾病风险的需要，针对疾病风险的医疗保险应运而生，医疗保险就是疾病风险的转移方式之一。

（二）医疗保险与健康保障

1. 医疗保险 根据经营性质不同，医疗保险可分为社会医疗保险和商业医疗保险。社会医疗保险（social medical insurance）是国家通过立法，由国家、单位和个人缴纳医疗保险费，建立医疗保险基金，当参保人因疾病需要获得必需的医疗服务时，由社会医疗保险经办管理机构按规定提供医疗费用补偿，以保证参保人的基本医疗服务得到满足的一种社会保险制度。社会医疗保险是在生产力、社会经济承受能力、卫生资源和卫生服务供给等达到一定水平的条件下，在国家或地区的基本健康保障范围内，为参保人获得基础性的、必不可少的医疗服务而提供的保险。目前我国已经建立起了覆盖全体公民的城镇职工基本医疗保险制度和城乡居民基本医疗保险两种形式，实现了医疗保险全民覆盖，为全体公民提供基本医疗卫生服务。

2. 健康保险 狭义的医疗保险（medical insurance）是只对参保人医疗费用进行补偿，保障参保人的基本医疗服务。而健康保险（health insurance）通常称为广义的医疗保险，它不仅包括医疗费用的补偿，还包括为参保人生育、伤残、死亡等所造成的损失所提供的一种保障。在许多国家，健康保险是意外事故与疾病保险的统称，它是针对因疾病或者意外事故引起的人身伤害或死亡，或者针对两者共同导致的损失而进行的保险，其承保内容主要包括两大类：一类是由于疾病或意外伤害所致的医疗费用；另一类是由于疾病或意外伤害所致的收入损失。此外，某些发达国家的健康保险还包括补偿支持疾病预防、健康促进等费用。由此可见，健康保险的概念要远远大于医疗保险的保险范围和程度。随着社会经济的发展，人们在健康领域资金投入的增加，以及健康意识的提升等，医疗保险制度也将逐步发展到以全体人群健康水平为主要保障内容的健康保健系统。

3. 健康保障 健康保障（health security）是健康保险的进一步拓展和延伸。它包括两部分的内容，一方面主要承担健康保险的功能，包括保障参保人基本医疗卫生服务的需要，还包括疾病预防、健康教育等，它将预防端口前移，防患于未然，以治未病为出发点，促使参保人提高自我保健意识，加强健康管理，降低参保人患病的概率；另一方面，针对贫困、特困人群，残疾人群或者其他类型救助对象开展健康救助，通过提供筹资、减免服务费用、提供免费医疗或者预防服务等方式，或者为残疾人提供康复器具等措施，让贫困人群、残疾人群等健康救助对象能够享受到与其他人群一样的健康服务。

4. 健康保障与医疗保障的区别 医疗保障与健康保障是两个不同的概念，医疗保障是健康保障的主要内容之一，健康保障是医疗保障的进一步深化和延伸。

从保障的目的来看，医疗保障是保障居民医疗服务的可及性；从关注点来看，医疗保障从医疗费用切入，关注治疗过程与费用，落脚于服务的内容与形式；从保障内容来看，医疗保障以医疗服务内容为主；从补偿机制来看，医疗保障基于确定的医疗服务进行预付或后付补偿。

健康保障的目的是着眼于居民群体的健康，健康保障更关注服务质量，落脚于疾病控制与健康改善，健康保障的内容包括疾病预防、健康教育、健康促进、健康维持等，甚至延伸到精神健康与社会功能健康等内容，健康保障全程参与疾病的预防、治疗与康复，其补偿的方式可能因保障的内容不同而有差异（表 1-2）。

表 1-2 医疗保险、医疗保障与健康保障的区别

指标	医疗保险	医疗保障	健康保障
目的	医疗费用减免	可及性	人群健康
关注点	医疗服务	医疗服务、疾病治疗	疾病控制与健康改善
保障内容	基本医疗服务	医疗费用	疾病预防、老年护理、健康教育、健康促进、健康维持
补偿机制	按不同级别不同比例	医药费用报销（预付或者后付）	全程参与疾病的预防、治疗与康复过程
补偿政策	所有参保人按照统一政策报销医疗费用，没有医疗救助	参保人按照医保政策实施，贫困人口由政府救助	参保人按照医保政策实施，贫困人口由政府救助

二、健康保障的概念、特征及分类

（一）健康保障的涵义

1. **健康保障的概念** 健康保障是一个不断发展和完善的过程。健康保障有狭义和广义之分。狭义的健康保障主要是指医疗保险，即如何为医疗服务筹措和分配资金，为广大患者因疾病就医而提供的补偿。广义健康保障概念是为了维护和提高健康水平，对社会成员预防保健、疾病治疗、康复护理、健康促进、健康教育等健康服务内容进行综合保障，其内涵包括疾病预防、健康促进等，而不仅仅是疾病治疗。由于医疗保障是通过参保人缴纳一定的保险费用建立而成的，而针对贫困人口，政府建立了医疗救助计划。因此从参保对象来看，健康保障不仅针对普通参保人，还针对特殊人群的医疗救助计划。因此，健康保障不仅局限在疾病的范畴，而应该是针对全体人群的所有健康问题，包括生理、心理和社会等多个方面的一种集预防、治疗、康复等一系列过程的公共卫生服务行动。

健康保障制度是现代社会解决社会成员健康问题的一种制度安排。健康保障制度是在政府的管理之下，以国家为主体，以保障居民健康的基本权益为目标，依据一定的法律和规定，通过个人、集体（包括单位、集团、行业）和政府多渠道筹集基金，建立健康保障基金，公平、合理、有效地分配和利用健康保障基金，对居民在特定情况下给予物质或资金的帮助，用以保障居民健康层面的基本权益，增进全体人群的健康。

健康保障制度是卫生筹资风险分担机制之一，包括卫生资金的筹集，风险的分摊，卫生服务提供者的补偿支付。但是它不仅仅是一种筹资风险的分摊，还包括健康保障服务的组织、提供和管理，以及公共卫生、医疗保险、医疗服务和药品供应等服务内容。

因此，健康保障及健康保障制度是指政府和社会干预预防、治疗、康复过程所组成的健康保障体系，其目的是提高人群健康水平、强化患者预防保健和健康管理、减轻患者疾病负担、提升患者恢复能力。健康保障不仅关注疾病问题，还关注人群生理健康的预防、治疗和康复，更关注人群的心理健康、社会适应与道德健康，从而促使全人群实现“四位一体”的健康管理模式。

2. **健康保障系统** 社会保障系统包括社会保险（养老、医疗、工伤、生育、失业）、社会救助、优抚安置、福利、个人储蓄等内容。健康保障系统是社会保障系统的主要内容之一。它与社会保险、贫困救助一起构成我国社会保障的主体；同时还可以引入商业的健康保险服务，满足多层次更广

泛的健康需求；此外，还包括企事业单位所提供的各种类型的与健康有关的服务，例如健康体检、疾病筛查等。所有这些保障一起，构成一个国家的健康保障系统（图 1-1）。

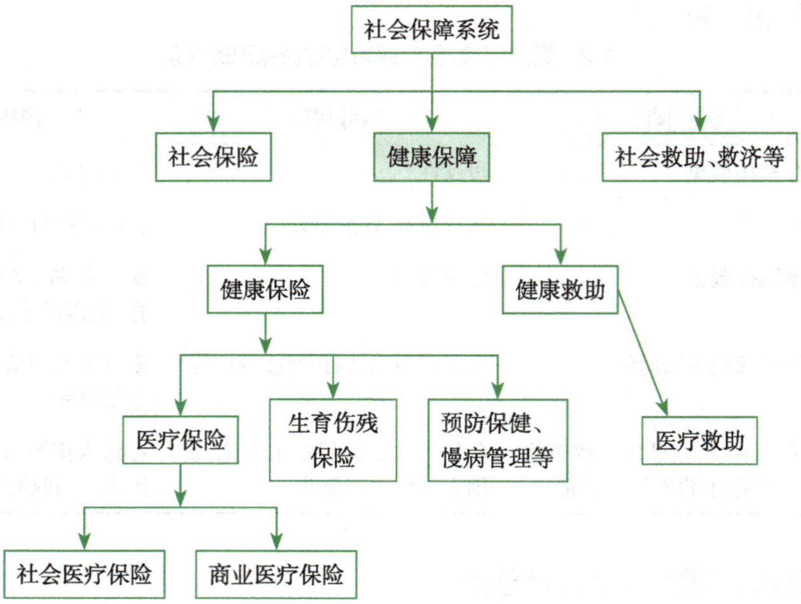

图 1-1 健康保障与社会保障系统的关系图

(二) 健康保障的特征

健康保障作为当代社会不可缺少的一部分，有其自身独特的性质。

1. **福利性** 健康保障是一项社会公共事业，以保障人们身心健康、促进经济发展和维护社会稳定为最高宗旨。健康保障是国家通过相关资金筹集制度，对劳动者或社会弱势群体在患病遇到健康问题时提供医疗服务帮助或照顾的一种制度设计。健康保障既是国家对公民的责任，也是公民应当享有的健康权益，具有法律的规定性，互助共济性和资金来源的保障性等明显的社会福利性质。这种福利性还体现在政府应当成为筹资中的资金主体，并承担健康保障制度的建设和相应的监督与管理责任，还可以运用法规、税收、保险、福利、优抚等多种手段，实现更为全面的健康治理。

2. **公平性和普惠性** 在健康权利面前人人平等。健康保障作为一种国民收入再分配的制度和方式，强调健康权利的社会公平原则，包括资金筹集的公平性和卫生服务提供的公平性。健康保障的公平性体现在全体社会成员获得健康保障的机会和权益相同，与其收入、职业、社会地位等无关。同时，每一个符合条件的人员都应该按照规定享有公平的健康保障待遇，与其缴纳的保费无关。体现出健康保障的普惠性。

3. **强制性** 为了确保公民的基本权益，防止保险市场上的风险选择和逆向选择，由政府主办的健康保障制度的实施通过法律、法规的形式确定，依法强制执行。每一个公民，无论身体健康状况和收入如何，只要是统筹范围内的公民，都必须参加健康保障制度，没有选择的余地。

4. **社会性** 医疗保障是现代政治和社会经济生活的重要组成部分。其社会性体现在三方面：①保障对象的社会性。从理论上讲医疗保障制度应覆盖全体社会成员。②医疗保障基金来源的社会化。每个社会成员不仅享有健康保障的权利，又有相应的义务。健康保障的资金来源是多元的，包括政府、企业、个人、社会捐赠等。③健康保障涉及多方主体。包括医疗服务市场主体、医疗保险市场主体、政府相关部门等。

5. **补偿性与基础性** 补偿性与基础性包含两个方面的内容：第一，健康保障制度是对保障对象因健康风险导致的损失提供补偿,有利于减轻患者及其家庭由于患病或损伤而在经济上或精神上产生的负担,保障居民的正常生活。补偿的比例与保障对象缴纳的保费数额无关,而是由健康保障制度事前规定决定的。第二,政府提供的健康保障制度所提供的基础性保障水平,满足全体公民最基本的健康需求。健康保障内容的确定依赖于各自的社会政策目标、社会价值判断和经济发展水平,其保障内容随经济增长和发展水平的变动而变动。

(三) 健康保障的分类

1. **根据保障内容分类** 从保障内容和提供方式来看,世界范围内的健康保障制度大体上可以分为保健服务型和医疗保险型两大类。

(1) 保健服务型:保健服务型是指政府对所有需要医疗的国民不论贫富均提供医疗和保健服务,其目的是保障全体国民同等享受医疗服务,政府直接或通过与政府签有契约的医疗机构承担其医疗服务。实施比较完善的保健服务型健康保障制度的国家不多,主要是以苏联为代表的社会主义国家和以英国、瑞典为代表的一些实行福利国家政策的发达国家。

(2) 医疗保险型:医疗保险型是指对劳动者发生的疾病风险给予治疗、护理和物质帮助的制度。当劳动者及其家属伤病时,主要由社会医疗保险体系提供医疗费用。医疗保险基金的主要来源是对雇主和雇员征集的保险费。没有缴费能力的低收入贫困阶层可以不缴纳医疗保险费,但也能获得一定的医疗扶助。医疗保险考虑的重点是医疗费用而不是医疗服务,主要是保证参保人患病时所花销的医疗费用能获得部分或全部补偿。

2. **从健康保障服务体系分类** 从健康保障所涉及的服务体系来看,主要包括以下几类。

(1) 预防服务体系:主要指公共卫生服务体系。包括食物及饮水安全、妇幼保健、疾病与损伤预防、传染病防治、职业病防治、空气净化、健康教育等。

(2) 医疗保险体系:主要指医疗费用的保障、医疗保险覆盖内容和保障水平。

(3) 健康保障服务:包括预防医疗的保障、康复、护理保障、医疗机构和卫生人力资源的保障等。

(4) 康复服务保障体系:针对残疾人群等需要特殊康复的人所提供的保障,以缓解康复人群的疾病经济负担。随着我国经济的发展和医疗保险的发展,康复服务体系得到了快速的发展,社会需求不断增加,这将是我国今后重点发展和建设的服务体系。

(5) 药品服务保障体系:药品服务保障体系是为健康保险、预防保健、公共卫生、医疗服务所提供的保障。是健康保障系统中的一个重要环节。

(6) 长期照护服务保障体系:随着经济的快速发展,我国已经进入到人口老龄化社会。老年人口的健康保障如何建设成为摆在当前社会的一个重要课题。建立长期护理保障也是未来发展的主要方向,也将是健康保障体系重点建设的内容之一。

(7) 健康救助体系:健康救助体系既是健康保障体系重要组成部分,也是在医疗救助基础上的延伸和拓展。健康救助是指政府通过提供财务、政策和技术上的支持,对贫困人群或需要特殊救济的人群中因健康问题而导致生活陷入困境,或者因支付数额庞大的医疗费用而陷入困境的人群,实施专项帮助和经济支持,使他们获得必要的卫生服务,以维持其基本生存能力,改善目标人群健康状况的一种医疗保障制度。

三、健康保障的目标及功能

(一) 健康保障的目标

1. **以健康状况改进、健康公平为目标** 健康是许多因素的产物,为了实现提高人口健康水平这一目的,需要在健康保障政策中综合所有这些因素,包括社会环境、物理环境、遗传因素、卫生保健、疾病、健康和功能、良好适应状态、财富等。所有这些因素都对人口健康状况、健康公平性结果和全民健康服务发生作用。人口健康方法就是要对这些影响因素各自的作用力或贡献率做出准确的评估，从而找到干预人口健康过程的有效途径和方法。通过建立公共的政府预算筹资或者医疗保险制度筹资等社会性的医疗卫生费用分担机制，减轻个人的疾病或者健康保障的负担，使居民平等获取医疗卫生服务。

2. **以增加健康资本，消除健康贫困，实现国民均等受益为核心目标** 健康是个人赖以生存与全面发展的基础，也是家庭幸福和社会发展的源泉。健康保障制度是对社会成员预防保健、疾病治疗、康复护理、健康促进、健康教育等服务内容进行综合保障的制度，包括公共卫生、医疗保险、医疗服务和药品供应等内容。健康保障通过多渠道多层次的健康保健经济的投入，提高国民健康水平，增加国民健康资本，促进经济增长和社会发展。

3. **以全民健康覆盖为目标** 健康保障要确保所有人在没有财务恶化或崩溃的风险下获得他们所需要的、质量有保证的健康服务，包括疾病预防、健康促进、诊断治疗、复原康健等。要实现全民健康覆盖的目标，一方面行政治理必须发挥积极有为的作用，确保政府拥有适当的财政能力，增加公共支出在卫生总费用中的比重(至少达到 50% 以上)；而行政治理发挥作用的制度结构既可以是全民免费医疗、全民健康保险，也可以是社会医疗保险。另一方面，市场治理和社群治理也必须发挥积极有为的作用，让社会医疗保险和私立健康保险同时蓬勃发展，使健康保障体系的筹资水平不断提高，也使参保人费用风险得到有效分摊，使参保人自付率大幅度下降。

4. **保障卫生服务的可及性和卫生费用的可负担性** 卫生服务系统能够为群众提供安全、有效、方便、价廉的公共卫生和基本医疗服务，保障健康卫生服务的可及性。保障健康服务提供的可持续性，保障居民平等获取服务的基本权利，不断提高管理服务体系的自身运行效率，使整个健康保障体系具有长期可持续运行和发展的能力，并且不断提高服务质量、努力满足更高层次更多内容的健康保障需要。

(二) 健康保障的功能

健康保障的功能主要有以下几个方面：

1. **负责基金筹集** 基金筹集是健康保障制度运行的前提和基础。基金筹集是动员社会各方面各种资源，从政府、居民、企业以及其他渠道，根据一定原则和方法筹集资金，按照公平合理的原则分配和有效利用该资金，从而保证健康保障制度能够顺利运行。这种筹集资金的方式包括税收、强制性社会保险、自愿商业保险、社区集资和个人付费等。

2. **发挥风险分担的作用** 健康保障的一项主要功能是把筹集的资金集中管理统一使用，实现风险分担和损失补偿，建立一种“人人为我，我为人人”的风险分摊机制。这一般被称为健康保障制度的“保险功能”，最主要的目的是通过这种再分配的形式，由全体人群共同分摊由疾病、健康等方面带来的费用损失或者人身伤害的风险，实现互帮互助，减轻疾病所带来的健康损失，应对灾难性的后果，从而在社会上建立了一种安全保障网，保障个人健康风险损失，从而促进社会经济发展。

3. **实现健康服务购买** 指向公共或私营卫生服务提供者为人群购买健康服务。WHO 认为战略性购买服务是提高卫生系统绩效的核心机制。但在中国，被动购买服务仍然占主导地位，这给财务保障和卫生服务的效率都带来挑战。

4. **通过不同支付方式补偿改变服务机制** 支付补偿是指健康保障经办机构对卫生服务提供者服务的资源消耗所采取的不同补偿方式。卫生系统的组织结构不同，对医院和医务人员采取的费用支付方式也不同。对卫生服务提供者的支付方式在各个国家也是多种多样的，比如，按总额预算补偿、按工资付费、按服务项目付费、按病种付费、按服务单元付费、按住院日付费、按人头付费等。通过不同支付方式，转变服务机制，即以支付方式改革为核心完善补偿和服务机制。

第三节 健康保障的产生与发展

一、国外医疗保障的起源与发展

(一) 医疗保障制度的萌芽(19 世纪中下叶之前)——济贫法制度下的医疗救助时期

社会保障的产生是社会发展的必然结果,而医疗保障是其中不可分割的一部分。自古人们就有通过一定的社会组织抗御各种风险进行自我保护的医疗保障意识。据记载,早在公元前四千多年,古埃及修建金字塔时,石匠们就自发组织互救组织,定期或不定期交纳会费,支付会员死后的丧葬费用。在中国历史上,历朝历代的政府也均不同程度地实施过一些医疗保障措施,以缓解部分社会成员的疾病困苦,如在西周时期就提出并实施过包括了对幼、老、穷、贫、疾等人员的社会救济政策,救济办法则有施粥、服贷、养老、给医、抚孤幼等;元代曾设立惠民药局,为贫病、孤残者等送医给药。

医疗保障制度的萌芽是 17—19 世纪产生于工业化最早的英国,医疗救助是这一时期医疗保障的主要形式。17 世纪初,英国为了维护其阶级统治和社会稳定,伊丽莎白女王于 1601 年颁布英国历史上第一部专门的《济贫法》(旧《济贫法》)。旧《济贫法》规定了对贫困人群的救济政策,其中包括对患病者和身体不健全者提供救济和医疗服务。18 世纪 60 年代,欧洲工人救助组织和慈善机构迅速发展起来,建立了由相同职业的劳动者自发组成的互助组织——“基尔特制度”,对会员遭受各种自然灾害和意外事故如伤残、疾病、死亡、被窃等,由会员共同出资给予互济。之后,该组织不断地演变,成为社会救济组织,如英国的友谊社、工会,德国的救扶金库和火灾救护会。1834 年,英国又颁布了新的济贫法,医疗救助的内容也扩大到提供生活救济金和医疗服务。

这一时期,尽管没有形成专门的、独立的医疗救助的法律体系,政府机构承担的医疗救助责任仅限于保障特定的贫困人群,所能提供的生活救济和医疗服务水平受限,但是在综合性社会救助中已经有医疗救助的内容,可以将其看成现代医疗救助制度的萌芽。

(二) 医疗保障制度的建立时期(19 世纪末到第二次世界大战)——社会医疗保险过渡时期

19 世纪后半叶,欧洲各国相继完成了工业革命,并确立了资本主义的社会政治经济新秩序。工人力量开始走上政治舞台,劳动者的健康和生活保障问题日益得到社会各阶层人士的关注,现代意义上的社会医疗保险开始得以产生。

德国是现代社会医疗保险的发源地,社会医疗保险是社会保障体系中最早出现的保险内容之一。1883 年,德国颁布了全世界第一个医疗保障法律《疾病社会保险法》,标志着医疗保障新制度的诞生。该法案主要针对就业者,对工资劳动者实行强制疾病保险,费用由雇主承担 30%,雇员承担 70%,国家给予一定补贴。此后先后有 50 多个国家颁布法律,形成了健康、疾病、年老、残疾、生育、工伤、失业等为主的一整套社会保险制度。1928 年,法国在全国范围内推进了统一的《社会保险法》,包括疾病、生育、死亡、残疾和老龄等;1898 年和 1910 年,意大利分别颁布了《老龄残疾保险》和《生育保险》,1947 年改变为《国民健康保险制度》;1911 年,英国颁布了《国民保险法》,明确实施健康保险制度。

亚洲最早建立医疗保险制度的国家是日本。1922 年,日本颁布了《健康保险法》,并于 1927 年正式实施。1908 年,美国设立了“国家保健委员会”。1915 年,在全美国的 21 个州内实施了对工伤和职业病工人的经济补偿,这种补偿促进了医疗保险和医疗服务的制度化。

1917 年以苏联为首的社会主义国家,建立起统一的国家卫生服务体制,向全民免费提供医疗服务,以宣传社会主义制度的优越性。这种将筹资与服务融合在一起的健康医疗保障制度,是一种崭新的卫生体制模式。

这一时期大多数国家建立社会保障制度的最初动因主要是为了解决工业化带来的社会问题

和缓和阶级矛盾,加强和巩固资产阶级的统治。保障对象仅局限于城市的产业工人及其家属,保障内容也比较局限,以补偿因疾病蒙受的直接利益损失为主要目标,各项保障措施分散且不成体系。另外,这一阶段是各种理论比较活跃的时期,福利经济学、凯恩斯主义、马克思主义理论和实践对国家医疗保障制度的建立产生了重要影响,这些思想和观念是日后逐步形成不同的医疗保障制度模式的理论基础。

(三) 医疗保障制度发展时期(第二次世界大战后到 20 世纪 70 年代)——国家卫生服务保障制度的建设时期

第二次世界大战结束到 20 世纪 70 年代,是医疗保障制度的大发展时期,也是医疗保障繁荣发展的时期。第二次世界大战结束后,各国在恢复经济的同时,竞相重建社会保障体系。英国采纳了贝弗里奇的主张,1945—1948 年先后出台了《家庭津贴法》《国民保障法》《国民卫生服务法》等一系列有关社会保障的法规,从而建立起较为完备的社会保障体制。同时,英国还建立了国民救济制度和国家卫生服务制度。1948 年英国宣布建成了世界上第一个福利国家。以公民权利为核心,以国家为直接责任主体,以国家为全体国民提供全面保障为基本内容,确立了福利普遍性和保障全面性原则,用政府与公民之间的责任关系取代了之前的雇主与雇员之间的责任关系。其保障目的不仅是控制疾病风险,更是以实现国民的充分就业、收入均等化和消灭贫困为目标;在保障范围上,从劳动者扩大到全体国民;在保障水平上从基本保障扩展到全面保障。

英国福利国家的建立对推动各国积极发展社会保障事业起了很大的作用,促进了战后欧洲社会保障的大发展。1945 年,法国公布了《有关社会保障组织总统令》,向建立完善统一的社会保障体系进军;1946 年,瑞典通过了新的健康保险法,建立起强制性健康保险制度;1970 年,德国颁布法令,将强制性疾病保险制度的适用范围扩大到所有脑力劳动者和体力劳动者及其家属。

1952 年国际劳工组织制定并通过了《社会保障制度最低公约标准》,对疾病津贴、医疗护理、工伤补偿等应遵从的最低标准做了规定,表明社会保障制度已经成为一个全球性的事业。不仅是欧洲的发达国家,其他地区的国家也纷纷建立起自己的医疗保障体系。

第二次世界大战以后,亚洲、拉丁美洲等第三世界国家借鉴欧美国家建立和发展医疗保障制度的经验和教训,建立了社会保险形式的医疗保障制度。日本于 1958 年出台了《国民健康保障法》,建立了对全体国民实施医疗保障的“全民保障制度”,1961 年日本国民健康保险的参加率达到了 100%。1949 年印度历史上第一部宪法明确规定所有国民享有免费医疗,这个低水平和广覆盖的免费医疗保障体系在维护社会公平方面产生巨大作用。1948 年印度为正式部门的职工及其家属制定了雇员健康保险,1954 年为公务员、士兵、记者等人群制定中央政府健康计划。

在这一阶段医疗保险制度发展的主要特点是:①世界上建立社会保障制度的国家急剧增加。②医疗保障制度从最初的单一制度走向多元化的发展道路,各国的政治、经济、文化的巨大差异形成了不同的医疗保障制度模式。③医疗保障制度覆盖范围逐渐扩大,保障内容实现了从“摇篮到坟墓”全过程保障;医疗保障待遇水平逐步扩大,从疾病津贴到疾病保险,从住院等大病保险扩展到普遍的卫生服务保障;医疗保障范围进一步拓宽,绝大多数国家将生育津贴和生育期间的医疗费以及伤残医疗费纳入医疗保障范围。④各国政府和国际转变了对社会保障的观念,不仅认为建立包括医疗保障在内的社会保障制度,有利于维护政权统治和保持社会稳定,同时认为社会保障是促进经济发展的重要经济政策。

(四) 医疗保障制度改革时期(20 世纪 70 年代以来)——国家卫生服务制度改革和发展

20 世纪 70 年代,资本主义国家爆发了经济危机,医疗保障支出所需的经济来源受到影响。与此同时,医疗科技发展带来医疗成本的提高,人口老龄化也导致人均医疗费用的增长。随着人们对健康认识和文明程度的提高,医疗保障范围扩大,医疗保障费用增加,医保基金面临着巨大的压力。此外,福利国家的医疗保障政策在设计和运行管理方面使医疗费用的增长难以控制,弊端越来越明显。医疗保障制度开始出现了收不抵支、入不敷出的困难。一些福利国家甚至到了依靠举债支撑社会福利的地步。

针对医疗保障费用的过度增长和效率低下，各国开始采取改革措施。英国于1991年实施《国民健康服务法》，对国民健康服务的运营、组织、方法、权限等方面做了彻底的改革，例如"改救济为就业"计划；美国推出针对老人和穷人的医疗保险和医疗补助等。这些改革表现为发挥市场机制的作用，引入私营竞争机制，商业性医疗保险机构和雇主责任制承担了医疗保障的主要角色；削减福利支出，调整福利结构，控制医疗保障支出的范围；同时提高医疗保障服务机构效率。

以前苏联为代表的免费医疗保障制度宣告终结。东欧国家在新的经济制度下，重建医疗保障制度体系。目前，俄罗斯、捷克、斯洛伐克、匈牙利、波兰、罗马尼亚、保加利亚等国，都已转型为社会医疗保险制度模式，开始实施国家、单位和个人共同承担责任的医疗保障制度。

这一阶段，各国在不断总结别国模式经验教训的同时，探索适合自身特点的模式。韩国、日本也对原有的医疗保障体系进行了根本性的改革。新加坡逐步形成的储蓄型保障模式，智利的私营化社会保障模式都在一定程度上获得成功。

二、国外健康保障模式

（一）英国国民健康卫生服务体系

1. **国家卫生服务体系** 英国依据1946年《国民健康服务法》，于1948年7月建立了国家卫生服务体系（National Health Service，NHS），公民以纳税人的身份向政府缴纳一般税，雇主、雇员向政府缴纳的社会保险费建立健康保障基金，向全体公民提供全面的、平等的医疗服务。

NHS是一个复杂的、不断变更的系统。2012年"健康和社会保障法案"出台以后，将NHS所有的卫生服务整合到一起，重新组建了NHS系统。随后，精神卫生、家庭护理、老年人保健也被整合到系统中，英格兰有超过150万的社工为老年人和残疾人提供社会护理，包括家庭和医院护理以及老人临终关怀。

2. **私营健康保险** 主要提供需要长期候诊的可选择项目，服务对象是高收入和高医疗服务需求人群。私营企业将私人医疗保险作为职工的一种福利而集体投保，为其雇员缴纳部分或全部保险费。目前，英国已有多家商业健康保险公司，其提供的保险项目类型多达200余种，主要可分为普通私人医疗保险、危急病医疗保险、永久性或长期医疗保险三类。

3. **医疗救助** 英国对特定人群免除处方费、牙医费用、眼医费用和就医路费等。救助对象主要是老年人、身体欠佳者、享受政府津贴者、税收抵免者和低收入者，救助原则是有能力承担费用者必须自己支付，没有能力承担费用的可以获得救助。救助对象由官方审核确定，除了收入标准外，还考虑居民的健康状况、生活状况和医疗需求。

（二）美国商业健康保障模式

美国医疗保障制度是世界上最特殊的一种保障制度，它由以下四部分构成。

1. **个人购买的美国商业保险** 美国商业保险从20世纪末开始发展，现在呈现出多样化的发展。美国健康保险市场上出现了"双蓝计划"、商业保险公司、健康维持组织和优先提供者组织，这些保险组织为雇主及雇员提供了多种多样的健康保障。

（1）"双蓝计划"：即蓝十字计划和蓝盾计划。蓝十字与蓝盾协会是美国最大的非营利性私营健康保险公司。蓝十字计划由医院联合会发起，蓝盾计划则是由医生组织发起。它们隶属于全国的协会，每个地区设有分会，为本地区服务。该协会为非营利性机构，在税收方面享受国家优惠。投保人缴纳保险费后，一般情况下医疗费用不用患者分担，公司作为第三方付费人采用按服务项目方式向医院支付费用。

（2）美国的管理式医疗计划：主要包括健康维护组织（Health Maintenance Organizations，HMOs）和优先提供者组织（Preferred Provider Organization，PPO），其中HMOs是美国最庞大的预付式医疗保险计划，该组织成员定期缴费，到指定医疗机构接受医疗保障服务。HMOs的费用比较低，PPO的参保人数众多，患者可以自行选择医生，但费用高昂。

2. **医疗照顾制度** 医疗照顾制度（Medicare）于1965年实施，把美国老年人纳入了医疗保障范围。1972年扩大到符合保障对象的残疾人和晚期肾病患者。该计划由联邦政府管理，包括住院保险、补充医疗保险计划、医疗保险改良计划和处方药计划等四部分。

3. **医疗救治制度** 医疗救助制度（Medicaid）主要针对低收入人群和中低收入家庭的孕妇、婴儿和单身母亲。其目的在于保障低收入个人和家庭享有医疗服务的权利。其救助方式为提供临时救助或发放生活补助金。覆盖范围包括：实验室和X线的使用，医疗机构和诊所的服务，住院和门诊治疗，医生、助产士、护士的医疗服务，护理院和家庭护理服务，以及包括处方药在内的药品费用等。

4. **企业雇主提供的团体健康险** 团体健康险多属于员工福利，承担着大部分员工及其家属的保险业务，也是美国最重要的健康保险之一。美国政府通过调控纳税额和补贴的形式来鼓励雇主为雇员提供医疗保险。

美国虽然实行了多种类型的医疗保险制度，但由于以商业医疗保险制度为主导，患有慢性病、疑难杂症的患者通常会被拒保，社会医疗保障的享受标准较严格，很难惠及所有需要医疗救助的家庭和个人，公平性较差。

（三）德国社会健康保障模式

德国是世界上首个建立社会医疗保险制度的国家。目前德国医疗保障制度囊括了法定医疗保险、法定护理保险和商业医疗保险等。德国居民可以根据收入状况选择参与政府法定医疗保险（Statutory Health Insurance，SHI）、商业医疗保险或者同时参保法定医疗保险和商业医疗保险。

德国社会健康保障模式强制要求所有德国居民必须投保医疗保险，建立覆盖德国全体国民的疾病保险；对公务员、军人、警察等特殊人群实施特定医疗保险政策，无合法证明的移民享受疾病社会救助。

在管理上，德国加强市场竞争和政府干预的管理型竞争模式。允许投保人自由选择疾病基金，实行患者费用分担机制的改革，加强了保险基金的相互竞争；医保机构通过付费方式的改革加强对医疗机构的费用控制，实行以疾病为导向的总报酬模式和与医生绩效挂钩的最低费用总额模式。推广守门人制度，取消门诊和住院的严格分离，从而更好地协调家庭医生、专科医生与医院提供的卫生保健服务。

总而言之，德国开创了将健康保障法制化的先河，是世界历史上第一次通过专门的法律明确了国民享有的医疗服务权利及其承担的责任义务。另外，德国健康保障制度充分考虑了近年来广受关注的老年长期照护服务保障问题，将长期照护保险纳入医疗保险制度范围，为国民提供了全周期的健康服务保障。

（四）日本全民健康保障模式

1922年日本通过了第一部医疗保险立法《雇员医疗保险法案》，开启了建立法定医疗保障制度的大门；1938年日本政府颁布了《国民健康保险法》。之后伴随着健康保险法的改革和发展，日本逐步建立了一套高质量、高服务水平、保障体制健全的健康保障体系，实现了“国民皆保险”，为全体国民提供有效的医疗服务和健康保障。

日本健康保障制度可分为3大类：被雇佣者保险（包括全国健康保险协会、组合管掌健康保险和共济组合）、国民健康保险（包括市町村国保和国保组合）以及后期高龄者医疗制度。健康保险又与国民健康保险一道形成了日本医疗保险体系的两大支柱，对减轻国民经济负担、改善国民健康状况有着重要的意义和作用。

2018年日本政府颁布了《健康促进法》，倡导健康保健等文化，鼓励家庭成员通过自主形成健康的生活习惯和保健形式，逐渐实现国民自我健康管理目标，减轻国家负担。日本健康保健制度吸引了非政府组织的广泛参与，通过协调整合社区资源，为失能人员及其家庭提供医疗保健、护理服务，使其能够在家里或者社区得到所需要的医疗服务，优化了医疗资源配置。

三、中国健康保障的发展

中华人民共和国成立以后，建立了以社会医疗保险为主、以社会医疗救助为辅、以商业健康保险为补充的多层次健康保障模式。

(一) 我国基本医疗保险制度的建立和发展

1. **公费医疗制度和劳保医疗制度** 20世纪50年代初，我国建立了公费医疗和劳保医疗制度。公费医疗保障对象包括国家机关和事业单位、大专院校的在校学生和复员退伍军人。经费来源于各级财政，保障范围包括门诊、住院医疗费用，个人负担膳食费和就医路费。劳保医疗制度保障对象包括企业职工及其家属，基金来源于企业工会，保障范围是因病医治所需的诊疗费用和药费等。职工负担药费、住院膳食费及就医路费，直系亲属可以享受一半待遇。

公费医疗和劳保医疗制度的建立为职工健康水平提供了保障。但由于医疗费用缺乏自我约束机制，医疗费用过快增长。相对改革开放的进程，我国医疗保障制度的发展较为缓慢。

2. **城镇职工基本医疗保险制度的建立** 2000年国务院发布《关于完善城镇社会保障体系的试点方案》，开始城镇职工基本医疗保险制度的改革试点。2010年《社会保险法》出台，明确规定基本医疗保险的覆盖范围既包括城镇所有用人单位（企业、机关、事业单位、社会团体、民办非企业单位）的职工，也包括无雇工的个体工商户、未在用人单位参加职工医疗保险的非全日制从业人员及其他灵活就业人员。城镇职工医疗保险建立了社会统筹和个人账户相结合的模式，主要保障在职职工的住院费用，随后逐步扩大到门诊就诊费用。

3. **城镇居民基本医疗保险制度的建立** 2007年国务院颁布《关于开展城镇居民基本医疗保险试点工作的指导意见》，逐步建立以大病统筹为主的城镇居民基本医疗保险制度。2010年，城镇居民医疗保险在全国全面推开试点，逐步覆盖全体城镇非从业居民、老人和儿童。基金以政府财政补助和居民个人筹资为主，主要保障城镇居民的住院费用支出。

4. **新型农村合作医疗制度的建立** 20世纪60年代初，我国曾经建立了以“赤脚医生”为代表的合作医疗制度，被世界银行和世界卫生组织誉为“发展中国家解决卫生筹资的唯一成功的范例”。随着家庭联产承包责任制的推行，合作医疗制度纷纷解体。2003年国务院转发卫生部、财政部等部门《关于建立新型农村合作医疗制度意见的通知》，建立新型农村合作医疗制度（以下简称“新农合制度”）。新农合制度遵循自愿参保原则，以各级地方政府补贴为主，农民缴费共同筹资。保障范围以住院费用为主，逐步扩大到门诊统筹，并向慢性病和基层卫生倾斜，呈现往健康保障过渡的趋势。

5. **城乡医疗保险制度的发展** 2017年，国务院颁布了《国务院关于整合城乡居民基本医疗保险制度的意见》（国发〔2016〕3号），整合城镇居民医疗保险和新型农村合作医疗两项制度，建立统一的城乡居民基本医疗保险。整合基本制度的政策范围包括统一覆盖范围、统一筹资政策、统一保障待遇、统一医保目录、统一定点管理、统一基金管理。截至2018年底，全国基本建立了覆盖城乡居民的医疗保险制度。

目前，我国城镇职工医疗保险和城乡居民基本医疗保险覆盖了13亿人口，基本实现了医疗保险的全覆盖。2018年，国家组建了医疗保障局，整合医疗卫生服务相关内容和职能，促进医疗保障一体化管理体制和运行机制的建设，为健康保障的发展提供了制度保障。

(二) 商业健康保险的建立和发展

随着我国基本医保体系的建立，商业健康保险的发展也逐渐受到政府重视。2006年国务院突出强调商业健康保险的重要性，明确其是医疗保障体系中必不可少的组成部分，并且明确提出要对商业健康保险公司进行扶持。2006年中国保监会颁发《健康保险管理办法》，首次对商业健康保险的监管规章做出详细要求，提出专门化监管方式；随后保监会陆续颁布一系列相关文件鼓励保险公司积极参与多层次医疗保险体系的建设。2009年国务院明确提出我国要建立以其他多种形式为补充的医疗保险和商业健康保险，覆盖城乡居民的多层次医疗保障体系，提出以政府购买服务的方式，积极探索有资质的保险经办机构经办各类医疗保障管理服务。

2013年9月，国务院发布《关于促进健康服务业发展的若干意见》（国发〔2013〕40号），提出要发展并丰富商业健康保险产品，鼓励商业保险公司提供多样化、多层次、规范化的产品和服务；鼓励发展与基本医疗保险相衔接的商业健康保险，推进商业保险公司承办城乡大病保险，扩大人群的覆盖面；积极开发长期护理商业险以及健康管理、养老等服务相关的商业健康保险产品；推行医疗责任保险、医疗意外保险等多种形式医疗执业保险。

2016年国务院《"十三五"卫生与健康规划》（国发〔2016〕77号）中提出要加快发展健康商业保险，鼓励企业和个人通过参加商业保险及多种形式的补充保险，鼓励商业保险机构和健康保险机构联合开发健康管理保险产品，支持商业保险机构和医疗机构共同开发针对特需医疗、创新疗法、先进检查检验服务、利用高值医疗器械等保险产品，加快发展医疗责任保险、医疗意外保险等多种形式的医疗执业保险，探索健康管理组织等新型健康服务提供形式。

在政府促进健康保险服务发展方面的政策推动下，传统的商业保险与健康医疗、养老保险逐渐结合，新型的"大健康、大养老"的健康产业链正逐步完善。在参与健康服务方面，保险业正在立体式推进，通过股权投资、政保合作、商保合作以及"健康险+健康管理"等方式推进健康产业的发展。

（三）医疗救助的发展

医疗救助制度是我国健康保障制度的重要组成部分，目前我国的医疗救助制度包括城市医疗救助和农村医疗救助。20世纪90年代，部分经济发达地区针对贫困人口实施医疗救助，主要针对贫困人口中因病无力就医，或因大额医疗费用导致贫困的人口。2001年国务院提出在城市落实最低生活保障对象医疗救助政策，2002年在农村建立医疗救助制度。自此，我国各省市陆续开展了医疗救助。

医疗救助是在政府直接支持和领导下，由政府财政筹资，依靠社会力量建立的面向特困群体的一种保障制度。其建立的目的是缓解城乡特困群体无力支付医疗费用而导致的贫困，增进社会福利事业，促进社会公正与均衡发展。

四、医疗保障向健康保障转型的发展趋势

健康保障制度建设从医疗保险管理转为社会保障治理。随着经济的发展，健康需求的提升，现有的医疗保障制度将实现向健康保障制度的转型。发展健康保障制度的具体思路包括八个方面。

（一）部门协调发展，提供全周期健康服务

加强不同层级医疗卫生机构的协同性，以病症治疗为主向重视病症与病因并举转变，向城乡居民提供连续性、个性化、覆盖全生命全周期的健康服务。

（二）实现"以健康为中心"的服务模式

在推进目前城镇职工和城乡居民医疗保险的发展过程中，逐步实现由"以疾病为中心"向"以健康为中心"转型，提高对慢性病的防控与管理，关注健康结果而非单纯的医疗服务服务量的改变。

（三）医防结合，实现预防端口前移

将基本公共卫生服务与医疗保障融合，强化基本公共卫生服务的质量与效率。转变重治轻防的现状，正在践行以预防为中心的服务理念。

（四）大力发展康护服务

加快康复服务和护理服务的发展，推进老年照护保险制度建设和医养结合，从医疗服务扩展

到康复护理阶段。

（五）探索建立整合式健康服务体系

健康服务供给与健康管理同步，增强基层卫生服务能力，建立城市家庭医生制度和农村签约服务制度，有秩序地将健康保险、医疗服务、社会服务连接起来，建立整合式健康服务体系。

（六）加强需方管理

注重健康需方管理，健康的责任从以医生为主体向医患互动转变。大力推行"健康素养66条"，提高公民健康意识，强化全体公民在健康管理方面自身的责任和义务。

（七）推进"互联网+医疗"服务

大力发展健康产业与健康支撑技术，应用"互联网+医疗"、大数据等新技术推动健康信息化。

（八）产业之间协调发展，系统推进健康水平提升

改善治理自然环境、加强健康教育等社会服务系统的健康功能，倡导健康的生活方式、鼓励大众运动，实现生理、心理、社会、道德四位一体的健康模式。

在推进健康中国建设的过程中，要坚持正确的卫生与健康工作方针，以基层为重点，以改革创新为动力，预防为主，中西医并重，将健康融入所有政策，人民共建共享。因此，这就要求树立大卫生、大健康的观念，把以治病为中心转变为以人民健康为中心。健康保障的基本理念是社会公正和公平，没有全民健康，就没有全面小康。要把人民健康放在优先发展的战略地位，以普及健康生活、优化健康服务、完善健康保障、建设健康环境、发展健康产业为重点，加快推进健康中国建设，努力全方位、全周期保障人民健康，提升全人群健康水平。

本章介绍了健康的概念及其演变过程，结合四维健康观，从环境、行为、心理、遗传等因素分析了其对健康的影响。重点阐述了健康保障的基本概念、功能、分类和健康体系，提出健康保障不仅仅关注人群生理健康的预防、治疗和康复，还关注人群的心理健康、社会适应性与道德健康。健康保障具有福利性、公平性、社会性、补偿性等特征，健康保障以健康改进、消除健康贫困，维护健康公平为目标，具有资金筹集、风险分担以及补偿支付的功能。本章还分别从不同阶段阐述了国外健康保障演变过程和主要健康保障模式，并对我国健康保障制度的历程和发展趋势进行分析，指出医疗保险向健康保障转变是我国健康发展的必然道路。

（高广颖）

思考题

1. 请简述传统健康观与现代健康观（四维健康观），并分析两者之间的主要区别。
2. 请论述健康的主要影响因素及其对健康的影响。
3. 请简述健康保障的概念、特征及其功能。

第二章 健康保障体系及其理论基础

本章要点

1. **掌握** 预防服务保障体系、医疗服务体系、康复服务保障体系、药品服务保障体系、健康保险体系、长期照护服务保障体系和健康救助体系；健康保障模式分类、我国的健康保障模式。
2. **熟悉** 保险经济学理论、公共产品理论、新公共服务理论和福利经济学相关理论。
3. **了解** 发达国家健康保障模式及其对我国的启示。

章前案例

德国国土面积约36万平方公里，位于欧洲中部，北临北海和波罗的海。人口约8 119万，人口密度约为每平方公里229人，是欧洲人口最稠密的国家之一。居民主要是德意志人，有少数丹麦人和吉普赛人。其中，外籍人口750万，占人口总数的9%。德国于10世纪形成封建国家，1871年建立统一的德意志帝国，当时其工业化才开始起步，经济发展比英、法两国慢了将近一百年。德国首相俾斯麦为了巩固帝国专制政权，一方面镇压日益高涨的工人运动和社会民主党，另一方面于1883年开始颁布社会保险各种政策，将社会保障纳入立法轨道、增加工人福利，以缓和国内无产阶级与资产阶级的尖锐矛盾。德国也因此成为世界上首创立法实施社会保障制度的国家。

第二次世界大战后，德国开始推行社会市场经济模式，这种模式限制市场力量的过分积累，主张市场有序竞争的同时，强调社会责任，主张高税收高福利，通过提高消费者机会、刺激技术进步和创新、按劳分配收入和利润的方式来使市场中的各种力量自由发挥作用，对于复苏发挥了巨大作用。德国目前已成为高度发达的工业国家，经济实力位居欧洲首位，在国际上仅次于美国和日本，为第三大经济强国和美国之后第二大贸易国。2001年德国国内生产总值为20 630亿欧元，但受到世界经济衰退的影响，其国内经济增长明显放缓。目前，德国的社会健康保险分国营和私营两种，保险金由投保人、雇主和国家三方负担，其形式包括疾病保险、工伤事故保险、养老金保险、失业和失业救济保险、儿童津贴保险、农民养老金保险等。其中对医疗保险来说可分为法定强制性保险和自愿医疗保险两种，前者主要指社会疾病保险、工伤事故保险和养老金保险，后者主要指私人健康保险。

1. 在考虑国情等因素后，你认为德国属于哪一种健康保障模式？为什么？
2. 综合分析中国国情，你认为中国应如何选择健康保障模式？

第一节 健康保障体系的理论基础

一、保险经济学理论

保险经济学是用一般经济理论来研究有关保险领域问题的一门学科。本章对保险经济学的阐述将基本按照该学科的历史发展顺序展开。第一部分介绍博尔奇与博尔奇定理，第二部分阐述莫森悖论及其解决，第三部分介绍保险经济学对信息不对称的探讨，第四部分介绍保险市场结构与宏观问题研究，第五部分评述保险经济学与健康保障。需要说明的是，此处的讨论基本只涉及传统的商业保险，没有包括健康保险和社会保障。

（一）博尔奇定理

卡尔·博尔奇（K.Borch）是国际保险经济学的先驱。1962 年他发表了《再保险市场的均衡》一文，该论文将阿罗（1953）的一般均衡模型加以推广，并用来分析不确定情况下再保险人的风险分摊问题。博尔奇的理论成功地解释了在现实当中风险分摊机制是如何运行的。这篇论文可以被看成是保险经济学的奠基之作。它有效地阐释了以风险集聚为特征的保险机制是如何成为更一般的金融风险分摊机制的，并深入分析了保险机构与其他金融机构的本质区别。

（二）莫森悖论及其解决

莫森（Mossin）是最早研究保险需求的主流经济学家，1968 年他提出了以下两个非常有名的观点：第一，当保费是在保单精算价值（纯保费）的基础上加上一个正比例的附加费用而形成时，对于规避风险的个体来说，最优的选择是购买部分保险（不足额保险）；第二，如果该个体具有递减的绝对风险规避系数，那么，保险就是一种“劣质品”。这一结论是建立在两个暗含的假设基础上的，即个体只面对一种风险，并且处于风险中的风险标的数量是固定的（与财富或者收入无关）。

然而，莫森的结论显然与现实不相符。第一个悖论（最优选择是否为不足额保险）吸引了众多学者的研究兴趣。有人指出，如果改变保费的定价假设，这一结论将难以得出。比如，假定保费的附加费用是一次性支付（类似总量税），那么足额保险将是最优选择。

对于第二个悖论来说，总体来看，人们对这个悖论的兴趣不大，这有两个原因。首先，人们很快就认识到，保险是一种财务上的赔偿请求权，它并不适合于我们从一般消费品中总结出来的产品概念；其次，莫森的结论所赖以成立的前提条件在现实中基本不存在。因为莫森假定：个人的财富可以增加，但其中处于风险中（有可能遭受损失）部分的财富数量保持不变。而在实际经济生活中，财富数量变化通常意味着有可能受损部分的财富数量（风险标的数量）也在变化，这对解决第二个悖论已经足够。

（三）保险业的信息不对称分析

信息不对称对保险业来说是个特别重要的问题，这种信息不对称可分为两种情况：道德风险与逆选择。

1. **道德风险** 根据被保险人的行为时间，保险学者区分了两种不同的道德风险。如果被保险人的行动（投保行为）发生在保险事故（或意识到保险事故）之前，这是“事前的道德风险”；如果被保险人的投保行动发生在保险事故之后，则是“事后的道德风险”。

2. **逆选择** 在逆选择的研究方面，最核心的发展是由 Rothchild 和 Stiglitz（1976）做出的。他们在其论文中将被保险的人群分为两类：“好风险”（good risks）的被保险人与“坏风险”（bad risks）的被保险人。区分这两类人的唯一标准就是保险事故发生的概率不同。作者证明，在逆选择的条件下，一个竞争性的保险市场不会达到均衡。有效均衡状态下保险的供给应当是歧视性的：对“坏风险”的被保险人提供一个高价格的足额保险，对“好风险”的被保险人则提供一个低价格的“部分保险”。该模型的政策含义是：保险市场存在失灵，而垄断的保险市场（在政府的监管下)可能是一个次优选择。

(四) 保险市场结构与宏观问题研究

1. **保险业的组织结构** 保险业的组织结构有多种,如股份保险公司、相互保险公司、互助合作社、劳合社承保人等。Mayes 和 Smith(1988)利用代理理论对保险业的各个组织结构进行了研究。他们的研究证明,所有人、经理人员和股东之间的利益冲突决定了不同保险机构组织形式的选择。

2. **保险监管** 对保险监管的研究集中在监管目的、偿付能力和费率监管等方面。从监管的目的角度来看,保险监管理论主要可以分为公共利益理论、私人利益理论和政治理论三种。

3. **保险业的周期问题** 20 世纪 70 年代以来,人们开始认识到保险公司的利润呈现周期性,而且保费水平和保险业的承保能力也存在周期性现象。日内瓦协会最先资助完成了这方面的调查研究。概括而言,这方面的研究认为,由于监管或者结构性的原因,使得保费水平不能随着预期索赔损失的变化而及时调整,从而造成了这种周期性的现象。

(五) 保险经济学与健康保障

商业保险作为健康保障体系的一部分占据很重要的地位,而保险经济学理论为商业保险提供了理论基础,例如保险经济学中保险业的信息不对称分析,这种信息不对称可分为两种情况:道德风险与逆选择。例如,投保医疗保险的人可能比未投保的人更频繁去医院,这是一种道德风险;有的人自身在已经身患某种疾病的情况下,再去投保相关的商业医疗保险,从而获取保险金。

二、公共产品理论

公共产品理论指的是新政治经济学的一项基本理论,也是正确处理政府与市场关系、政府职能转变、构建公共财政收支、公共服务市场化的基础理论。

根据公共经济学理论,社会产品分为公共产品和私人产品。按照萨缪尔森在《公共支出的纯理论》中的定义,纯粹的公共产品或劳务是这样的产品或劳务,即每个人消费这种物品或劳务不会导致别人对该种产品或劳务消费的减少。而且公共产品或劳务具有与私人产品或劳务显著不同的两个特征:消费的非竞争性和受益的非排他性。而凡是可以由个别消费者所占有和享用,具有敌对性、排他性和可分性的产品就是私人产品。介于二者之间的产品称为准公共产品。

(一) 公共产品的特征

受益的非排他性,按照萨缪尔森的阐述具有四个方面的含义:①公共产品在技术上不易排除众多的受益人。②公共产品还具有不可拒绝性。③虽然在技术上可以实现排他性原则,但是排他的成本极高。消费的非竞争性,指一个人的消费不会减少其他人的消费数量,或许多人可以同时消费同一种物品。④消费的非竞争性和受益的非排他性这两个特征,基本上都是从公共产品具有的经济技术特点的角度来界定社会公共产品,已经成为人们判断什么是公共产品的主要标准。

消费的非竞争性是指某物品在增加一个消费者时,边际成本为零,即在公共产品数量一定的情况下,将其多分配给一个消费者的边际成本为零。这并不意味着多提供一单位公共产品的边际成本也为零,在这种情况下,多提供一单位的公共产品的边际成本同其他产品一样是正的,因为公共产品的提供同样耗费了有限的资源。

(二) 公共产品与私人产品的区别与联系

1. **公共产品** 公共产品(public goods)是私人产品的对称,是指具有消费或使用上的非竞争性和受益上的非排他性的产品。公共产品,亦称"公共财货""公共物品",为一西方经济学用语,指能为绝大多数人共同消费或享用的产品或服务,如国防、公安司法等方面所具有的财物和劳务,以及义务教育、公共福利事业等。其特点是一些人对这一产品的消费不会影响另一些人对

Note

它的消费,具有非竞争性;某些人对这一产品的利用,不会排斥另一些人对它的利用,具有非排他性。一般由政府或社会团体提供。公共产品可分为纯公共产品和准公共产品。

纯公共产品,一般说来是指那些整个社会共同消费的产品。严格地讲,它是在消费过程中具有非竞争性和非排他性的产品,是任何一个人对该产品的消费都不减少别人对它进行同样消费的物品与劳务。纯公共产品的本质特点是消费的非竞争性和受益的非排他性。严重急性呼吸综合征(SARS)的预防服务是典型的纯公共产品,例如针对 SARS,民航、铁路、公路、公交等交通工具和相关场所以及医院、影院等公共场所进行的消毒服务,不仅使这些交通工具和场所中的工作人员减少 SARS 病毒感染机会,而且可使任何一个使用该交通工具和进入该相关场所的人减少感染而从中受益。针对 SARS 的消毒服务,完全符合纯公共产品的非排他性,属于典型的纯公共卫生产品的范畴。

准公共产品,又称混合产品,兼具公共产品和私人产品属性的产品。在公共产品和私人产品之间,还存在许多不具有纯粹的公共产品或私人产品的属性,但在一定程度上又或多或少地同时具有这两种产品性质的产品和服务,通常称之为混合产品或准公共产品。这类产品通常只具备上述两个特征的一个,而另一个则表现为不充分。SARS 的治疗服务就是典型的准公共产品。因为 SARS 病毒的传染性极强,对整个社会危害极大,SARS 患者接受治疗服务,不仅自己可以痊愈康复,周围相关人员也可因他的治愈而避免被传染,属于典型的准公共卫生产品范畴。

从整体上讲,混合产品不能同时具有非竞争性和非排他性,否则其就成为纯公共产品。同样混合产品也不能同时具有竞争性和排他性,否则其就成为私人产品。既然混合产品兼具公共产品和私人产品的属性,那么根据其所具有的两种产品属性的不同组合状况,可将其分为三类:①具有非竞争性的同时也具有排他性;②具有非排他性的同时也具有竞争性;③在一定条件下具有非竞争性和非排他性。

纯公共产品的范围是比较狭小的,但准公共产品的范围较宽,如教育、文化、广播、电视、医院、应用科学研究、体育、公路、农林技术推广等事业单位,其向社会提供的属于准公共产品。此外,实行企业核算的自来水、供电、邮政、市政建设、铁路、港口、码头、城市公共交通等,也属于准公共产品的范围。

2. **私人产品** 私人产品是能够利用市场机制来提供的产品或服务的总称,它具有的特征是:第一,消费上的排他性。某个私人物品被个人消费了,别人就不能再消费、使用它。第二,消费的竞争性。每增加一个单位的私人产品的供给,就需要增加生产一个单位私人产品所需要的成本。这两个特征使得私人产品的生产和消费可以分开,使明确界定产品的所有权有了可能,从而为市场经济的价格机制运行创造了条件。与上述公共产品相对应的是私人产品也可以分成两类,即纯私人产品和俱乐部产品。

纯私人产品是指那些同时具备排他性与竞争性特征的产品,包括大多数私人产品,由于这类产品只适宜市场供给,所以称为市场产品。此外还有一类称为“俱乐部产品”,这是指在某一范围内由个人出资,并在此范围内的所有个人都可以获得利益的产品,虽然具有私人产品的基本特点,但却不十分强烈,且在一定程度上具有准公共产品的特征,然而其受益范围较小或有特定的规定,如通常的一些会员制的消费合作社、运动俱乐部、读书社、行业协会等。

(三) 公共产品理论与健康保障

公共产品与健康保障密切相关。如针对老年人健康,王新军(2014)、于大川(2016)等发现社会医疗保险显著改善了老年人的健康状况,但刘晓婷(2014)以浙江省为例发现职工医保可以改善使用较多医疗服务老年人的健康水平,而“新农合”的作用则恰恰相反。此外,还有一些因素,如是否参与体育锻炼等也与老年人的健康状况改善相关。张秀华(2005)表明合理的体育锻炼对老年人的健康有重要意义,李年红(2010)指出经常参加体育锻炼的老年人的健康要明显的优于不锻炼者,而医疗卫生服务的可及性以及是否参与体育锻炼归根结底都与社区公共产品的供给息息相关。根据 Grossman 的健康生产理论,公共产品的消费对老年人的健康存在重要影响。个体的健康与个人可获得的公共产品的数量与质量有很大的相关度,例如个体可获得的进行体育锻炼和休闲的公共设施和场地等因素,都影响着个人的健康改善。因此,公共产品对我国老年人的健康状况的影响不容忽视。

三、新公共服务理论

(一) 理论来源

1. **民主社会的公民权** 桑德尔(Sandel)认为,政府的存在就是要一定的程序(如投票程序)和公民权利,从而使公民能够根据自身利益做出选择。金和斯迪沃斯主张行政官员应当把公民当作公民来看待,而不只是把他们看作投票人、委托人或顾客;公共管理者应当寻求更有效的回应,相应地提高公民的信任度。这种观点直接为新公共服务提供了理论基础。

2. **社区和市民社会** 普特纳姆(Putnam)主张美国的民主传统以存在活跃的公民为基础,他们活跃于各种团体、协会和政府机构之中。这些小型团体聚合起来就构成了"市民社会"。只有在这里公民才能够以个人对话和讨论的形式共同参与进来,而这种方式便是社区建设和民主本身的实质。金和斯迪沃斯认为,政府在创建、促进和支持公民与社区之间联系的过程中能够起到决定性作用。

3. **组织人本主义和组织对话理论** 20 世纪 60 年代末和 70 年代初,与激进的公共行政主义者相联系的理论家认为,社会组织在传统上的等级制研究途径和社会科学的实证主义研究方法正在相互加强。因而,他们加入了批判官僚制和实证主义的行列,进而促使他们寻求研究管理和组织的其他途径,去探讨获取知识的新途径——包括诠释理论、批判理论和后现代主义。总体来看,这些研究途径都力图去塑造公共组织,使公共组织更少地受权威和控制问题的支配,而更多地关注公共组织的内部雇员和公共组织外部人员(特别是委托人和公民)的需求和利害。

这些发展趋势对于诠释性、批判性地分析官僚制和社会非常重要,进一步地扩展到采用后现代思想的视角(特别是组织对话理论)来理解公共组织。虽然在不同的后现代理论家之间也存在着许多重要区别,但他们似乎都得出了相似的结论——因为在后现代社会中,我们彼此依赖,治理因而也必须以所有各方(包括公民和行政官员)真诚、开放的对话为基础。当后现代的公共行政理论家怀疑公众参与的传统方法时,他们似乎也达成了相当一致的意见:恢复公共官僚机构的活力、重建公共行政领域的合法性观念都需要促进公众对话。换言之,有必要在实践和理论上重新将公共行政领域概念化,以便确立新公共服务理论。

(二) 理论内涵

登哈特通过对当今世界各国方兴未艾的包括企业家型政府在内的新公共管理理论进行反思和批判,建构出其系统的"新公共服务"理论。与传统行政理论将政府置于中心位置而致力于改革完善政府本身不同,"新公共服务理论"将公民置于整个治理体系的中心,强调政府治理角色的转变即服务而非导航。推崇公共服务精神,旨在提升公共服务的尊严与价值,重视公民社会与公民身份,重视政府与社区、公民之间的对话沟通与合作共治。新公共服务理论给我们提供了一个充分重视民主、公民权和为公共利益服务的理论框架。该理论的基本内涵有以下几点:

1. **服务而非掌舵** 公务员越来越重要的作用就在于帮助公民表达和实现他们的共同利益,而非试图在新的方向上控制或驾驭社会。

2. **公共利益是目标而非副产品** 公共行政官员必须致力于建立集体的、共享的公共利益观念,这个目标不是要在个人选择的驱使下找到快速解决问题的方案,而是要创造共享利益和共同责任。

3. **战略地思考,民主地行动** 符合公共需要的政策和计划,通过集体努力和协作的过程,能够最有效地、最负责任地得到贯彻执行。

4. **服务于公民而不是顾客**　公共利益源于对共同价值准则的对话协商，而不是个体自我利益的简单相加。因此，公务员不仅要回应"顾客"的需求，而且更要关注建设政府与公民之间、公民与公民之间的信任与合作关系。

5. **责任并不是单一的**　公务员不应当仅仅关注市场，他们也应该关注宪法和法令，关注社会价值观、政治行为准则、职业标准和公民利益。

6. **重视人而不只是生产率**　公共组织及其所参与的网络，如果能在尊重所有人的基础上通过合作和共同领导的过程来运作，就更有可能获得成功。

7. **超越企业家身份，重视公民权和公共服务**　与企业家式的管理者视公共资金为己所有的行事方式相比，如果公务员和公民都致力于为社会做出有意义的贡献，那么公共利益就会得到更好的实现。

（三）新公共服务理论与健康保障

例如用新公共服务理论指导健康保障制度改革。健康保障服务面临着众多问题，公共行政官员陷入了复杂的价值冲突之中。但新公共服务理论认为，如果通过对话过程、经纪业务、向公民授权和具有广泛基础的公民参与，而行政官员不要独自做出决策，这些问题就一定能够解决。

1. **公民参与目标制定**　新公共服务理论提出，建立社会远景目标的过程并不能只委托给民选的政治领袖或被任命的公共行政官员。

2. **公民参与计划实施**　为了实现健康保障制度改革的远景目标，下一步就是要确定角色和职责，并拟定具体的行动步骤。新公共服务并不只是确立远景目标，然后交给政府工作人员去实施，而是主张将各方力量集中到实施计划的过程中。

3. **公民参与监督和评估**　在对健康保障制度进行评估的过程中，还要注意应当以社会评价和服务对象的评价为主，以政府部门评议为辅，还可以充分发挥中介组织的作用，发动公众对评估项目进行广泛地参与，加大公众影响比重。

四、福利经济学相关理论

福利经济学理论是西方基本经济理论的一个重要组成部分，其形成经过了一个由否定社会救济制度到主张国家福利的发展变化过程。

（一）旧福利经济学理论

福利经济学理论的开山鼻祖是阿瑟·塞西尔·庇古。他于1920年出版了《福利经济学》一书，建立了比较完整的福利经济学体系，成为旧福利经济学的主要代表人，庇古也因此被称为"福利经济学之父"。庇古认为福利经济学的研究目的是增进一国乃至世界的经济福利。所谓福利，是人们对获得效用的心理满足。福利有广义和狭义之分：广义福利即社会福利，其范围很广，包括非经济的友谊、正义、自由、愉快等，难以计量；狭义福利即经济福利，是"可以直接或间接用货币尺度衡量的社会福利部分"。他的思想是建立在"价值判断"的基础上，他认为个人的福利可以用效用来表示，整个社会的福利应该是所有个人效用的简单加总。在此基础上，庇古提出了两个福利基本命题：国民收入水平越高，社会福利就越大；国民收入分配越均等化，社会经济福利就越大。庇古还定量地分析了当时英国社会政策方面的一些问题，例如税收等。

以庇古为代表的旧福利经济学，其主要观点有以下几种。

1. **福利的实质是一种意识状态**　一个人的福利寓于他自己的满足之中，它可能源于物的占有或者其他原因。因此，国家应当注意贫穷问题，致力于增加福利。如果一个人欲望稳定，他持有一种商品越多，那么根据边际效用递减规律，持有人每增加一个单位的持有量所获得的效用就越来越小，直至为零。以此为出发点，可能的方法是财富从富人向穷人转移，必会使穷人的满足程度大于富人减少对财富的占有而受到的损失，使社会总体满足量增加。

2. **国民收入总量愈大，经济福利愈大**　一个国家的全部经济福利是"个人经济福利的总和，所以经济福利和国民收入这两个概念是对等的”。他指出:“以下情况中的任何一种情况。即:或者国民收入增加,而不减少穷人在其中占有的绝对份额,或者使穷人占有绝对份额增加,而不减少国民收入,都一定会增加经济福利。”因此,收入均等水平是福利极大化的必要条件。

3. 财产转移论 富人的财产向穷人转移有两种办法:一是自愿转移,即拿出一部分财产兴办教育、保健设施;二是强制转移,即政府通过收入再分配手段,例如征税,可以集中一部分国民收入,再通过社会福利制度的补助使穷人的收入增加,也可以补贴那些为穷人生产产品的机构,使产品价格降低。这样,如果财产的转移使得穷人和富人的边际效用相等,这时,就实现了“福利最大化”。

但是,旧福利经济学也存在一些问题。这些问题在20世纪30年代引起了一场大争论,争论的结果是旧福利经济学被取代,新福利经济学开始流行。

(二)新福利经济学理论

20世纪30年代的一场大争论使西方福利经济学发生了一次大的转折:旧福利经济学被新福利经济学所取代。新福利经济学由于采用了序数效用论和无差别曲线等新的分析方法,试图解决旧福利经济学难以回答的问题,因此被称为新福利经济学。新福利经济学以无差异曲线分析法为基本分析手段,以序数效用论为理论基础,以帕累托最优化原理为理论出发点。其效用概念源自新福利经济学的代表人物、意大利经济学家帕累托。新福利经济学认为,效用是主观的,是对于愿望的满足,因而,效用是不可观察的。新福利经济学的基本概念和基本思想离不开帕累托的经济思想,所以新福利经济学也被称为帕累托经济学。1930年之后,卡多尔、希克斯等人对庇古的福利经济学进行了修改和发展,提出了补偿原理、消费者行为理论等。

1. 卡多尔-希克斯的补偿原理 根据帕累托“最适度”原理,一切社会变革都只可能为垄断寡头谋利益,即使点滴改良,也不能侵害垄断的利益,而社会人群中会有一部分人的利益由此将不可避免地受到侵犯。“补偿原理”的实质在于,如果一些社会成员经济状况改善的同时不会造成其他成员的经济状况恶化,社会福利就增加了。但是社会变革不能使所有人同时受益,而是总有人受损,因此,政府应该对受害人进行相应的补偿。

2. 西托夫斯基的双重检验标准 西托夫斯基认为,卡尔多-希克斯的福利标准只是片面地考虑原来的收入分配,而没有考虑到情况改变以后的收入分配。针对这一缺陷,西托夫斯基提出了另一个标准——西托夫斯基标准,即双重检验标准。一方面考察在变革后是否有可能通过重新的收入分配使每个人都比变革前好,另一方面要观察从变革后再回到变革前是否已无可能采用收入再分配的方法使每个人都比变革前好。若出现第一种结果而不可能出现第二种结果,则新变革是可取的,反之则新变革不可取。

3. 李特尔的福利标准 李特尔关于福利标准的学说是对卡尔多-希克斯、西托夫斯基学说的补充或修正。李特尔提出了三重福利标准:第一,卡尔多-希克斯(既得利益能够补偿受损者有余)满足了吗?第二,西托夫斯基(即双重检验标准)满足了吗?第三,收入分配是适当的吗?在前两个标准满足之后,还必须看收入再分配是不是适当的。如果收入再分配不好,那就必须用转移货币收入的办法来补偿。

4. 社会福利函数论 社会福利函数论的倡导者是美国经济学家柏格森、萨缪尔森等人。社会福利函数论强调收入分配问题应和其他问题一样,要由一定的道德标准去决定。社会福利函数论者认为,如果函数中任何一个厂商因组合生产要素而能使生产效率增加,或者有任何一个人因消费品的增加而使满足程度增加,而其他厂商的生产效率和其他的满足程度仍然不变,那么社会福利就有所增加。当社会福利增加到不能再增加的地步时,社会福利就达到了最大化。这就是帕累托式的最优状态的实现。

(三)福利经济学理论与健康保障

1. 帕累托最优原则 中华人民共和国成立初期到20世纪70年代末,我国的医疗卫生系统基本上是由农村卫生诊所的赤脚医生负责基本医疗和预防，由乡镇卫生站负责医疗卫生工作的业务指导，由县卫生局负责卫生计划与监督管理，由政府、集体、患者共同承担医疗卫生工作所需资金费用，政府和集体承担医疗机构基本运行费用所需，患者承担医药费和治疗费，几乎所有的农村居民可以通过合理的成本享受到基本医疗保障。赤脚医生卫生系统成功之处就在于医疗资源分配的公平性较突出。现在分析看来，当时市场机制没有实行而导致经济效率较低是其欠缺之处，根本问题在于政府在医疗卫生领域存在“越位”现象。因此，医疗卫生的资源分配虽然处于基本公平状态，但帕累托效率并未产生。

2. **补偿原则**　医疗市场价格总是在发生变化，价格的变动肯定会影响社会的福利总额。如果政府通过加强行业监管、限价治疗，使医疗费用降低，即便很可能使一些医疗机构或医疗市场投机者利益暂时受损，但患病的农民得到实惠，物价水平得到降低，只要国家对其进行相应补偿，总体上来看，社会收益大于损失就表明增加了社会总福利，这种措施从根本上可以说是有效率的。

第二节　健康保障体系

我国的健康保障体系是由预防服务保障体系、医疗服务体系、康复服务保障体系、药品服务保障体系、健康保险体系、长期照护服务保障体系以及医疗救助体系七大核心体系构成。

一、预防服务保障体系

习近平总书记于2016年全国卫生与健康大会上发表演讲：“要坚定不移贯彻预防为主方针，坚持防治结合、联防联控、群防群控，努力为人民群众提供全生命周期的卫生与健康服务。”目前，我国的卫生工作方针不断突出预防的重要性，逐渐将预防上升为国家战略并融入所有社会政策，同时预防服务保障体系的建设也逐渐成为健康中国的基本保障。

预防是以个体和确定的群体为对象，目的是保护、促进和维护健康，预防疾病、失能和早逝，着眼于健康和无症状者。预防是一个社会工程，需要全社会参与，比如通过对在学人群和非在学人群的健康促进，改善其个人不良生活习惯，帮助其“管住嘴、迈开腿”。以预防为核心的服务保障体系旨在建成以预防为主的大健康格局，以大健康理念为指导，以全民健康为目标，强调以预防为主，立足全人群和全生命周期两个着力点，在完善基本公共卫生服务基础上，通过健康促进、健康管理、环境健康管理三大支柱，将健康模式从透支健康、对抗疾病转向呵护健康、预防疾病，实现人民“生得优，活得长，过得好，病得少，走得安”的目标。简言之，要将预防为主融入影响健康的各个方面，最终实现健康中国。

在我国，疾病预防与控制体系的机构设置由政府卫生行政部门、疾病预防控制机构、医疗机构以及承担着健康教育等功能的社会组织组成。近年来随着预防服务内容向发展公共政策和实践健康促进进一步拓展，预防服务保障已经不仅仅涉及卫生领域，还涉及社会的方方面面，需要全社会的参与和多部门协作。政府应当遵循“将健康融入所有政策”的方针，推动跨部门的战略行动并实现政策的一致性，全面推进预防服务工作的开展，提高国家健康风险防控能力，保障公众健康。

二、医疗服务体系

医疗服务体系是健康保障的重要组成部分。目前我国以医院的规模、技术水平、设备、管理水平和医疗质量为标准，将医院分为三级，每级再分为甲、乙、丙三等，其中三级医院增设特等，因而医院共分为三级十等。无论是城市医疗服务体系，还是农村医疗服务体系，其中的医院均需按照该标准的要求进行建设。

医疗服务体系由城市服务体系与农村服务体系构成。目前我国已对其机构设置、功能任务、服务内容等进行了明确规定。城市医疗服务体系由三级医院、二级医院和社区卫生服务中心(站)组成。不同级别的医疗机构在医疗卫生服务体系中定位不同,因而设置条件、功能任务、服务内容等也有所不同。农村医疗服务体系确定了以县级医院为"龙头",乡镇卫生院作"枢纽",村级卫生室为"网底"的县、乡、村三级医疗服务网络。

根据《"健康中国 2030"规划纲要》,未来我国医疗服务体系发展,要全面建成体系完整、分工明确、功能互补、密切协作、运行高效的整合型医疗卫生服务体系,创新医疗卫生服务供给模式,提升医疗服务水平和质量。

三、康复服务保障体系

康复服务是健康中国工程的重要内容,是维护和改善人体功能与活动水平的一项综合性服务。我国政府日益重视康复服务的发展,国务院、各部委都做出发展康复服务的部署和要求。康复服务成为建设健康中国工程的重要内容,医疗卫生服务从关注单一疾病的治疗,逐渐上升到更多地关注整体功能水平的改善。WHO 在 2017 年日内瓦召开的"康复 2030"国际大会上,呼吁关注日益增长的康复需求,确认康复在实现联合国 2030 年可持续发展目标中的作用,呼吁采取国际性的协调和具体的行动,强化健康服务体系中的康复服务。

康复服务以整体的人为对象,针对病、伤、残者的功能障碍,以提高局部与整体功能水平为主线,或许局部或系统功能无法恢复,但仍可带着某些功能障碍而有意义、有成效地生活。基于全面康复的内涵和目标,目前我国的康复服务保障体系包括了医疗康复、教育康复、职业康复和社会康复四个方面的内容。

20 世纪 90 年代以来,国家致力于广泛动员社会力量参与到残疾人康复服务事业中,以建立一个政府与社会互为补充、相互促进、密切配合的社会化康复工作体系。一方面,各残疾人康复协(学)会积极开展残疾康复学术研讨与交流活动,促进了残疾人康复事业的专业化发展;而省、市、县康复技术指导服务中心也在制定专业技术标准、培训专业技术骨干和基层康复服务工作人员以及普及康复知识等方面作出了突出贡献。另一方面,以省、市、县残疾人康复服务机构为龙头,社会专业康复机构为骨干,社区康复服务站为基础的"三位一体"残疾人康复服务提供网络逐渐形成。近年来,社区作为康复服务传递过程中的重要一环,已经逐渐成为康复服务的主战场,依托社区康复服务站开展的康复服务联络员培训、康复服务成效评估、残疾人健康档案建档以及促进残疾人融入社会等康复服务工作已初步取得成效。

四、药品服务保障体系

药品作为防治疾病的主要手段,在保障人民健康、增进人民福祉方面具有不可或缺的关键作用,药品的质量安全、价格水平、可获得性直接关系着人们的健康状况和生命质量。

2009 年 3 月,中共中央、国务院发布的《关于深化医药卫生体制改革的意见》中明确了药品供应保障体系的地位,即药品供应保障体系是与公共卫生服务体系、医疗服务体系、医疗保障体系并列的我国基本医疗卫生制度四大支柱体系之一。四大体系相辅相成,配套建设,协调发展。同时,药品供应保障制度还是与分级诊疗制度、现代医院管理制度、全民医保制度、综合监管制度并列的五项重点基本医疗卫生制度建设任务之一。

目前我国药品供应保障体系的建设主要包括基本药物制度建设,药品生产流通体制改革,严格新药审批和药品生产、经营企业准入管理,药品价格管理及科学定价。药品供应保障是整体健康保障中的重要组成部分,是推进健康中国建设中完善健康保障的重要内容,其建设目标服务于基本医疗卫生制度,旨在保障人民群众用药安全有效,改善药品的可获得性和经济性,为群众提供安全、有效、方便、价格合理的药品,促进人民健康、增进人民福祉。

五、健康保险体系

健康保险体系是我国健康保障体系的核心组成部分，它的建设和发展为全社会成员提供健康保障。改革开放以来，特别是党的十四届三中全会以来，我国积极推进健康保险体系建设与改革。1994年国务院决定在江苏省镇江市和江西省九江市开展城镇职工医疗保险改革试点，1998年12月《国务院关于建立城镇职工基本医疗保险制度的决定》颁布，标志城镇职工基本医疗保险制度全面实施。以此为基础，坚持从国情出发，我国先后在2003年、2007年分别进行新型农村合作医疗、城镇居民基本医疗保险制度试点，并先后在全国实施上述两项制度，逐步形成了目前由城镇职工基本医疗保险制度、城镇居民基本医疗保险制度与新型农村合作医疗制度为主体的基本医疗保险制度，为人民群众健康提供了健康保险基本制度保障。随着人民群众健康保障需求水平的不断提升，我国健康保险体系在改革中继续探索，各种形式的补充医疗保险也得到稳步发展，先后实施了国家公务员医疗补助、企业补充医疗保险、大额医疗费用补助、大病医疗保险、医疗互助保险等医保政策。适应市场需求，在国家政策支持下，商业健康保险得到长足发展，成为我国健康保险体系中非常重要的一种补充保险形式，其发展空间巨大。随着我国健康保险体系的建设和不断完善，逐步形成了基本医疗保险和补充医疗保险相结合，以基本医疗保险制度为主体的健康保险体系。

六、长期照护服务保障体系

中国从20世纪末开始进入老龄化社会，老年人器官功能衰退、机体抗病能力减弱，患慢性病及多种并发症的可能性增大，对医疗及护理方面的需求也加大。基于我国当前不断加重的人口老龄化趋势，以及人民日益高涨的长期护理需求，建立长期护理保险势在必行。

护理是指配合医生治疗、观察和了解患者情况，并照料患者的饮食起居，包括医疗护理（针对急性疾病或慢性病急性发作治疗后的护理）和非医疗护理（无需入院，但需要帮助）。照料是指关心料理，多指生活方面的服务，略偏日常生活化。

WHO将长期照护服务（long-term care，LTC）定义为由非正规照料者（家人、朋友或邻居）和专业人员（卫生和社会服务）进行的照料活动体系，以保证那些不具备完全自我照料能力的居民能继续得到其个人喜欢的以及较高质量的生活，获得最大可能的独立程度、自主、参与、个人满足及人格尊严。长期护理又称长期照料，是针对需长期护理者提供的综合性与连续性的护理服务。其服务内容可以是预防、诊断、治疗、康复、支持性、维护性及社会性的医疗护理服务。

长期护理保险（long-term care insurance，LTCI）也称为长期照护保险或“介护保险”，是指对参保人因为年老、严重或慢性疾病、意外伤害等原因导致身体上的某些功能全部或部分丧失，生活无法自理，需要入住医疗护理或康复机构接受长期的康复和护理，或在家中接受他人护理时支付的各种费用给予补偿的一种健康保险，或者说是提供护理服务费用补偿的一种保险。目前世界上长期护理保险制度主要有四种典型模式，分别是以美国为代表的市场主导模式、以德国为代表的双轨运行模式、以新加坡为代表的公私合作模式和以日本为代表的全民社会保险模式。

七、医疗救助体系

我国基本医疗保险坚持低水平广覆盖原则，为了尽可能减轻居民疾病经济负担，减少因病致贫和因病返贫现象，我国针对基本医疗保险补偿后自付费用较高的患者通过大病医疗保险进一步降低其自付医疗费用。但是对于收入相对低下的人群或者身患重病、疾病经济负担较重的人群，自付医疗费用仍会导致这些居民致贫或者放弃治疗，影响全民健康覆盖目标和全面脱贫目标的实现。我国通过不断健全医疗救助制度，针对性对这些经济贫困和健康贫困的人群进行专项经济支持，通过医疗救助进一步缓解因病致贫和因病返贫，保障贫困人口享有基本医疗卫生服务。一方面医疗救助制度保障贫困人群和贫困边缘人群在发生疾病经济风险时，能够不因支付能力限制而使医疗服务可及性受阻，促进社会公平；另一方面，医疗救助能通过阻断因病致贫返贫的恶性循环链，保障贫困人群的生存权和健康权，促进卫生资源合理分配。

医疗救助体系既是医疗保障体系重要组成部分，又是社会救助体系的重要内容。医疗救助制度特点在于它是以政府主导，社会力量广泛参与的，为贫困人群或因支付数额庞大的医疗费用而陷入贫困的人群提供救助，旨在帮助恢复健康，缓解疾病对家庭生计造成的负担，体现了对公民健康权的保护。医疗救助与社会救助的其他方面、医疗救助与医疗保险之间都不可相互取代，只有共同发展才能保障“人人享有基本医疗卫生服务”目标的实现。

第三节 国内外健康保障模式

一、健康保障模式分类

（一）国家健康保障模式

国家健康保障模式的特点是政府通过各种形式的税收筹集资金来支付健康保障费用，是一种医疗保障资金主要由政府解决的模式。大多数国家有不同层次的政府，每个层次政府的责任和权力由各国政府制定，筹资的水平根据不同水平政府的投入量而不同。这种模式把健康保障的利用和支付能力分割开来，保障所有具有医疗服务需求的人得到服务的权利。这种医疗服务需求必须是中等收入筹资人的需求。富有阶层人士的特殊医疗需求可以通过私人购买形式提供自费医疗服务。

国家健康保障模式的优点在于它向全体国民提供免费或低收费的健康服务，体现了公平性和福利性。这种健康保障模式的突出问题在于：医疗卫生资源配置效率低，难以满足国民不断增长的健康需求；供需双方缺乏费用意识，政府财政不堪重负。

中国曾经实行的公费医疗制度就是其中典型的代表。英国、加拿大、爱尔兰和瑞典、丹麦等北欧发达福利国家以及马来西亚、越南等国家也曾实行了类似的制度。保障对象通常包括全体公民。但是中国的公费医疗制度只适用于城镇企事业单位的在职职工，具有很大的局限性。

以加拿大为例，加拿大实行的是以全民健康保险制度为核心的国家健康保障模式。加拿大的卫生服务性质与欧洲相类似，是通过政府财政拨款和社会保险机构来筹措资金，使国民享有全民医疗保险服务。1947 年首先在萨斯喀彻温省实行住院保险制度，通过 10 年的实践，加拿大联邦政府接受了这种制度。政府 1959 年建立了医院保险和诊断机构法，并决定向各省提供经费供省级医院保险方案的患者医疗使用；1960 年加拿大各省和地区均普遍采用此保险方案；1962 年萨斯喀彻温省又把住院保险范围进一步扩展到门诊保险；1966 年 12 月，加拿大国会通过《全民疾病保险法案》；1968 年加拿大联邦政府颁发在全国 10 省内把医疗保险延伸到门诊保险的法令；到 1977 年，加拿大联邦政府给各省的医疗保险补偿比例达 50%。因此形成了加拿大医疗保险制度的 3 个特点：政府参与管理，各省卫生署都设有公共管理部门；国民享受几乎全部免费的医疗服务；医院经费来源主要是政府税收。

加拿大全民医疗保险的基本做法：①供方（医院和医生）：由于加拿大的医院为政府开办，医生与医院之间只有业务协作关系，无经济关系。②需方（国民）：职工和雇主只要缴纳少量医疗保险费，贫穷者和丧失劳动能力的个人和家庭可申请部分或全免医疗保险费，65 岁以上老年人全部享受免费医疗保险。③第三方：直接第三方为省卫生署，负责管理住院医疗保险部门（包括制定预算补贴、审批医院投资、控制床位使用率和医疗成本、检查医疗质量等）和门诊医疗保健计划部门（包括制定医疗服务标准、审查病历档案、制定收费标准、限制医生收入、颁发和吊销行医执照、保证医疗质量等);间接第三方为联邦卫生福利部,主要负责制定全国医疗计划和健康保险法规文件,确定给各省经费补助额,制定医生培训计划和进行卫生改革等。联邦政府和各省卫生署都严格执行医院综合预算制度,医院与政府商定预算数额后,医院的费用必须限定其内。因此加拿大实行的是市场经济和政府参与管理相结合的管理模式,是当前西方发达国家中既较好控制了医疗费用过度增长又解决了医疗卫生服务公平性的国家。

(二)社会健康保险为主的健康保障模式

社会健康保险为主的健康保障模式是由大部分或完全脱离商业市场的社会保险机构通过对全部或大多数人强制性征收健康保险费来支付健康服务费用。这是一种收入分配政策,希望通过社会互济达到社会目标,通过经济上的再分配达到社会人群利益最大化。其理念源自于对公民社会这种组织结构的认同,是建立在社会互助价值观的基础上,而不是商业保险的费用精算。社会保险模式由于实行行业自治,因此财务方面具有平稳性的特点。主要代表国家有日本、德国、法国、奥地利、比利时、卢森堡、荷兰、瑞士等。

该模式的主要特点有以下几个方面:①社会互助共济、风险公担;②风险独立性与筹资透明;③成立疾病基金,用于支付或购买医方服务;④人群覆盖率各不相同,最高瑞士为100%,最低荷兰为63%,未覆盖人群多数为高收入人群,被要求参加商业保险;⑤组织结构具有多元化特征;⑥社团谈判组织,通过谈判制定保险机构与医疗服务提供者之间的合同,实现产出一体化,进一步控制成本;⑦行业自治管理模式;⑧参保者可以自由选择或更换保险机构;⑨该模式的弊端在于代际互助不足,不能解决健康保险费用的代际转移问题。

以日本为例,日本的医疗保障制度由社会健康保险制度、后期高龄者医疗制度以及国家公费医疗制度组成。社会健康保险制度包括健康保险和国民健康保险。健康保险的参保对象是劳动者,医保基金的筹集来源于雇员以及雇主强制性缴纳的社会保险费。国民健康保险的参保对象是社区居民,以老年人和退休人员以及个体营业者为主。基金筹集来源于居民缴纳的保险费和政府的税收补贴以及患者自付部分。医疗机构以私人医疗法人机构为主,占70%左右,30%为公立医疗机构。所有的医疗机构均为非营利性,要缴纳课税。

后期高龄者医疗制度主要是针对75岁以上老年人实行的社会健康保险制度,该制度施行以来导致较多社会问题。公费医疗制度主要是国家通过一般财政税收针对公共卫生和社会福祉领域的各种卫生服务支付给医疗机构的一种补偿制度。该制度主要包括:社会救济,残疾人福利,战争或核放射疾病,公共卫生服务(传染病预防,医疗法律以及精神卫生保健法律以及残疾人福利法所规定的范围),特定的慢性疾病,疑难杂症的治疗与研究。

(三)商业健康保险为主的健康保障模式

商业健康保险为主的健康保障模式强调健康服务是一种商品,由市场提供调节,其理论基础是健康自我责任论。目前商业健康保险通常作为一种补充健康保险形式存在于各国健康保障系统中。根据商业健康保险在健康保障体系中发挥的作用,通常可以分为四种类型:主要型、双重型、补充型和追加型。

主要型商业健康保险(primary commercial health insurance)是指商业健康保险模式在健康保障制度中起重要作用。进一步可以分为主导型(principal)和代替型(substitutive)。主导型是指商业健康保险在国家健康保障体系中起主导作用,如美国劳动者参加的商业健康保险。德国与荷兰的商业健康保险被称为替代型商业健康保险,其特点是社会健康保险模式是国家医疗保障制度的主体,但一部分人群,主要是富裕阶层人士被排除在社会健康保险服务对象之外,因而通过参加商业健康保险的方式保障健康。

双重型商业健康保险(duplicate commercial health insurance)模式是指参保人既可以享受国家健康保险制度提供的服务,也可以接受商业健康保险提供的健康服务。澳大利亚、英国以及南欧等国的商业保险就属于这种模式。

补充型商业健康保险(complementary commercial health insurance)模式是对社会健康保险制度的一种补充,主要用来保障社会健康保险制度中个人自费部分。法国、韩国等国家的商业保险就属于这种类型。

追加型商业健康保险(supplementary commercial health insurance)模式,也称为奢侈型商业健康保险模式,是指商业健康保险制度在国家健康保障体系中所起的作用较小,仅对一些高端自费健康服务进行保障的保险模式。

商业健康保险为主的健康保障模式形式多样,能够满足不同社会阶层对健康服务的需求;健康服务需方的自由选择迫使保险机构在价格和服务质量上进行竞争,提供低价优质的健康服务,也迫使健康服务的提供者降低健康服务成本,从而控制医疗保险费用。但该模式也存在着弊端:一是社会公平性差,由于低收入者难以支付昂贵的健康保险费用,因而只能得到较低水平的健康服务;二是健康消费主要通过市场来调节,缺乏有力的制约,容易造成费用失控;三是保险机构主要以营利为目的,对参保人的身体条件要求十分严格,体弱多病者和老年人往往被排除在外。

(四)混合型健康保障模式

混合型健康保障模式是以上三种模式的综合应用。目前很多国家都采用该模式,例如美国的健康保障模式就是商业健康保险和公共健康保障制度共同组成的混合模式。

以美国为例,美国实行的是以商业健康保险为主、公共健康保障制度为辅的混合型健康保障模式。其中商业健康保险的参保人主要是以工作雇员和中等收入的中产阶级人群为主,覆盖人群达68.1%。在美国,健康保障的提供主要有四种形式:①非营利性健康保险公司,主要有均成立于1930年的蓝盾(Blue Shied)保险计划和蓝十字(Blue Cross)保险计划两家,覆盖美国人口的46.52%。前者提供门诊服务保险,由医生发起,后者提供住院服务保险,由美国医院协会(AHA)发起。②营利性商业保险公司,提供住院保险,内容范围与蓝十字保险计划相同,以费用分担办法降低保险金与之竞争,但只提供费用较低的住院医疗服务,对费用昂贵的服务项目则设立单项保险,参保人数已逾5 000万人。③健康维护组织((Health Maintenance Organizations,HMOs)等预付型医疗保险计划。④公共健康保障体系。

公共健康保障体系包括:面向老年人的医疗照顾制度(Medicare),面向贫困、失业、伤残者的医疗救治制度(Medicaid),军人医疗保障(military medical care),退伍军人管理(veterans administration,VA),现役、退役军人和家属(遗属),公共卫生部门、国家海洋和原子能等领域人员的医疗保健(the Civilian Health and Medical Program of the Uniformed Services,CHAMPUS)以及印第安人医疗服务(Indian Health Service,IHS)。共覆盖27.2%的人群,另有15.7%的人口没有医疗保险。

美国实行的是以商业健康保险为国家医疗保障主体、公共健康保障为辅的制度,政府主办的各种医疗保障项目,由美国卫生部下的联邦政府医疗照顾和医疗救治服务中心(The Centers for Medicare and Medicaid Services,CMS)统一监管,其经费来源主要是工资税、财政拨款等,主要为一些特殊群体提供医疗保障服务,包括低收入人群的医疗救助计划、老年人医疗照顾计划、军人及家属医疗服务等,覆盖人数不足美国人口的30%,大多数美国人通过商业健康保险获得医疗保障。美国健康保障模式的主要特点包括以下三个方面:

1. **政府引入保险公司参与政府医疗保障项目经营** 为了抑制医疗费用上涨,提高政府医疗保障制度的运行效率和效益,鼓励和支持商业保险公司参与政府医疗保障制度的运营管理服务,一是鼓励商业保险公司为政府保障计划提供管理式医疗服务、理赔审核、信息咨询、结算方式创新及代支代付等专业化经办服务,不承担基金运行风险,按照约定收取一定管理费用;二是支持商业保险公司与政府合作,共同经营政府医疗保障计划。保险公司按照监管规定设计医疗保障计划,除包含政府规定的保障内容外,也可以增加牙科、视力、疾病管理(护士服务、预约)等特色保障项目,受益人自愿选择参加并需额外负担不同保费。政府根据保障计划按人头支付费用,保险公司自负盈亏,自行承担经营和管理风险。

2. **专业健康保险公司是商业健康保险市场的主体**　在美国商业健康保险发展初期，市场经营主体众多，既有综合型保险公司，也有专业健康保险公司。但随着商业健康保险的长期持续快速增长，一方面，受人口老龄化、医学技术发展等因素的影响，加之健康保险经营技术复杂、市场门槛很高、医疗费用增长刚性等特点，导致许多综合型保险公司将健康保险业务逐渐与寿险、年金等业务分离，转型为专业的健康保险公司，走上专业化发展之路；另一方面，专业健康保险公司在参与经办政府医疗保障计划的过程中，凭借自身的专业优势，在帮助美国政府提高了医疗保障运行的效率、减缓了医疗费用增速、丰富了参保人可选择服务内容的同时，实现了商业健康保险规模效益的良性发展，在商业健康保险市场扮演越来越重要的角色，逐渐形成专业健康保险公司垄断发展的趋势。

3. **商业健康保险经营模式以管理式医疗为主**　管理式医疗提出了将医疗服务的提供与资金的供给结合起来的理念，确保在降低服务费用的同时保证医疗服务的质量。管理式医疗主要通过采用总额预付制、按人头支付和按疾病诊断相关分组支付等预付制，在医疗费用发生之前，保险方将医疗费用预先支付给医疗服务提供方，鼓励医疗服务提供方主动干预医疗行为，对费用发生的过程实施主动、积极的干预，更好地控制医疗资源的利用，并且对医疗服务直接监督，最终达到降低费用支出的目的。管理式医疗的优势主要体现在医院会主动降低服务、管理和运营成本，提高资源利用效率，使复杂的医疗支付标准化，费用控制效果好。同时，改变了医疗保险作为第三方的被动局面，把经营的重点引导到“预防为主”上，一定程度上可降低发病率。但管理式医疗对精算技术要求高，同时也增加了管理成本。

二、我国的健康保障模式

我国健康保障制度的建立和发展经历了半个多世纪的探索和改革。从20世纪50年代初期的公费医疗、劳保医疗制度的建立，1998年城镇职工基本医疗保险开始建立和不断推进改革，到2007年城镇居民基本医疗保险制度的建立经过60余年改革与发展历程，我国已基本形成了具有中国特色的健康保障体系。

随着我国健康保险制度改革的不断深入和完善，医疗保险覆盖范围不断扩大。截至2007年6月，全国绝大多数地级以上城市和县(市)实施了城镇职工基本医疗保险制度，参保人数达到1.64亿；全国参加新型农村合作医疗人口已经达到7.2亿。经过10余年的改革和建设，我国的健康保障制度已经基本上实现了体制转轨和机制转换，在体制上完成了从原来公费医疗和劳保医疗的福利型向社会医疗保险型的转轨；同时，在新制度下实行了社会统筹与个人账户相结合、费用分担与控制以及社会化管理等新的运行机制。在制度层面上，我国的健康保障体系是由预防服务保障体系、医疗服务体系、康复服务保障体系、药品服务保障体系、健康保险体系、长期照护服务保障体系以及健康救助体系七大核心体系构成。从宏观层面看，我国采用以社会健康保险、健康救助制度为主体，其他形式健康保险以及健康制度支持性保障为补充，形成了覆盖城乡居民的多层次混合型健康保障模式。

在初步建立了多层次混合型健康保障体系之后，完善我国基本健康保障制度的任务主要有五个方面：一是加快建立城乡一体化的基本医疗保障管理制度，整合基本健康保障经办管理资源；二是完善城乡社会医疗救助制度，逐步扩大救助面、提升救助水平；三是提高基本医疗保障水平，提高筹资标准、住院费用报销比例和医保最高支付限额；四是逐步扩大门诊医疗费用报销范围和比例；五是积极发展商业医疗保险，满足中高收入群体的更高层次需求。

三、国外健康保障体系对我国的启示

1. **明确我国健康保障体系改革的目标**　不同的健康保障模式具有不同的目标。是优先满足部分成员的健康需求，还是对所有成员按照实际需要提供均等的有限水平的健康服务，还是优先保障所有国民的基本健康服务需求？不同的国情，不同的文化背景与政治制度需要我们做不同的选择。我国是经济收入中等水平的发展中国家，公平是我国国民追求的目标。从人民群众的利益出发，优先发展和保障全体居民的基本健康服务需求，建立公平的健康保障制度符合我国国情也符合人民的利益。在此基础上建立适合我国国情的，多层次、多元化的健康保障体系以满足多样化的卫生需求。

2. **进一步明确政府的主体责任和主导者角色** 在我国全面深化改革的过程中，新医改应与政府改革和社会管理创新紧密联系起来，进一步明确政府的主体责任和主导者角色，包括在健康资源分配和健康保障方面承担的政府筹资、购买、规划和监管责任，公共财政在健康领域体现的政府责任，以及在公共健康体系建构和维护中政府负有的道德责任。

3. **实现健康保障制度的法制化** 我国应积极推进健康保障相关法律的制定，明确各方面的权利和义务，确定各自的职能范围，使健康保障制度具有法律效力，使之有法可依、有章可循、健康发展。以法律的形式来规范国家、社会保障职能部门、企业和职工个人之间的权利和义务等，使我国健康保障制度的运行逐渐步入法制化、规范化的轨道。

4. **充分认识商业健康保险在健康保障体系中的作用，并为之提供更大的发展空间** 国外健康保障体制改革的基本方向是强化个人责任和市场功能，更多地利用市场机制改善社保体系，提高资金使用效率和国民的福利。各国采用的主要方式是按照专业化、市场化、社会化的思路，积极探索将政府医疗保障经办管理的全部或部分业务委托专业性的商业保险公司承办，采取商业管理的理论、方法和技术，引入市场竞争机制，改善医疗保障管理的治理结构，努力解决公共医疗保障管理机构动力不足的问题，提高管理水平和服务质量。对于发展中国家而言，商业健康保险的发展具有特殊意义。在发展中国家，政府财力有限，社会保障的首要目的是以社会公平为导向建立全民保障。发展商业健康保险，能够更好地满足高收入人群的保障需求，有利于政府集中有限的资源为相对弱势群体提供更充分的保障，以更好地实现社会目标。

5. **加强宏观调控，强化健康资源的合理配置与使用** 改革和完善现行健康保障政策，强化服务、监督和管理，以控制供方为重点、控制需方为补充，提高健康服务质量和效率。控制健康保障范围，推进支付方式改革，在有效控制健康保险费用的基础上提高健康保障的水平。政府应采取措施有效整合社会资源，优化卫生健康资源的配置，进一步提高健康服务的公平性，提高资源的利用效率，确保我国13亿人口，特别是困难群体的基本健康需求。

（毛　瑛）

思考题

1. 如何理解健康保障体系的理论基础？
2. 试述健康保障体系子体系在健康保障中的作用。
3. 健康保障模式的分类有哪些？请举例说明。
4. 国外健康保障模式对我国健康保障发展的启示有哪些？

第三章 健康保障法律制度

本章要点

1. **掌握** 健康保障法的含义和特征、健康保障法的基本原则。

2. **熟悉** 健康保障法律关系、健康保障法的效力、健康保障法的渊源、健康保障法的制定。

3. **了解** 国外健康保障立法的历史沿革，中国健康保障立法的进展。

章前案例

2016年10月25日，中共中央、国务院印发了《“健康中国2030”规划纲要》（以下简称《规划纲要》）。在《规划纲要》中指出，要紧紧围绕统筹推进“五位一体”总体布局和协调推进“四个全面”战略布局，坚持以人民为中心的发展思想，坚持正确的卫生与健康工作方针，以提高人民健康水平为核心，以体制机制改革创新为动力，以普及健康生活、优化健康服务和完善健康保障等为重点，把健康融入所有政策，加强健康法治建设，促进社会公平，全方位、全周期维护和保障人民健康。

医疗卫生体制改革已经进入攻坚期和深水区，面对的矛盾、风险和挑战既新且多，为了大幅提高公民的健康水平，显著改善人群的健康公平，应当加强健康发展重点领域的法律法规制定工作，完善健康保障法律体系，健全健康领域标准规范和指南体系。

《中华人民共和国基本医疗卫生与健康促进法（草案）》（以下简称《草案》）于2017年12月22日提请十二届全国人民代表大会常委会第三十一次会议第一次审议。《草案》的制定旨在落实《宪法》中关于国家发展医疗卫生事业、保护人民健康的规定。为此，在《草案》中明确提出公民依法享有健康权，国家和社会有责任依法实现、保护和尊重公民的健康权。《草案》的第二章是“公民的健康权利与义务”，其中明确了公民依法享有的健康权利，也强化了公民个人的健康意识和责任，并具体地进行了制度设计，例如，提出“公民有依法参加基本医疗保险的权利和义务”。初次审议后，人民代表大会常委会组成人员和各方面普遍认为，制定该法对于推进健康中国建设具有重要意义，并提出了修改完善的意见建议。

2018年10月22日，《草案》提请十三届全国人民代表大会常委会第六次会议进行第二次审议。《草案》二审稿凸显了大健康理念，增加了健康促进措施；强调了医疗资源下沉，加强基层医疗服务能力建设，筑牢网底；重点设计了“三医联动”机制，充实医保、医药方面的内容。

法律是治国之重器，《草案》作为我国首部卫生与健康领域基础性、综合性法律，其制定出台是实现国家健康治理体系和健康治理能力现代化的必然要求，将为实现全方位全周期维护公民健康提供法治基础。

请依据案例内容思考：健康保障法的基本原则是什么？中国健康保障立法的困难与挑战有哪些？

第一节 健康保障法律制度概述

随着疾病谱的转变,在传染性疾病与慢性疾病的双重挑战之下,人群的保健、医疗、护理、康复、照护等各类费用日益增长,不仅对社会发展造成了严重的经济负担,还在国家间或是地区间形成了健康方面的社会梯度。在可持续发展目标中,实现全民健康覆盖(universal health coverage)是具体目标之一,即确保所有人都获得其所需要的卫生服务,并且在支付费用时不会遭遇财务困难。可见,全民健康覆盖既是减贫的重要组成部分,也是减少社会不公平的关键要素。为了能够明确行政机关和所有的利益相关者在健康保障制度中的责权利,并在各方之间形成一致性的行动,需要建立健全健康保障法律制度来规避重复和无序的健康行动,以满足在健康领域内对公平价值的追求。

一、健康保障法的含义及特征

(一) 健康保障法的含义

健康保障法有广义和狭义之分。广义的健康保障法是指由国家立法机关依据法定的权限和程序制定或认可,由国家强制力保证实施的,调整健康保障活动中各种社会关系的法律规范的总称。狭义的健康保障法是指仅由全国人民代表大会及其常务委员会制定的各种健康保障法律。

(二) 健康保障法调整的对象

健康保障法调整的对象主要包括两个方面:一方面,是调整健康保障行政管理部门的内部关系,形成权利在各级行政管理机关之间的合理分配,保证责权利相对等之下的行政效率。另一方面,是调整健康保障的行政管理者与管理相对人(包括组织、单位、个人)之间的服务与管理关系。

(三) 健康保障法的特征

健康保障法除了具备法的一般特征外,如国家意志性、规范性和普遍适用性等,还具有其独特特征。

1. **注重整合性** 健康的决定因素是复杂多元的,健康保障绝非是某一个部门、机构或是组织能单独承担的,因此健康保障法必须打破利益的藩篱,在各方利益主体之间经过博弈平衡后取得共识,从而使得健康保障制度具有整体性和融合性,最大限度地消除利益孤岛,避免碎片化的健康保障制度的设计。否则,对整体人群的健康保障而言,即便在制度上实现了全民健康覆盖,也难以实现真正意义上公平和正义。

2. **突出专业性** 随着社会发展不断进步,人群对健康需求和需要的内容不断变化,对于健康保障水平和质量的期望也将不断提升。因此,健康保障制度中各种具体制度的设计方案、衔接机制,以及保障基金的测算和使用等都需要专业人员和机构的积极参与并提供具有专业性、实操性和科学性的建议和政策,从而保证健康保障法能够适应复杂的健康风险的评估、精算和理赔。

3. **尊重自愿性** 健康商业保险和民间慈善基金是健康保障筹资的渠道之一,但是其不同于社会保险征收征缴的强制性,具有更明显的自愿性。因此,对于社会资本进入健康保障领域发挥作用应当以多样化的措施鼓励加以引导,在法律法规的内容规定上要充分尊重当事人的自由意思表示。

4. **强化程序性** 法律法规的程序性是对实现其实体公平和维护法律适用效果权威性的坚实保障。通过对健康保障活动中所有当事人的行为进行空间和时间的约束,能够敦促各当事人进行理性的权利处置,避免当事人怠于行使权利和消极不作为的行为。例如,《社会保险法》第五十七条规定,"用人单位应当自成立之日起三十日内凭营业执照、登记证书或者单位印章,向当地社会保险经办机构申请办理社会保险登记。社会保险经办机构应当自收到申请之日起十五日内予以审核，发给社会保险登记证件。用人单位的社会保险登记事项发生变更或者用人单位依法终止的，应当自变更或者终止之日起三十日内，到社会保险经办机构办理变更或者注销社会保险登记。”通过该条规定，明确了用人单位和社会保险经办机构在办理社会保险登记、变更和终止时的期限，既为当事人办理相关事项预留了必要的时间，也敦促了当事人必须在规定期限内做出相应的法律行为。

二、健康保障法的基本原则

健康保障法的基本原则是指健康保障法创制和实施过程中具有综合性、抽象性、稳定性的原理或是准则。通过明确健康保障法的基本原则能够维护健康保障法律关系的协调一致，也能指导健康保障法律制度的适用和遵守，并且能够弥补健康法律制度在立法时尚不能制定明确规则部分的空白，从而保证法律的公平、正义、自由、秩序能够始终得以实现。

（一）坚持以人为本，覆盖全生命周期

《规划纲要》指出，建设健康中国的战略主题是“共建共享、全民健康”，要以人民健康为核心，实现从胎儿到生命终点的全程健康服务和健康保障，实现全民健康覆盖，促进社会公平。因此，健康保障法把维护人民群众全生命周期的健康权益放在首位，加强基本医疗保险、大病保险、重特大疾病医疗救助、长期护理保险、重点人群健康保障等各项制度的衔接，形成全方位、全人群、全生命周期的健康保障覆盖，发挥出协同互补的作用，切实解决健康风险下人民群众因病致贫和因病返贫的问题。

（二）坚持政府主导，增强专业化运作

在健康融入一切政策的理念引领下，必须有健康保障法来确立政府在健康保障制度中的主导地位，强化政府的宏观设计和调控作用，具体应当体现在健康保障政策的制定、健康保障相关组织的协调、健康保障基金的筹集管理，以及对健康保障制度实施效果的监管和指导。同时，健康服务和健康保障具有极强的专业性和信息不对称性，因此，必须发挥健康服务提供机构、商业保险机构和相关的专业评估组织的专业化优势，评估健康保障法律制度适用的科学性和专业性。

（三）坚持责任共担，构建多元化筹集渠道

从健康法律制度的立法经验来，当健康保障的筹资责任主体仅局限在政府一方的情况下，当公民的健康预期不断提高，健康需要不断转化，健康需求不断释放，则必然会造成健康保障的基金收支的失衡风险，削弱健康保障制度的可持续性。例如，英国、德国等国家的健康保障制度都曾遭遇到此类风险。因此，健康保障法应当合理地分配政府、社会和个人的筹资责任，建立起健康保障筹资的责任共担机制，保证健康保障基金的稳健和可持续发展。

（四）坚持普适与创新相结合的管理机制

鉴于中国城乡二元化格局，以及地区间经济水平差异性的特质，健康保障法在构建健康保障制度经办、管理等具体机制时，应当在以普适为原则前提下，留有因地制宜的机制创新接口，从而使得健康保障法在全国范围内的权威性能够得到充分的保证，并保证了各地区因地制宜的灵活性。

（五）坚持满足全民基本健康需求的原则

健康资源的稀缺性决定了在一段时期里，有限的健康资源不能完全满足人们所有的健康期望和需求。因此，实现全民健康覆盖并不是意味着不惜成本地免费提供一切可能的健康干预和保障措施，而应当更为合理和有效地提供必要的健康保健服务。2018 年发布的《阿斯塔纳宣言》中将初级卫生保健作为全民健康覆盖的基石。我国的《社会保险法》第三条中也规定：“社会保险制度坚持广覆盖、保基本、多层次、可持续的方针，社会保险水平应当与经济社会发展水平相适

应。”因此，健康保障法应坚持全覆盖、保基本、多层次、可持续的价值观，健康保障覆盖的服务项目应当以满足全民基本健康需求为原则。在经济条件允许的地区可以采取制定地方性法规的方式，适度地扩大健康保障的范围和提高保障水平。

三、健康保障法律关系

健康保障法律关系是指由健康保障法调整的国家机关、社会组织和个人之间在健康保障实施过程中所形成的权利义务关系。

健康保障法律关系的构成要素为：健康保障法律关系主体、健康保障法律关系内容和健康保障法律关系客体。健康保障法律关系主体是指在健康保障实施活动中享有权利和履行义务的当事人。依据中国健康保障发展的现状来看，健康保障法律关系的主体包括：国家机关、健康保障服务提供机构、社会组织、企事业单位和公民。健康保障法律关系内容是健康保障法实施过程中，健康保障法律关系主体所享有的权利和义务。健康保障的权利是权利人依照健康保障法的规定作出一定行为或是权利人要求对方依照健康保障法的规定作出一定行为，从而实现或是满足自己的意志。健康保障的义务是义务人依照健康保障法的规定作出一定行为或是不作出一定行为，从而实现对方的意志。健康保障法律关系客体是指健康保障法律关系主体的权利和义务指向的对象。通常来说，健康保障法律关系的客体主要有三类，即物、行为和智力成果。

健康保障法律关系不是无由形成的，也不是永恒不变，其产生、变更和消灭是基于法律事实而导致的。法律事实是一种客观存在，包括法律事件和法律行为。法律事件是指不以人的意志为转移并且能够导致一定法律后果的特定的社会现象，例如人的出生、死亡，以及自然灾害等。法律行为是基于人的意思表示并且能够导致一定法律后果的行为，例如健康保障服务提供和健康保障经济的筹集等。

四、健康保障法渊源

健康保障法渊源是指健康保障法的表现形式。鉴于我国实行多层次的立法体例，多级机构可以在《宪法》和《立法法》的赋权下，制定与立法权限相符的法律规范，进而形成完备的健康保障法律体系。根据法律规范的效力从高到低进行分类，健康保障法的法律渊源包括如下几种：

（一）宪法中的有关规定

宪法是国家的根本大法，具有最高的法律效力；同时宪法具有母法的作用，其中关于健康保障的内容是健康保障立法的基础。例如，《宪法》中第四十五条规定：“中华人民共和国公民在年老、疾病或者丧失劳动能力的情况下，有从国家和社会获得物质帮助的权利。国家发展为公民享受这些权利所需要的社会保险、社会救济和医疗卫生事业。国家和社会保障残废军人的生活，抚恤烈士家属，优待军人家属。国家和社会帮助安排盲、聋、哑和其他有残疾的公民的劳动、生活和教育。”

（二）健康保障法律

健康保障法律是由全国人民代表大会及其常务委员会制定的有关健康保障的规范。目前涉及健康保障领域的法律较少，例如《社会保险法》和《中华人民共和国慈善法》。

（三）健康保障行政法规

健康保障行政法规是国务院根据宪法和法律制定的有关健康保障的规范。根据《立法法》第六十五条规定，行政法规主要包括三种类型：①为执行法律的规定需要制定行政法规的事项；②《宪法》第八十九条规定的国务院行政管理职权的事项；③应当由全国人民代表大会及其常务委员会制定法律的事项，国务院根据全国人民代表大会及其常务委员会的授权决定先制定的行政法规，经过实践检验，制定法律的条件成熟时，国务院应当及时提请全国人民代表大会及其常务委员会制定法律。例如,《劳动保险条例》《关于建立城镇职工医疗保险制度的决定》《全国社会保障基金条例》《社会保险费征缴暂行条例》和《社会救助暂行办法》等。

(四) 健康保障规章

根据《立法法》规定,规章分为两类:一类是国务院各部、委员会、中国人民银行、审计署和具有行政管理职能的直属机构,根据法律和国务院的行政法规、决定、命令,在本部门的权限范围内制定的规范,一般称作部门规章;另一类是省、自治区、直辖市和较大的市的人民政府制定的规范,一般称作政府规章。涉及健康保障的规章数量较多,例如,国家体改委、财政部、劳动部、卫生部联合颁布的《关于职工医疗保障制度改革扩大试点的意见》(1996 年),民政部、卫生部、劳动保障部、财政部联合颁布的《关于建立城市医疗救助制度试点工作的意见》(2005 年),卫生部、国家发展改革委、民政部、财政部、农业部、国家食品药品监管局、国家中医药局联合颁布的《关于加快推进新型农村合作医疗试点工作的通知》(2006 年),保险监督管理委员会颁布的《健康保险管理办法》(2006 年),国家发展改革委、卫生部、财政部、人力资源社会保障部、民政部、保监会联合颁布的《关于开展城乡居民大病保险工作的指导意见》(2012 年)等。

(五) 地方性健康保障法规

根据《宪法》和《立法法》规定,地方人民代表大会及其常务委员会根据本行政区域的具体情况和实际需要,在不同宪法、法律、行政法规相抵触的前提下,可以制定地方性法规。地方性健康保障法规对于健康保障制度在具体地区实施过程中具有重要的意义,能够保证法律规范的灵活性,与目前中国的医疗卫生体制改革倡导创新和试点的理念是相适应的。

(六) 国际条约

我国参加的国际条约或是与他国签订的双边或多边条约等,经过的国家权力机关批准后,对我国的健康保障领域的组织、机构和个人均具有法律效力。例如,联合国大会 1948 年通过的《世界人权宣言》和 1966 年通过的《经济、社会、文化权利社会公约》都明确地规定,社会成员有权享受社会保障,有权享受为维持本人和家属的健康和福利所需的生活水准。

五、健康保障法制定

(一) 健康保障法制定的含义

健康保障法制定,也称为健康保障立法,广义上是指有立法权的国家机关依照法定的职权范围和程序制定、认可、修改、补充和废止各种形式健康保障法律规范的活动;狭义上是仅指由全国人民代表大会及其常务委员会制定健康保障法律。

在全面推进社会法治的背景下,健康保障法制定具有重要的地位,是对"有法可依"的法治精神的切实落实和贯彻。

(二) 健康保障法制定的立法权限

依据我国《宪法》和《立法法》的规定,健康保障法律规范制定的权限划分如下:

1. **全国人民代表大会及其常务委员会** 全国人民代表大会和全国人民代表大会常务委员会行使国家立法权。全国人民代表大会有权修改《宪法》中有关健康保障的内容,也有权制定健康保障的基本法律。全国人民代表大会常务委员会有权制定和修改健康保障领域的其他相关法律;在全国人民代表大会闭会期间,对全国人民代表大会制定的法律进行部分补充和修改,但是不得同该法律的基本原则相抵触。

2. **国务院** 国务院根据宪法和法律行使制定行政法规的立法权。立法事项主要包括:①为执行健康保障基本法律或其他相关法律的规定而需要制定行政法规的事项;②《宪法》第八十九条规定的国务院行政管理职权的事项;③应当由全国人民代表大会及其常务委员会制定法律的事项,国务院根据全国人民代表大会及其常务委员会的授权决定先制定的行政法规。当经过实践检验,制定法律的条件成熟时,国务院应当及时提请全国人民代表大会及其常务委员会就该事项制定法律。

3. **国务院各部、委员会和具有行政管理职能的直属机构** 在权限范围内,国务院各部、委员会和具有行政管理职能的直属机构可以制定部门规章,其规定的事项应当属于执行法律或者国务院的行政法规、决定、命令的事项。没有法律或者国务院的行政法规、决定、命令的依据,部门规章不得设定减损公民、法人和其他组织权利或者增加其义务的规范,不得增加本部门的权力或者减少本部门的法定职责。涉及两个以上国务院部门职权范围的事项,应当提请国务院制定行政法规或者由国务院有关部门联合制定规章。

4. **地方人民代表大会及其常务委员会** 省级人民代表大会及其常务委员会根据本行政区域的具体情况和实际需要,在不同宪法、法律、行政法规相抵触的前提下,可以制定地方性法规。设区的市和自治州的人民代表大会及其常务委员会根据本市的具体情况和实际需要,在不同宪法、法律、行政法规和本省、自治区的地方性法规相抵触的前提下,可以对城乡建设与管理、环境保护、历史文化保护等方面的事项制定地方性法规,但该地方性法规须报省、自治区的人民代表大会常务委员会批准后施行。地方人民代表大会及其常务委员会可以制定地方性法规的事项包括:①为执行法律、行政法规的规定,需要根据本行政区域的实际情况作具体规定的事项。②属于地方性事务需要制定地方性法规的事项。③国家尚未制定法律或者行政法规的,省、自治区、直辖市和设区的市、自治州根据本地方的具体情况和实际需要,可以先制定地方性法规。在国家制定的法律或者行政法规生效后,地方性法规与之相抵触的规定无效,制定机关应当及时予以修改或者废止。

5. **地方人民政府** 省、自治区、直辖市和设区的市、自治州的人民政府,可以根据法律、行政法规和本省、自治区、直辖市的地方性法规,制定政府规章,可以作出规定的事项:①为执行法律、行政法规、地方性法规的规定需要制定规章的事项;②属于本行政区域的具体行政管理事项。

(三)健康保障法制定的程序

健康保障立法程序是指拥有立法权的国家机关制定健康保障法律制度的步骤。根据《宪法》《立法法》和相关宪法性文件的规定,不同形式的健康保障立法程序有所不同。

1. **健康保障法律的立法程序** 健康保障法律由全国人民代表大会和全国人民代表大会常务委员会制定。制定法律的程序一般要经过四个阶段:

(1) 法律案的提出:由具有法律案提案权的主体向立法机关提出制定、修改和废止某一法律的活动。

(2) 法律案的审议:审议的内容包括立法动机是否正确;法律议案事项是否具备立法条件;立法内容是否合理和可操作;立法技术是否恰当和科学。

(3) 法律案的表决和通过:法律由全国人民代表大会或全国人民代表大会常务委员会过半数表决通过。

(4) 法律的公布:法律由中华人民共和国主席以命令的形式公布。

2. **健康保障行政法规的立法程序** 健康保障行政法规是由国务院制定。根据《行政法规制定程序条例》规定,制定行政法规的程序一般要经过六个阶段:①立项;②起草;③审查;④决定;⑤公布;⑥行政法规解释。行政法规由总理签署国务院令公布施行。

3. **健康保障规章的立法程序** 根据《规章制定程序条例》规定,制定规章的程序一般经过六个阶段:①立项;②起草;③审查;④决定;⑤公布;⑥解释与备案。部门规章应当经部务会议或者委员会会议决定,由部门首长签署命令予以公布;部门联合规章由联合制定的部门首长共同署名公布。地方政府规章应当经政府常务会议或者全体会议决定,报请本部门首长或者省长、自治区主席、市长、自治州州长签署命令予以公布。

4. **地方性健康保障法规的立法程序** 地方性法规的立法程序是地方人民代表大会及其常务委员会依据《宪法》和《地方各级人民代表大会和地方各级人民政府组织法》的规定,按照地方性法规制定程序予以制定。

六、健康保障法的效力

健康保障法的效力是指健康保障法律制度的生效范围和适用范围，一般包括时间效力、空间效力和对人的效力。明确法的效力是正确使用法律法规，并维护法律法规权威性的重要保证。

(一) 健康保障法的效力范围

1. **健康保障法的时间效力**　健康保障法的时间效力是指法生效的时间范围，包括法开始生效的时间和终止生效的时间，以及对法律颁布以前的事件和行为是否适用的问题(即法的溯及力)。

健康保障法生效，即健康保障法于何时生效。目前我国法律规范生效一般是以下两种情况：①自法律公布之日起开始生效。例如，《女职工劳动保护特别规定》经 2012 年 4 月 18 日国务院第 200 次常务会议通过，自公布之日起施行。②由法律明文规定开始生效的时间。例如，《健康保险管理办法》于 2006 年 6 月 12 日中国保险监督管理委员会主席办公会审议通过并公布，自 2006 年 9 月 1 日起施行。

健康保障法失效，即健康保障法于何时失去效力。目前，我国法律规范失效一般有以下三种情况：新法公布实施后，原有法律自动丧失效力；在新法中明文规定原来相应法律丧失效力；由专门的决议或决定宣布某部法律停止生效等。

健康保障法的溯及力是指健康保障法律法规对于其颁布生效以前的事件和行为是否适用的问题。如果对于法律法规生效前的事件和行为可以适用，则有溯及力；反之则无溯及力。

2. **健康保障法的空间效力**　健康保障法的空间效力是指健康保障法适用的地域范围。通常来讲，健康保障法律、行政法规和健康保障规章都具有普遍适用性，但是有特殊说明的除外。地方性法规和政府规章只在属地内适用。

3. **健康保障法对人的效力**　健康保障法对人的效力是指健康保障法对哪些人适用。依照《宪法》，凡具有中国国籍的中国公民在中国领域内一律适用中国法律。特别法则只适用于特定的人。

(二) 健康保障法的效力层次

健康保障法的效力层次是指在健康保障法律体系中，具有不同形式的法律规范在效力方面的层级差别。认定效力层次一般遵循的原则是：宪法至上；上位法优于下位法；特别法优于普通法；国际法优于国内法；新法优于旧法；强制性规定优先于任意性规定。

第二节　国外健康保障立法的历史沿革

1946 年《世界卫生组织组织法》中明确规定，“享受最高而能获致之健康标准，为人人基本权利之一”。在改善所有人的健康和福祉探索中，各国依据各自的社会、经济、文化、健康等具体国情，建立了不同类型的健康保障制度，主要模式包括福利型、社会保险型和商业保险型等。为了调整健康保障制度实施中各类社会关系，各国渐次地展开了各具特色的健康保障立法活动。

一、英国健康保障法立法的历史沿革

英国是健康保障立法起源较早的国家，也是典型的实施福利型健康制度的国家，其相关的法律也坚持和保障了健康保障制度的福利性。纵观英国健康保障立法的发展过程，大致可以分为三个阶段：

（一）第一阶段:《济贫法》的实施阶段

1601年,英国伊丽莎白女王命令将以前各项救济法令编纂补充成法典颁布,史称《伊丽莎白济贫法》(简称《济贫法》)。事实上《济贫法》并不是一部法律,而是一系列法律制度的集合,它总结了都铎王朝百余年来处理贫困和失业等问题的相关法令内容,正式以法律的形式确定了政府对贫困人口的救济责任,这一理念对英国后来的福利型社会保障制度设计具有重要的影响,并打下了坚实的社会基础。例如在《济贫法》中规定,以教区为管理单位,对居住在教区内的残疾人、体弱者、老人、盲人以及其他不能工作的人提供必要的救济,以及保障穷人能够达到最低的生活水平。但是直到17世纪上半叶,《济贫法》中规定的救济仍主要体现在劳动救济,医疗救济并未得到应有的重视。

进入19世纪,英国在完成工业革命并取得社会经济巨大发展的同时,贫困、失业和疾病等社会问题也愈发凸显。因此,对《济贫法》的修订被提上了议事日程。1834年,基于当时的社会背景,英国颁布了《济贫法修正案》(简称《新济贫法》)。《新济贫法》以院内救济为原则,即贫困者必须进入济贫院中才能得到相应的生活救济和医疗救济,同时接受院内救济的人丧失选举权,体现一种惩罚与救济并举的指导思想,其目的是让贫民依靠个人努力而不是政府与社会的完全帮助来摆脱贫困。但是由于济贫院内环境设施条件恶劣,受救济的贫民健康状况低下。因此,英国开始逐步加强了对贫民健康的关注,与健康相关的立法数量不断增加。英国先后颁布了《公共卫生法》(1848)、《公共卫生法》(1872)和《公共卫生法》(1875),试图通过对公共设施和环境的改善,达到促进人群健康改善的目的。1885年,英国还颁布了《医疗救济法》。其中规定不能因为患者进入济贫医院就医而视其为接受救济者,也不能因此剥夺这些人的公民权。

1911年,英国颁布了《国民保险法》。其中包括了健康保险部分,强调了国家对公民健康的保障责任,是英国健康保险制度建设的重要标志,同时也使得《新济贫法》提供的医疗救济成为了健康保险制度的补充,从法律上确立了英国以健康保险与健康救助共同构成的现代健康保障制度。该法规定,所有具有被保险人资格的公民可以依该法规定的方式投保,保险费用由雇主、职工和国家按不同比例分担,并有权依该法所规定的方式与条件得到健康保险补偿及医疗服务。但是,该法律适用的主要对象是16~70岁的体力劳动者和年薪低于160英镑的职员,并未覆盖到全体公民。

（二）第二阶段:《国民健康服务法案》(1946年)的实施阶段

1941年,英国成立社会保险和相关服务部际协调委员会,着手制订第二次世界大战后英国的社会保障计划。经济学家贝弗里奇受托出任该委员会的主席,负责对当时的国家社会保险方案及相关服务进行调查,并就战后重建社会保障计划进行构思设计,提出具体方案和建议。1942年,贝弗里奇提交了题为《社会保险和相关服务》的报告,史称《贝弗里奇报告》。报告中对英国既往的各种社会保障政策进行了反思,明确了社会保障必须由国家和个人共同合作来实现的思想,并且认为建立国民医疗保健服务应当是社会保障政策重要组成部分,从而使得低收入家庭免于遭受疾病导致的财务风险。报告的正文分为六个部分:第一部分是导言和概论,概要介绍了工作职责、调查结果和工作过程等内容。第二部分是主要改革建议和理由,详细论述了报告所建议的各项改革的理由及具体建议,例如改革工伤赔偿制度,统一社会保险制度,将医疗和康复服务作为公共服务向国民统一提供等。第三部分是三个特殊问题,重点讨论了待遇标准和房租问题、老年问题和赔偿途径问题。第四部分是社会保障预算,通过分析社会保险支出状况及各方的缴费能力和意愿之后,提出了卫生筹资由政府财政、企业雇主、参保人三方共同缴费的方案,并具体划分了各方应承担的比例。第五部分是社会保障计划,介绍了社会保险、社会救助和自愿保险等构成部分。第六部分是社会保障和社会政策。这份报告在社会保障发展史上具有划时代意义,规划了从“摇篮到坟墓”的健康保障制度蓝图,对英国、欧洲乃至整个世界的社会保障制度建设和发展都产生了深远的影响。

1944 年，英国发布《国民健康服务白皮书》。在白皮书中提出，无论经济水平和支付能力，所有的人应当获得良好的医疗卫生保健设施的服务，并且同样的健康服务需求都应获得同样的服务提供。

1946 年，英国颁布《国民健康服务法案》，并于 1948 年 7 月 5 日正式实施。法案的实施标志着英国的国民健康服务体系（National Health System，NHS）正式建立。法案的适用对象是英国全体公民，低收入群体的健康保健服务问题得到了制度性解决。法案的目标是：①每个居民都有平等获得健康服务的机会，而不论其经济收入水平，即实行免费的医疗卫生服务；②促使国家卫生资源合理发展和配置。在责任主体方面以国家责任为主，适度引入个人责任。这个法案在英国卫生体系领域是综合性、开创性的国民健康保障法案，它是英国历史上第一个完全由国家财政税收承担费用，并且由中央卫生部统一管理的健康保障立法。

（三）第三阶段：《健康与社会服务法案》（2012 年）的实施阶段

由于医疗费用的快速上涨，英国政府财政对 NHS 越来越不堪重负。在坚持“全民免费医疗”的基本理念和原则下，英国对 NHS 的运行机制求新求变的需求越来越迫切。2011 年 1 月 19 日，卡梅伦政府向议会提交了《健康与社会服务草案》。2012 年 3 月 27 日，《健康与社会服务法案》获得女王审核签署，成为了英国健康保障的最新法律。该法案的内容自 2013 年 4 月 1 日开始生效。2012 年颁布，2013 年 4 月 1 日生效的《健康与社会保障法案》（以下简称“新法案”）对英国健康保障领域的影响巨大，重新定义了提高公众健康的重要性，对 NHS 也产生了深刻的变化。主要体现在以下几个方面。

1. **组建了新的管理机构**　新组建的健康和福利委员会能够促进地区间健康和社会保健系统的合作，改进人们的健康和社会福祉，促进人民平等地享受到应有的健康保健服务。它一般与当地政府合署办公，该委员会汇集着来自 NHS、公共卫生机构、当地政府和患者代表，各方共同商议和规划能够更好满足当地健康、医疗和护理需求的方案，并据此委托相应的服务。独立的消费者观察与保护组织被赋予了法定的权利，从而确保健康服务消费者的权利能够经由健康和福利委员会传递到提供医疗与保健的组织者那里。

2. **支付方式转变为按疾病诊断组支付**　在购买医疗服务的过程中，支付方式对健康保障费用控制具有显著影响。按照临床诊断组支付的方式成为 NHS 的主要预算控制标准。而且临床诊断组的标准是由在 NHS 内提供医疗卫生服务和初级保健服务的临床医生主导制定，更能符合专业性特征。

3. **健康保障管理的分权**　对于健康保障的管理权由中央政府向地方政府分权，赋予地方政府更多的管理责任。国家临床医学研究所（National Institute for Clinical Excellence，NICE）得到法案的授权，进行社会服务指南开发和标准化的社会护理标准建立等。同时，卫生和社会保障信息中心担负起收集、分析和保存国民健康与社会保障数据的责任。通过分权，与健康保障有关的各部门能够充分发挥各自优势，共同为健康保障做出贡献。

4. **允许医疗市场进行充分竞争**　新法案打破原有的健康服务垄断状态，允许各类健康服务机构在 NHS 内进行竞争，从而提升 NHS 基金的运行效率，提高健康服务的质量和水平，以及保护患者知情同意和自由选择的权利。

5. **公共卫生服务重新得到重视**　公共卫生对于人群健康的促进具有重要的意义。英国曾经制定出台多部公共卫生的相关立法，但是公共卫生在 NHS 中曾一度被忽视。此次法案实施后，重新确立了 NHS 中公共卫生的地位，例如，建立了英格兰公共卫生制度，将其作为卫生署的一个执行机构，旨在改善人群的健康公平。

6. **明确了健康保障的享受标准**　法案对收费项目和收费标准进行了明确规定。例如，患者对医生开药都要付处方费，但是下列人可以免交处方费：产妇、哺乳期妇女、儿童、退休者、因医疗事故造成的患者、战争或因公伤残津贴领取者以及低收入家庭。

二、德国健康保障法立法的历史沿革

德国是典型的实施强制性社会医疗保险的国家。并且德国作为大陆法系的代表国家，受以成文法为主要形式的法律传统影响，其健康保障立法比较完备，积累了丰富的经验。当然由于社会不断进步和发展，德国的健康保障制度和相关法律仍处于不断地完善和变革过程中。

德国的健康保障立法可以追溯到 1881 年。这一年，俾斯麦政府依据德皇威廉一世的《黄金诏书》颁布了著名的《疾病社会保险法》。法案于 1882 年 5 月开始实施，其中规定，从事工业产业活动的工人一律加入强制性疾病社会保险，保险费由雇主与工人分担，参加医疗保险的工人免费获得医疗服务和药品供应。之后，德国又通过和批准了《工伤事故保险法》(1884 年)、《老年和残疾社会保险法》(1889 年)、《职员保险法》(1911 年)、《帝国矿工保险法》(1923 年)和《职业介绍和失业保险法》(1927 年)等。通过这一系列健康保障法律的实施，德国形成了比较完备的健康保障法律体系，由国家的强制力保障实施了标准统一、惠及全体公民的社会医疗保险制度。

在第二次世界大战结束以后，自 20 世纪 60 年代起德国先后颁布和实施了《疾病保险所联合会新条例》《保险所医生权利新条例》以及《养老金领取者疾病保险新条例》等健康保障法律法规，进一步完善了德国的健康保障法律制度。

德国于 1988 年颁布了修订后的《社会法典》，其中第五册是有关法定健康保险的规定，这是德国现代健康保障制度的基本法律规范。1989 年，德国颁布实施了《卫生改革法》，该法使得德国的保险机构和医疗机构之间建立了有序竞争，从而来实现控制医疗费用迅速上涨的目标。1993 年，德国颁布实施了《卫生结构法》，该法规定了公民获得健康服务时的费用上限；限制了医生数量的过快增长；通过建立医疗服务中心，减少了医疗设备和资源的重复和低效配置。1995 年 1 月 1 日，《社会护理保险法》生效，填补了德国健康保障体系的最后一块空白。

进入 21 世纪，健康保障费用支出不断上涨也成了德国进行医疗卫生改革的主要动因。德国颁布的《社会医疗保险现代化法》(2004 年)，通过制定药品参考价格制度对药品消费予以干预，从而控制健康保险机构的药品费用支出。2007 年，德国通过了《法定疾病保险——强化竞争法》，正式宣告德国新一轮医疗保障体制改革开始。改革法案的内容主要包括：①实施全民健康覆盖：自 2009 年元旦开始，任何一个尚未被健康保障制度覆盖的德国居民都有义务加入疾病保险，即按相关规则和条件加入法定保险或是私人疾病保险。②改善健康服务提供：一方面要扩大健康服务的提供范围，例如，姑息治疗和镇痛服务、康复服务、预防接种服务和家庭护理服务等；另一方面加强药物供应的安全性和经济性，例如，开具新药处方需要同行意见，药品的竞价谈判等。

三、美国健康保障法立法的历史沿革

美国的健康保障制度是以商业保险为主、社会健康保险为补充的模式。因此，美国健康保障法的立法也顺应了这种体现自助精神的健康保障模式变化而进行迁延。

美国健康保障立法可以追溯到 1935 年罗斯福总统签署的《社会保障法案》。该法案是美国社会保障制度建立的标志，其立法目的是增进社会的公共福利。并且作为联邦法案，它以授权的方式为各州实施老年人、盲人和未成年人救助制度的立法提供了依据。虽然由于法案通过前各方对医疗保险的内容分歧较大，最终获得通过的法案中确立的社会保障制度中没有包括医疗保险制度，但是法案仍然体现了对健康保障的思想和内容，例如儿童福利中包括了母婴保健服务项目，其所需经费由联邦政府与州政府共同承担；法案中还规定了有关公共卫生工作的安排。

由于个人医疗费用过高和医疗资源配置不公平等社会现象不断凸显，关于加强健康保障立法的工作被提上了美国的立法日程,《社会保障法案》也被进行了多次的修订。1965年,《医疗照顾及援助法案》获得美国国会通过,成为《社会保障法案》的重要修正案之一,并于1966年正式开始实施,从而提供了保障老年人和穷人享有必要医疗救助的法律依据。其中,医疗照顾(Medicare)的适用对象是65岁以上老年人、符合法定条件的残疾人和患有晚期肾病的患者。医疗照顾分为A和B两部分:①A部分是强制性保险,卫生筹资主要来源于联邦政府向雇主和雇员征收的工薪税。A部分的项目包括:住院服务、康复服务、家庭健康护理和临终关怀服务。②B部分是自愿的补充医疗保险,卫生筹资来源于参保人缴纳的保费和联邦政府的补助。B部分的项目包括了急诊服务和预防保健服务等。医疗救治(Medicaid)的适用对象由联邦政府和州政府共同决定。联邦政府规定的适用对象具有强制性,主要包括:有抚养孩子负担的家庭计划的参加者,补充保障收入计划的参加者;孩子不足6岁并且家庭收入处于联邦贫困线133%以下的家庭。州政府规定的适用对象通常是依据州政府的具体情况来决定。医疗救助的卫生筹资来源是联邦政府和州政府共同分担,在法案中确定了联邦政府的拨款计算公式。医疗救助的服务项目分为基本服务项目和自选服务项目。基本服务项目主要包括:住院服务、门急诊服务、家庭健康护理服务、X光检查、儿童体检服务等。

1973年,美国颁布《健康维护组织法》。该法案的立法目的是控制快速增长的医疗费用,建立全民覆盖的健康保障制度。法案的主要内容包括:①确立了健康维护组织(Health Maintenance Organizations,HMOs)的法律地位,即联邦批准的健康维护组织计划不受州政府自设条件的限制;②对于一定规模的企业除继续为雇员提供商业医疗保险外,有义务为雇员提供加入健康维护组织的选择;③健康保障服务的支付方式采取按人头的预付制。

1997年,美国国会通过了《平衡预算法案》。在该法案中,对儿童健康保障制度进行了比较系统的规定。法案的适用对象是家庭收入在联邦贫困线两倍以下、没有参加其他私人保险的儿童。这使得儿童健康保障制度得到了进一步的完善。

2010年3月,美国通过了《患者保护与平价医疗法案》(Patient Protection and Affordable Care Act,PPACA),并于2014年1月正式生效。该法案的立法目的是对商业健康保险公司加强监管,推行强制医疗保险制度,并控制医疗成本。法案的核心要点包括:①强制参加医疗保险;②规范了健康保险的统一标准;③扩大了保险的覆盖人群范围。④禁止对参保人员的健康状况进行价格歧视。

2017年5月,美国新的健康保障法案获得通过。新法案重新确定了自愿参加医疗保险的立法精神,并且允许医疗保险公司有权对于高龄、患病的投保人征收较高的保费。

第三节　中国健康保障立法的困难与机遇

中国幅员辽阔、人口众多,地区间经济发展不平衡,作为上层建筑的健康保障法律制度在立法工作中存在困难。然而,中国历来对公民的健康高度重视,进入新时代更是将人民健康放在了优先发展的战略地位,凸显了更为强烈的使命感与责任感,为健康保障立法工作迎来了机遇。

一、中国健康保障法立法的沿革与现状

中华人民共和国成立后,关于公民健康保障的立法工作起步于医疗保险制度的法制化,可以追溯到1951年2月政务院通过并实施的《劳动保险条例》。《劳动保险条例》分为七章三十二条。在第一条中指明了立法宗旨,即"为了保护工人职员的健康,减轻其生活中的困难,特依据目前经济条件,制定本条例。"在条例中以列示的方式规定了劳动保险的实施范围,明确了实施劳动保险企业内的职工可以依法获得工伤、医疗和生育的健康服务保障。虽然受当时社会经济发展状况

的限制，保障对象仅覆盖了劳动者，待遇保障水平较低，但是对公民的健康保障立法工作来讲，迈出了重要的一步。并且随着经济好转，《劳动保险条例》在1953年进行了修订，适当地扩大了参保覆盖范围和提高了参保人员的保障待遇。1952年，政务院颁布实施了《关于全国各级人民政府、党派、团体及所属事业单位的国家机关工作人员实行公费医疗预防措施的指示》，建立了公费医疗保险制度，覆盖了国家机关、各党派、人民团体及事业单位的在编工作人员和离退休人员、高等院校的在校学生；受长期抚恤在乡的二等功及以上革命伤残军人等。1960年，中共中央转发了卫生部《关于农村卫生工作现场会议的报告》，标志着农村合作医疗制度的建立，农村居民缺医少药的情况得到了改善，农村居民的基本健康服务需求得到了保障。至此中国的健康保障体系框架在制度上基本构建完成，并确立健康保障制度的合法性。

1994年末，江苏镇江与江西九江两个城市率先开展城镇职工医疗保险制度的改革试点，之后又进一步扩大了改革试点的范围。基于试点改革的经验，1998年发布了《国务院关于建立城镇职工基本医疗保险制度的决定》，在全国范围内确立了统一的城镇职工基本医疗保险制度，并对基本原则、适用范围和管理原则等事项进行了明确规定。

2002年，《中共中央、国务院关于进一步加强农村卫生工作的决定》出台，在该决定中明确规定了各级政府组织引导农民建立以大病统筹为主的新型农村合作医疗制度的责任；提出了新型农村合作医疗制度应与当地经济社会发展水平、农民经济承受能力和医疗费用需要相适应的原则；同时明确了农村医疗救助的适用对象和医疗救助形式。以此为立法背景，2003年，卫生部、财政部、农业部联合出台了《关于建立新型农村合作医疗制度的意见》，明确了“新型农村合作医疗制度是由政府组织、引导、支持，农民自愿参加，个人、集体和政府多方筹资，以大病统筹为主的农民医疗互助共济制度”，并规定了基本原则、组织管理、筹资标准、资金管理和医疗服务管理等内容，从而进一步保障了农村居民的健康水平。

2006年，《国务院关于保险业改革发展的若干意见》出台，其中明确提出“统筹发展城乡商业养老保险和健康保险，完善多层次社会保障体系。大力推动健康保险发展，支持相关保险机构投资医疗机构”。同年，银行保险监督管理委员会颁布《健康保险管理办法》。作为我国第一部专门规范商业健康保险业务的部门规章，《健康保险管理办法》内容共分为八章五十三条，确立了健康商业保险是公民健康保障制度补充的法律地位，从经营、产品、销售、精算和再保险等方面，对健康保险的经营行为做出规范，并对保险公司的违规经营行为所要承担的法律责任做出明确规定。

2007年，国务院发布《关于开展城镇居民基本医疗保险试点的指导意见》。其适用对象是不属于城镇职工基本医疗保险制度覆盖范围的中小学阶段的学生（包括职业高中、中专、技校学生）、少年儿童和其他非从业城镇居民。至此，我国的健康保障制度从法律上实现了全人群的覆盖。

随着新一轮医药卫生体制改革的展开，2010年10月28日第十一届全国人民代表大会常务委员会第十七次会议通过了《社会保险法》；2011年，人力资源和社会保障部颁布了《实施〈中华人民共和国社会保险法〉若干规定》；2012年，国家发展改革委、卫生部、财政部、人力资源社会保障部、民政部和保监会联合制定出台了《关于开展城乡居民大病保险工作的指导意见》；2016年国务院发布了《关于整合城乡居民基本医疗保险制度的意见》。通过这一系列法律法规和政策文件的制定和实施，我国的健康保障制度基本实现了有法可依。

二、中国健康保障立法的主要困难

通过对现行的健康保障法律法规进行梳理，可以发现主要是行政法规、地方法规和规章，且多以“办法”“决定”“意见”等形式出现。尽管这些法律法规能够为解决社会保障日常具体工作提供法律依据，但健康保障制度体系内的各个组成部分法制化程度不一，未能突出健康保障法的权威性，法律执行力度也比较薄弱，容易导致城乡居民对健康保障制度的预期不稳定，明显与健康在可持续性发展中的核心地位不相符。阻碍健康保障法立法的困难主要体现在两个方面：

第一，健康保障事务的管理实践与法的制定原则存在一定程度上的矛盾。我国在社会保障领域多采取"先试验、再总结、后推广"的渐进式改革模式。这种社会事务管理实践模式有利于改革进程的推进，形成以试点为特色的不具统一性的健康保障立法实际状况，容易导致地方性法规和部门规章制定较多，为后续制定统一的健康保障法造成了客观上的阻碍。

第二，健康保障法立法的友好共享信息机制尚未完善。信息共享是政府与社会协同监管的前提，也是法的实施的关键环节。公众要想依法参与社会事务的治理，就应当对社会事务的相关信息知情并理解。但是，健康和法律都是专业性极强的领域，信息的友好共享程度较弱，公众对健康保障的基金管理、经办流程、制度衔接存在知识鸿沟，对健康保障法的建言献策能力不足。因此，可能导致社会保障法的顶层设计与公众的健康需求和权利预期存在脱节，导致立法设计的维度和精度过于粗线条。

三、中国健康保障立法的机遇

为满足人民日益增长的对美好生活的需要，保障并提高人民的健康状况，构建《健康保障基本法》是十分必要的。《健康保障基本法》能够为明确政府及其各职能部门、健康服务供方、个人和社会等健康保障主体的责任、权利和义务提供强有力的法律保障，并且迎来良好的立法契机。

（一）全面依法治国战略为立法提供了可靠保证

全面依法治国是新时代中国特色社会主义的战略布局之一，表明了我国依照宪法和法律来治理国家社会事务的态度。《中共中央关于全面推进依法治国若干重大问题的决定》中明确指出，加强重点领域立法，加快保障和改善民生、推进社会治理体制创新法律制度建设，依法保障公民经济、文化、社会等各方面权利得到落实，实现公民权利保障法治化。公民的健康保障是关乎社会稳定和发展的重要民生问题，属于全面依法治国战略中要加快立法的重要领域。因此，健康保障法作为社会主义法治社会、法治国家的有机组成部分，是全面依法治国实施的可靠保证。

（二）全民健康的法益价值已经确立

2016 年，《"健康中国 2030" 规划纲要》确定的战略主题是"共建共享，全民健康"，指明全民健康是立足全人群和全生命周期两个着力点，要惠及全人群，提供公平可及的、系统连续的、人民所需要的、有质量的预防、治疗、康复、健康促进等健康服务，实现更高水平的全民健康。可见，全民健康不仅是建设健康中国的根本目的，也是《健康保障基本法》的基本法益价值。

（三）中国特色社会保障理论不断深入发展

现代的社会保障制度作为社会稳定器和安全网，得到了学术界越来越广泛的关注，对社会保障的相关理论研究不断深入，基础理论体系逐步夯实和完善。基于这些具有中国特色的、以公平和平均为核心的社会保障相关理论不断完善，为健康保障立法的理论奠定扎实的基础。

（四）建立了健康保障制度的专门管理机构

2018 年 3 月，十三届全国人大一次会议表决通过了《关于国务院机构改革方案的决定》，组建中华人民共和国国家医疗保障局，作为国务院直属机构。新成立的国家医疗保障局以优化协同高效机构职能为着力点，其主要职能包括：①拟订医疗保险、生育保险、医疗救助等医疗保障制度的法律法规草案、政策、规划和标准，制定部门规章并组织实施；②组织制定并实施医疗保障基金监督管理办法，建立健全医疗保障基金安全防控机制，推进医疗保障基金支付方式改革等。管理机构专门化能够使得健康保障立法更具统一性和稳定性。

（五）社会保险法的实践运行积累了丰富经验

我国的《社会保险法》《社会保险费征缴条例》等经过多年实施，在立法体例、立法技术等方面取得了长足的进步，并在经办、管理和基本医疗保险模块等具体法律法规适用中取得了丰富的社会实践经验，形成了相对粗线条的政策性制度。为起草、制定《健康保障基本法》提供了大量可参考依据。

（宁 岩）

思考题

1. 结合中国实际情况，试述完善健康保障法律制度对实现全民健康覆盖目标的重要性。
2. 健康保障法基本原则如何在健康保障立法实践中运用？
3. 结合健康保障法的渊源分析中国健康保障的立法现状。

第四章　预防服务保障体系

本章要点

1. **掌握**　预防服务的概念；三级预防策略；疾病预防与控制的基本内容；卫生监督的功能；健康教育的主要内容；突发公共事件卫生应急的运行机制；环境健康管理的内容。

2. **熟悉**　我国疾病预防与控制体系的构成；卫生监督的依据；突发公共事件卫生应急组织体系的构成。

3. **了解**　预防服务在健康保障中的作用；我国疾病预防与控制体系、卫生监督体系、健康教育与健康促进体系、环境健康管理体系的建立与发展。

章前案例

20世纪60年代末70年代初期，芬兰各地区的心血管疾病死亡率非常高，其中地处东部的北卡累利阿（North Karelia）情况更为突出。该问题得到了省政府及国家的高度关注。1972年，为期25年的北卡累利阿干预项目（简称北卡项目）开始实施。

北卡项目由芬兰心脏协会的Puskap博士担任项目负责人，并且得到了WHO的经济和技术支持。该项目始终秉持三级预防的原则，其主要目标是降低心血管疾病的死亡率和发病率，促进人群健康。一级预防实施以社区为基础的慢病干预措施，避免个体暴露于各项危险因素，引导人们建立健康的生活方式（如健康教育、无烟运动、工作场所项目以及浆果和蔬菜项目）以及提供良好的卫生服务。

北卡项目中期目标是降低当地人口主要风险因素的水平，促进二级预防。项目利用高血压计划、FIN-D2D项目筛查出高血压和糖尿病患者及高危人群，开展三级预防，提高慢性病高危人群和患者的生命质量。

为了保证项目的顺利开展，项目成立了包括大量社区代表在内的专项工作办公室，以此来协调并促进各项活动。芬兰政府颁布了专项法律来营造健康的环境，如控烟法中明确规定禁止一切烟草广告、禁止向18岁以下青少年售烟和学校校园全部设为禁烟区等。与此同时，芬兰提出了“芬兰行为改变模式”，以此来引导人们建立健康的生活模式，调动社区可利用资源，激发家庭和个人的积极性，营造有利于慢性病防治的社会环境。

实施北卡项目后，人们的行为有了很大改变，危险因素也大为降低。水果蔬菜的消费量从1972年每人每年20kg增加到1992年的50kg。1972—1997年的25年内，北卡地区男性吸烟率从52%下降至31%，胆固醇平均水平下降约20%。同期，该省25~64岁男性的心血管疾病、冠心病和肺癌死亡率分别下降68%、73%和71%，男性和女性期望寿命分别增长约7年和6年。1997年新型慢性病防控项目推广到芬兰全国，再一次证实了北卡项目的模式是有效的，并得到了WHO的高度赞扬，建议向世界各国推广。

请结合芬兰北卡项目，思考预防服务可以在疾病发生发展的哪些阶段开展？疾病预防的具体措施有哪些？需要动员哪些资源保证服务的开展？

第一节 预防服务保障体系概述

健康是人类生存和社会发展的基本条件。随着社会的发展与科学的进步，人们对健康的认识也逐渐从疾病治疗向疾病预防和促进健康转变。

一、预防服务的概念和基本内容

预防服务是以个体或特定人群为对象，以预防作为主要干预策略，实现促进和维护健康，预防疾病、失能和早逝的目的。预防服务的对象可以是患病个体、健康个体或者确定的群体，它强调在全生命周期中主动对健康危险因素进行评价、干预和控制。

按照疾病发生发展过程及健康决定因素的特点，预防服务可以分为三级预防。一级预防又称病因预防，是指通过消除致病因素对机体的危害或提高机体的抵抗力来预防疾病的发生。一级预防主要针对特定的易感人群，在无病期通过健康促进或疫苗等特别保护措施降低发病率。二级预防是在疾病的临床前期针对无明显临床症状的早期患者，通过采取早期发现、早期诊断、早期治疗的"三早"预防措施，控制疾病的发展。三级预防是在临床期和康复期对明确诊断的患者采取及时、有效的治疗措施防止病情恶化，预防并发症和伤残，提高生存质量。

按照服务对象的不同，预防服务又可以分为针对个体的临床预防服务和针对群体的社区预防服务。临床预防服务是指在临床场所对健康者和无症状"患者"的健康危险因素进行评价，实施个体的预防干预措施来预防疾病和促进健康。临床预防服务的提供者是临床医务人员，主要包括健康咨询、筛检、免疫接种、化学预防、预防性治疗等措施。社区预防服务主要指针对特定群体开展的公共卫生干预，主要包括传染病与慢性非传染性疾病的预防与控制、环境与职业相关疾病的管理与控制等内容。近年来，随着人们健康需求的不断提高和生活方式、环境等健康风险因素日益凸显，社区预防服务的内容也从传统的疾病防治进一步拓展到全民健身、环境健康管理等方面。

二、预防服务在健康保障中的作用

（一）促进和维护健康，减轻疾病负担

纵观历史，人类一直饱受各种传染性疾病的威胁。1796 年，Edward Jenner 发明和推广了接种牛痘疫苗预防天花，使这一尚无确定治疗方法的烈性传染病在世界范围内消失殆尽，也开启了传染性疾病的科学免疫预防。疫苗成为预防肆虐的病毒感染最有效的办法之一，对保障人类健康发挥了重要作用。

现代社会随着工业化、城镇化、人口老龄化的不断加快，疾病谱、生态环境、生活方式不断变化。疾病的危险因素也发生了变化。当前全世界癌症、糖尿病和心脏病等非传染性疾病导致的死亡已经超过总死亡率的 70%。而这些疾病的日益严重正是与烟草使用、过量摄入酒精、不健康饮食、空气污染以及缺乏锻炼等不健康的生活方式息息相关。而预防服务可以通过健康教育和健康促进引导人们建立健康的生活方式，避免健康危险因素的暴露，减少慢性病的发病风险，保持健康状态，享有更好的生命体验。通过早发现、早诊断、早治疗也可以逆转、停止或延缓疾病的发展。2005 年，WHO 在"预防慢性病：一项至关重要的投资"概要中指出，如果通过采取措施对慢性病预防增加投资，在今后 10 年就能防止 3 600 万人过早死亡，其中大约 1 700 万年龄在 70 岁以下。这些被挽救的生命会为国家经济增长带来可观的经济效益。

（二）促进健康公平

在卫生系统中，健康公平性要求所有社会成员均有公平的机会获得尽可能高的健康水平，即要减少或消除可避免及不公正的因素导致的健康差异。19 世纪 50 年代，诺贝尔经济学奖获得者

Gunnar Myrdal 提出，人们因贫致病，因病导致贫穷程度更加严重。大量研究发现，危险因素暴露与贫困、社会阶层、教育水平直接相关，慢性病可以解释社会阶层、种族和性别的健康不公平，加重了低收入人群的负担。公共卫生服务是国家以满足人们健康需求为目的，为公民的疾病防治和健康促进提供的保障，是一种公共产品(public goods)。如传染病监测、卫生监督、环境卫生、健康教育、医学科研等都具有非排他性和非竞争性的公共产品的属性，能够降低人群在健康和卫生服务利用等方面的经济和社会差距，促进人人享有卫生保健目标的实现。

(三) 节约卫生资源

卫生资源具有有限性和选择性的特点，任何卫生资源使用时都应该考虑机会成本的问题。预防服务已经被普遍证明是具备成本效益优势的，它可以将疾病扼杀在摇篮中。有一些预防服务项目如计划免疫、妇幼保健、计划生育技术服务等，消费者在使用时其效益具有一定的外溢性，可以用较少的卫生资源投入取得较大的健康产出，减少了卫生资源的消耗，有利于卫生资源的优化配置。

三、预防服务保障的职能

(一) 疾病预防与控制

疾病预防与控制是预防服务保障的主要职能之一，以个体预防为特征的临床预防服务是开展疾病预防的最佳机会，也是疾病预防与治疗的有效结合，通过对健康影响因素的评价、干预与控制将疾病的被动治疗转为主动的预防。针对群体的疾病预防与控制主要包括对传染病、慢性非传染病的预防和管理，以及开展食品安全、职业安全、健康相关产品安全、放射卫生、环境卫生等各项健康环境相关的公共卫生干预。

(二) 保障健康相关服务和产品的质量与安全

除提供或管理相关预防服务外，预防服务保障的职能还应包括以健康相关法律法规和标准为依据，监督并改善卫生服务的质量和安全，维护公众健康。

(三) 健康教育与健康促进

积极开展科学有效的健康教育活动，使人们树立健康意识，自觉地采纳有益于健康的行为和生活方式，消除或减轻影响健康的危险因素。广泛协调社会各相关部门以及社区、家庭和个人，使其履行各自对健康的责任，形成共同维护和促进健康的一种社会支持性环境。

(四) 降低突发公共事件对健康的影响

对可能发生的传染病暴发流行、食物中毒、自然灾害、事故灾难等突发公共事件开展卫生应急准备和处理。

(五) 建设健康环境

针对危害人民群众健康的突出环境问题，完善环境与健康工作的法律、管理和科技支撑，提高处置与服务的能力和水平，有效控制和减少环境污染对公众健康的损害，保护人民群众身体健康和生命安全。

四、我国预防服务保障体系的形成与发展

预防服务保障体系是国家履行基本公共卫生职能和建设健康中国的基本保障，是伴随着解决中国健康问题的需要而逐步建立、发展和完善的。中华人民共和国成立以来，“预防为主”始终是我国卫生工作的重要方针。1953 年，全国省、市、县三级卫生防疫站全面建立。与此同时，全国爱国卫生运动委员会成立，形成了以卫生防疫和爱国卫生运动为特色的疾病防控体系。随后一批专业防治机构相继成立，初步形成了以专业公共卫生服务网络和医疗服务体系为主的预防服务体系。专业公共卫生服务网络包括疾病预防控制、卫生监督、健康教育、卫生应急、妇幼保健、精神卫生、采供血等专业公共卫生机构。医疗服务体系既提供临床预防服务，同时也在重大疾病

和突发公共卫生事件监测、报告、应急救治等方面承担相应的公共卫生服务职能。截至2018年末，全国共有医疗卫生机构997 434个，其中医院33 009个，基层医疗卫生机构943 639个，专业公共卫生机构18 034个。专业公共卫生机构人员达到卫生人员总数的7.3%，每万人口专业公共卫生机构人员达到6.34人。

近年来，随着预防服务内容向发展公共政策和实践健康促进进一步拓展，预防服务保障已经不仅仅涉及卫生领域，还涉及社会的方方面面，需要全社会的参与和多部门协作。遵循"将健康融入所有政策"的方针，推动跨部门的战略行动并实现政策的一致性，全面推进预防服务工作的开展，提高国家健康风险防控能力，保障公众健康。

本章通过结合预防服务对疾病预防与控制、卫生监督、健康教育与健康促进、卫生应急、环境健康管理这些预防服务保障的重点职能进行阐述，从法律、组织、管理等方面介绍了预防服务保障体系的构成、基本内容和运行机制。

第二节 疾病预防与控制

一、疾病预防与控制的概念

疾病预防与控制(disease control and prevention)是以社会群体及其环境为对象，运用流行病学、卫生统计学等方法，依靠预防医学的理论和技术，对疾病进行预防和控制，从而提高全社会的卫生健康状况。它的核心是公众健康，与国民经济和社会发展息息相关，是一项公共产品，因此需要通过政府来提供。国家通过建立疾病防控体系，对疾病、残疾和伤害进行预防控制，创造健康环境，维护社会稳定，保障国家安全，促进人民健康。

二、我国疾病预防与控制体系建设的历程

中华人民共和国建立以来，我国疾病预防与控制体系(简称"疾病防控体系")一直发挥着健康哨兵的作用。1949年，东北原中长铁路管理局首先建立了卫生防疫站。1950年3月，卫生部成立了中央防疫总队，深入全国各地开展防疫工作。到1952年底，全国已建立各级、各类卫生防疫站147个，各类专科防治所(站)188个。1953年，政务院批准在全国范围内普遍建立卫生防疫站，全面建立健全了早期的疾病防疫体系。到1965年底，全国共有各级各类卫生防疫站2 499个，专业防治机构822个，卫生防疫人员77 179人。这一时期我国在鼠疫、霍乱、黑热病、天花、脊髓灰质炎、肺结核等严重威胁人民健康和生命安全的重大传染病防控中取得了显著的成绩，国民总体健康水平得到了显著提高。

20世纪90年代中期，随着疾病谱的转变，我国也把公共卫生从传统的应对传染性疾病扩展到慢性非传染性疾病领域，并以"疾病预防控制"的概念替代了传统的"卫生防疫"的概念。2002年，我国在中国预防医学科学院的基础上，正式组建成立了中国疾病预防控制中心，随后各地也在卫生防疫站的基础上相继改组成立了各级疾病预防控制中心。

经济体制改革以来，由于各级疾病预防控制机构的财政投入严重不足、过于重视有偿服务，导致公共卫生职能缺位错位、人才流失、设施陈旧等问题凸显，削弱了疾病防控体系公共产品的提供能力。2003年来势凶猛的严重急性呼吸综合征(severe acute respiratory syndrome, SARS)疫情发生，暴露了我国在传染病防控方面的诸多缺失，也提高了全社会对于加强疾病防控体系建设重要意义的认识。

SARS危机后，党中央、国务院明确提出要加快全国疾病防控体系建设。2004年12月，卫生部发布了《关于疾病预防控制体系建设的若干规定》，明确提出："中央与地方各级政府负责疾病防控体系建设与管理工作，并对各级疾病预防控制机构的设置和职责、机构和人员管理、经费保

障体系做出了明确规定。”近年来，疾病防控体系建设的财政投入不断加大，公共卫生机构支出占卫生总费用的比例从2000年的5.07%上升到2015年的6.56%，2007年达到8.84%的最高比例。《疾病预防控制中心建设标准》《疾病预防控制机构能力建设标准》《各级疾病预防控制机构基本职责》《关于疾病预防控制中心机构编制标准的指导意见》等一系列政策文件陆续出台，为规范疾病防控体系建设提供了良好的政策环境和制度保障，人员队伍、基础设施设备得到改善，履行公共职能的能力进一步提升。

三、疾病预防与控制体系的机构设置与职能

我国疾病预防与控制体系的机构设包括政府卫生行政部门、疾病预防控制机构及医疗机构（图4-1）。

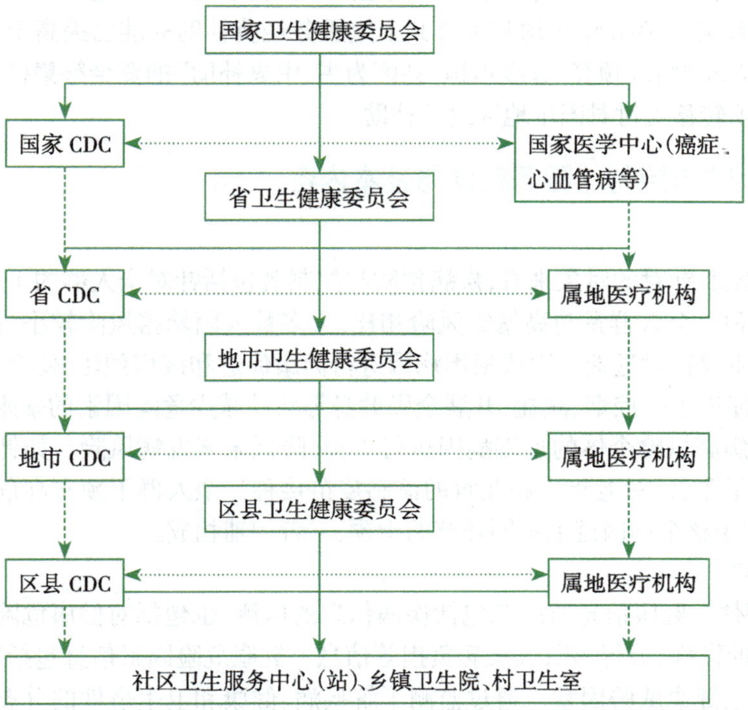

图4-1　疾病预防控制组织体系

（一）政府卫生行政部门

国家卫生健康委员会疾病预防控制局负责拟定重大疾病防治规划、国家免疫规划、严重危害人民健康公共卫生问题的干预措施并组织实施，完善疾病预防控制体系，承担传染病疫情信息发布工作。县级以上地方人民政府卫生行政部门负责辖区疾病预防控制体系建设的规划指导，管理疾病预防控制机构，提高疾病预防控制和突发公共卫生事件应急处置能力。发挥辖区内各级各类医疗机构的作用，提高辖区疾病预防控制的综合能力。

（二）疾病预防控制机构

我国疾病预防控制机构分为国家级、省级、设区的市级和县级四级。中国疾病预防控制中心（Chinese Center for Disease Control and Prevention）是主管国家疾病预防控制的业务机构，是由政府举办的实施国家级疾病预防控制与公共卫生技术管理和服务的公益事业单位。截至2018年末，全国共有疾病预防控制中心3 443个，其中省级31个、市(地)级417个、县(区、县级市)级2 758个。疾病预防控制中心卫生人员18.8万人。

疾病预防控制机构的主要职能包括：疾病预防与控制、突发公共卫生事件应急处置、疫情报

告及健康相关因素信息管理、健康危害因素监测与干预、实验室检测分析与评价、健康教育与健康促进、技术管理与应用研究指导。

(三) 医疗机构

各级各类医疗机构承担的疾病预防控制工作主要包括:提供临床疾病预防,接受疾病预防控制机构的指导和考核,协助疾病预防控制人员开展流行病学调查和标本采集,依法承担职责范围内的传染病疫情和突发公共卫生事件报告、传染病隔离治疗、院内感染控制等疾病预防控制工作。

城乡基层预防保健组织接受所在辖区疾病预防控制机构的指导,具体落实疾病预防控制任务。乡(镇)卫生院、城市社区卫生服务中心,在上级疾病预防控制机构的管理指导下,承担基层疾病预防控制工作。基层疾病预防控制工作可由政府举办的卫生机构提供,并按其服务数量与质量,予以合理经费补助;也可向符合条件的其他医疗机构或者乡村医生和个体开业医生按照服务的数量与质量购买。2018 年人均基本公共卫生服务经费补助标准已提高至 55 元,覆盖 12 大类服务。基本建立起“财政预算、分级承担、县区为主、中央补助”的资金筹集机制,中央通过一般性转移支付和专项转移支付对困难地区给予补助。

四、疾病预防与控制的服务对象与基本内容

(一) 服务对象

从干预的手段所针对的对象来看,疾病预防与控制既包括针对全人群的干预,也包括针对疾病高危人群的干预。全人群是与高暴露风险相比,大多数人因暴露风险较小,被定义为正常人。全人群干预策略主要针对远端病因或根本病因进行健康促进和疾病预防,使全人群受益,如通过健康教育和健康促进进行控烟、减盐、开展全民健身等活动减少危险因素的暴露。高危人群干预策略主要针对疾病高风险个体的近端病因进行干预,降低未来发病风险。如针对糖耐量受损患者的饮食和运动干预、针对老年人和儿童的流感疫苗接种。全人群干预和高危人群干预并不是非此即彼,是作用于整个病因链上不同环节的干预,二者相辅相成。

(二) 基本内容

1. **监测与评估** 健康信息监测既包括疾病信息的监测,也包括对健康危险因素的监测。疾病信息包括疾病的发病、流行、死亡、疾病负担等信息。健康危险因素信息包括对居民健康需求、生活行为以及其他健康威胁因素。通过监测了解疾病、健康和卫生事件的分布,识别健康问题,确定优先领域。通过对疾病或健康危险事件开展流行病学调查与评估研究其病因或决定因素,有针对性地开展疾病防控。

2. **健康保护措施的干预** 包括传染性疾病的暴发流行以及突发公共事件的卫生应急、实施疾病预防和健康促进等措施,如疫苗接种、癌症筛查、出生缺陷防治、慢病综合防控示范区建设等。

五、疾病预防控制体系面临的挑战

SARS 危机后,我国对公共卫生领域投入不断加大,疾病预防控制体系得到了迅猛的发展,各级疾病预防控制机构基础设施得到明显改善,逐步实行全额预算管理,服务能力得到显著提升。但与日益严峻的疾病防控任务相比,仍面临严峻的挑战。

(一) 疾病防控任务艰巨

当前,我国疾病预防与控制体系面临慢性非传染性疾病和传染性疾病的双重威胁。随着我国工业化、城镇化、人口老龄化进程不断加快,居民生活方式、生态环境、食品安全状况等对健康的影响逐步显现,慢性病发病、患病和死亡人数不断增多,已成为影响国家经济与社会发展的重大公共卫生问题。慢性病影响因素的综合性、复杂性决定了防治任务的长期性和艰巨性。全国

传染病疫情总体发展形势虽然稳中有降，但随着世界经济和文化交流的加强，传染病出现全球化趋势，新发传染病不断出现，传染病防控任务更加复杂和艰巨。

(二) 疾病防控工作长效保障机制尚未形成

SARS 危机以后，我国政府对疾控体系的财政投入逐年增加，疾病控制机构的财政补助收入占比从 2003 年的 45.76% 增加到 2016 年的 71.01%。但投入不足、投入随意性、投入标准不稳定、投入不均衡仍然是疾控系统普遍存在的问题。应进一步建立健全疾病防控工作的长效投入机制，将疾控机构的经费投入纳入政府经济社会发展规划，建立以公共职能和工作任务为导向的科学的财政投入标准，优化投入结构，保障政府公共职能的履行。

(三) 人才队伍整体素质有待提高

近年来，我国疾病防控人才的水平已经有了大幅度提高，但不能忽视的是我国目前疾病防控一线人员技术能力还有待提高，缺乏防治复合型人才，特别是基层医疗卫生机构。因此，需要建立长效的人力资源建设机制，注重医防结合，加强基层疾控队伍的建设和培养，完善专业技术职称评定制度、人员激励与分配制度，促进人才成长、发展和合理流动。

(四) 部门协同、动员社会参与等工作机制有待进一步完善

疾病防控不仅仅是卫生系统的工作，更需要多个部门和社会各界力量的协作。目前我国也在逐步探索有效的多部门协调与合作机制。2005 年，我国建立了国务院防治重大疾病工作部际联席会议制度，在国务院领导下统筹协调全国重大疾病防治工作。在此基础上仍需要进一步建立职责明确、任务清晰的协调疾病防控网络，实现跨行业跨部门跨层级的纵向和横向协作，采用多学科的技术和手段提高疾病防控效果。进一步动员全社会的力量支持和参与，充分发挥街道、社区、非政府组织、学术机构、社会团体等的作用。

第三节 卫 生 监 督

卫生监督(health inspection and supervision)是政府有关行政部门依据卫生法律、法规的规定对个人、法人和组织从事与卫生有关的事项许可，对执行卫生法律法规的情况进行监督检查，并对其违法行为做出处理的行政执法活动。卫生监督体系是公共卫生体系的重要组成部分，是执行国家卫生法律法规，维护公共卫生秩序和医疗服务秩序的强制力体现，对于保护人民群众健康，促进经济社会协调发展的重要保证。

一、卫生监督的功能

(一) 规范和制约

卫生监督是一种卫生行政执法行为，它是以国家法律、法规为依据，有效地指导个人和组织按照既定的程序、方法、标准行事，使其有章可循，以保证各项活动规范运作。同时有效地约束组织及其成员有悖于维护人民健康目标实现的行为，惩戒违法违规行为，使卫生服务发挥应有的功能。

(二) 预防和促进

卫生监督是对监督对象的整个运作过程进行监督，它可以通过预防性监督消除可能对公共卫生秩序和人民健康产生危害的潜在风险，也可以通过对违法行为的总结和分析，找出卫生工作中的薄弱环节，在立法和管理制度上促进和完善维护人民健康的运行机制。

二、卫生监督体系构成

卫生监督体系主要包括卫生行政部门的职能部门、卫生监督机构和技术支持机构。

（一）卫生行政部门

卫生行政部门是医疗卫生行业综合监管的主要负责部门，代表国家行使卫生行政权，管理社会公共卫生事务。各级卫生行政部门按照法律法规的规定，履行卫生监督管理职责，主要包括制定相关政策、卫生监督工作的宏观管理、组织协调和信息发布。国家卫生健康委员会综合监督局作为国家级卫生行政部门的职能部门，其职能包括：承担公共卫生、医疗卫生等监督工作，查处医疗服务市场违法行为；组织开展学校卫生、公共场所卫生、饮用水卫生、传染病防治监督检查；完善综合监督体系，指导规范执法行为。

（二）卫生监督机构

卫生监督工作实行分级管理。中央、省、设区的市、县级人民政府卫生行政部门内设卫生监督机构并下设卫生监督执行机构（以下统称卫生监督机构），负责辖区内卫生监督工作。国家卫生健康委员会卫生健康监督中心是主管国家卫生健康监督的业务机构。县级卫生监督机构可在乡镇派驻卫生监督人员。针对基层卫生监督工作薄弱的问题，2011 年卫生部将卫生监督协管工作纳入《国家基本公共卫生服务规范（2011 版）》，要求在社区卫生服务机构和乡镇卫生院配备专（兼）职人员负责卫生监督协管服务工作，加强了基层卫生监督力量，形成了更为完备的卫生监督网络体系。截至 2018 年末，全国共有卫生监督机构 2 949 个，其中：省级 29 个、市（地）级 392 个、县（区、县级市）级 2 515 个。卫生监督机构卫生人员 8.2 万人。

各级卫生监督机构在同级卫生行政部门领导下承担卫生监督工作任务。主要职责是：依法监督管理食品、化妆品、消毒产品、生活饮用水及涉及饮用水卫生安全产品；依法监督管理公共场所、职业、放射、学校卫生等工作；依法监督传染病防治工作；依法监督医疗机构和采供血机构及其执业人员的执业活动，整顿和规范医疗服务市场，打击非法行医和非法采供血行为；承担法律法规规定的其他职责。

（三）技术支持机构

技术支持机构主要由疾病预防控制机构、科研院所、检验机构组成，承担着卫生监督抽样检测、仲裁检验以及突发公共卫生事件检测出证等任务。

三、卫生监督的内容与方法

（一）卫生监督的内容

卫生监督的内容非常广泛，几乎涉及健康相关机构和产品的各个方面，主要包括医疗机构、学校与托幼机构、公共场所、国境卫生检疫、职业卫生、放射卫生监督，以及食品、药品、血液及血液制品、生活饮用水和涉水产品等健康相关产品监督。

（二）卫生监督的方法

卫生监督主体依据卫生法律、法规采取卫生法制宣传教育、卫生行政许可、卫生监督检查、卫生行政奖励、卫生行政处罚、卫生行政强制措施、卫生行政强制执行的手段进行卫生监督。

卫生监督可以分为预防性卫生监督和经常性卫生监督。预防性卫生监督是指卫生监督主体依据法律、法规对新建、改建、扩建的建设项目所开展的卫生审查和竣工验收，旨在消除潜在健康隐患。经常性卫生监督是指卫生监督主体定期或不定期对管辖范围内的企事业单位、个人或社会组织遵守卫生法律法规情况进行的日常性监督活动。

四、卫生监督的执法依据

（一）法律依据

依法行政是卫生监督遵循的基本原则。改革开放以前，我国卫生监督工作的职能一直由卫生防疫、防治机构和其他卫生机构履行，卫生法制建设尚不健全，卫生监督的依据主要是由国家卫生行政部门颁布的卫生行政规章，缺乏专门的法律或法规。1995 年 10 月 30 日，全国人大常委会颁布《中华人民共和国食品卫生法》，明确规定"县级以上地方人民政府卫生行政部门在管辖范围内行使食品卫生监督职责。铁道、交通行政主管部门设立的食品卫生监督机构，行使国务院卫生行政部门会同国务院有关部门规定的食品卫生监督职责"，标志着我国卫生监督法律体系初步形成，卫生监督工作进入法制管理阶段。根据法律效力的不同，我国形成了由宪法、卫生法律、卫生行政法规和卫生行政规章、地方性卫生行政法规和卫生行政规章、国际卫生条例构成的卫生监督法律体系。

1. **宪法** 宪法是我国的根本大法，具有最高的法律效力。宪法不仅是一切法律法规制定的依据，也是我国卫生监督的法律依据。如我国《宪法》第二十一条规定："国家发展医疗卫生事业，发展现代医药和我国传统医药，鼓励和支持农村集体经济组织、国家企事业组织和街道组织举办各种医疗卫生设施，开展群众性的卫生活动，保护人民健康。"

2. **卫生法律** 全国人民代表大会相继通过了《职业病防治法》《传染病防治法》《执业医师法》《国境卫生检疫法》《献血法》《母婴保健法》《药品管理法》等12部法律。其他基本法律和其以外的其他法律中有关卫生方面的条款也都为卫生监督提供了重要法律依据。

3. **卫生行政法规和卫生行政规章** 国务院迄今已经颁布了《尘肺病防治条例》《公共场所卫生管理条例》《医疗机构管理条例》等40多件卫生行政法规。截至2017年12月31日，卫生健康部门现行有效规章共有91件。

4. **地方性卫生行政法规和卫生行政规章** 各地方权力机关已经制定了大量的地方性卫生法规和规章，如《上海市艾滋病防治办法》《黑龙江省发展中医条例》等，地方性卫生行政法规和规章仅在本行政区域内发生法律效力。

5. **国际卫生条例** 《国际卫生条例》(*International Health Regulations*，IHR)是一部具有普遍约束力的国际卫生法。我国是《国际卫生条例(2005)》的缔约国，按照该条例已与WHO和相关国家建立了信息通报、病原样本共享和技术交流机制。

（二）技术依据

卫生标准是卫生监督主体进行卫生监督中遵照执行的重要技术法规。卫生标准是指为实施国家卫生法律法规和有关卫生政策，保护人体健康，在预防医学和临床医学研究与实践的基础上，对涉及人体健康和医疗卫生服务事项制定的各类技术规定。国家卫生标准委员会是国家卫生健康委员会领导下的卫生标准技术管理组织，下设17个专业委员会。

按照性质不同，卫生标准可以分为技术标准、管理标准和工作标准。按照适用范围，卫生标准可以分为国家标准、行业标准、地方标准和团体标准、企业标准。国家标准分为强制性标准、推荐性标准，行业标准、地方标准是推荐性标准。强制性标准必须执行，国家鼓励采用推荐性标准。目前，我国现行有效的卫生标准已达1 000多项，形成了覆盖职业卫生、放射卫生、环境卫生、学校卫生、传染病、消毒、血液、医疗服务等17个专业的标准体系，为卫生监督的监测检验、评价、执法、举证提供了重要技术依据。

五、卫生监督体系的改革与发展

中华人民共和国成立以来，我国各级卫生防疫机构一直承担卫生监督职能。1996年，卫生部制定发布了《关于进一步完善公共卫生监督执法体制的通知》，揭开了卫生监督体制改革的序幕，卫生监督体系逐步从卫生防疫系统中独立出来，与疾病预防控制体系、医疗救治体系共同构成公共卫生体系。2004年，卫生部发布《关于卫生监督体系建设的若干规定》，进一步明确规定了卫生监督体系的机构设置与人员管理、职责、保障措施。2006年，卫生部在卫生执法监督司的基础上组建了卫生部卫生监督局之后，全国各级卫生监督机构完成了组建，国家公共卫生和医疗服务监督职能的履行有了组织上的保障。为进一步整合卫生计生系统的监督执法资源，实现优势互补，提高综合监督效能，2013年国家卫生和计划生育委员会整合监督执法机构，组建卫生计生委综合监督执法局，集中行使公共卫生、医疗卫生和计划生育等综合监督执法职权。

第四节 健康教育与健康促进

一、健康教育与健康促进的概念

不健康的行为和生活方式与许多传染病的感染、慢性病的发生与发展、意外伤害、心理健康问题都息息相关。健康教育（health education）作为一种新的科学文化，通过有计划地应用循证的教学原理与技术，为学习者提供获取科学的健康知识、树立健康观念、掌握健康技能的机会，促使人们建立和形成健康的行为和生活方式，以消除健康危险因素，更好地促进和保护人民群众的健康。随着社会、经济的快速发展，不健康的行为和生活方式逐渐成为威胁健康的重要因素。健康教育作为引导人们健康行为养成的重要干预措施，正在发挥着越来越重要的作用。

1986年，WHO在加拿大首都渥太华召开了第一届国际健康促进大会，并发表《渥太华宪章》，明确提出了健康促进的定义、策略和行动纲领。健康促进（health promotion）是促使人们维护和提高他们自身健康的过程。健康促进是一种综合的社会共治过程，不仅包括加强个人素质和能力的行动，还包括改变物质、社会环境以及经济条件。《渥太华宪章》将健康教育与支持性环境结合起来，确立了健康促进的五大行动领域：制定健康的公共政策、营造支持性环境、强化社区行动、发展个人技能、调整卫生服务方向。

健康促进与健康教育两者密不可分，健康教育要改善人们的行为需要得到环境的支持，因此到一定阶段后便发展为健康促进。健康促进是一个以健康教育为基础的综合社会政治过程，健康教育作为健康促进中的重要策略和方法之一，需要以健康促进战略思想为指导，促进健康行为的养成。

二、国际健康教育与健康促进体系的建设经验

（一）由健康教育向健康促进转变

健康教育注重个人行为的转变，然而个人行为的改变不仅与自身的知识结构、健康观念有关，也与周围的社会、经济环境密不可分。健康促进更强调创造健康促进的环境，是一种综合健康治理。健康促进是健康教育的进一步发展，比健康教育更全面。1986年，WHO第一届国际健康促进大会引领了全球健康事业的发展潮流。历届国际健康促进大会发表的《宣言》也成为各国开展健康促进的行动纲领和指导原则。2016年11月，第九届全球健康促进大会在中国上海召开，主题为“可持续发展中的健康促进：人人享有健康，一切为了健康”，强调健康促进在全球可持续发展中的地位和作用。大会还发表了《2030可持续发展中的健康促进上海宣言》和《健康城市上海共识》。1976年，美国正式通过《健康资讯与健康促进法案》，成为美国推动健康促进计划的最高准则。1979年，联邦卫生署发表《健康人民：健康促进与疾病预防报告》，进一步提出将健康促进作为一项基本国策。美国卫生福利部从1980年起每隔10年发布一个新版的健康促进政策，到目前为止，先后发布了并实施了《健康人民1990：健康促进与疾病预防》《健康人民2000：健康促进与疾病预防》《健康人民2010：了解和改善健康》《健康人民2020》。

（二）政府主导

英国是较早建立健康教育体系的国家，1927年就成立了健康教育中央委员会，资金主要来自于政府和社会团体。美国于1971年成立了健康教育总统委员会，1976年美国卫生信息和健康促进局正式成立，负责协调卫生、教育和福利部有关卫生信息和健康促进的所有活动。在立法方面，1974年美国国会通过《国家健康教育规划和资源法案》，明确规定健康教育为国家优先项目之一。

同时建立了一套完整的健康教育与健康促进政府组织机构和工作机制。这些机构由国会审议立法通过,具有法律保障。

(三)重视开展系统的学校教育

健康教育最早是作为学校卫生教育的一部分出现的,后来一些医学与教育的工作者才逐渐提出应用健康教育预防疾病的理念。英国健康教育体系非常重视学校健康教育,1928年英国国家教育委员会发布了《关于健康教育的建议手册》,为在公立小学工作的教师和其他人员提出了在学校开展健康教育的建议。在基层学校中,超过半数以上的中、小学设有健康教育协调员,负责落实开展活动。在美国,学校健康教育也是基础教育的一个重要组成部分。国家制定健康教育标准,明确规定了从幼儿园至学校的儿童健康教育操作指标。几乎所有的幼儿园,中、小学校的学生都要接受内容涵盖了卫生行为、疾病预防、心理卫生、营养卫生等方面的系统教育。目前许多发展中国家也把学校健康教育作为促进全民健康教育活动的重要组成部分,如叙利亚、印度、斯里兰卡、肯尼亚等国都在中、小学校独立开设健康教育课程。

(四)健康教育职业的培养与规范

目前美国已有近千所高等院校将健康教育学列为专业课或选修课,并授予健康教育学学士学位,部分学校还授予健康教育研究生学位。美国政府还通过对健康教育职业的规范来推动健康促进事业的发展。1997年,美国职业分类标准政策研究委员会通过了"健康教育工作者为一种新的、独立的职业"的决定,颁布了与健康教育和健康促进有关的职业规范,促进了美国健康教育与健康促进事业规范有序地发展。

三、我国健康教育与健康促进体系的建设与发展

我国在中华人民共和国成立初期就开始建立以卫生行政部门和事业单位为核心的健康教育工作体系。1951年中央卫生部卫生宣传处正式成立,随后北京、上海、沈阳、南京等地的卫生健康教育所也相继成立。1956年卫生部《关于加强卫生宣传工作的指示》中要求在省一级和大中城市建立卫生教育所,并要求卫生防疫站、妇幼保健站把卫生宣传作为主要业务之一,其他医疗卫生单位和医务工作者也都要进行卫生宣传工作。1984年"中国健康教育协会'成立,1986年中国健康教育研究所成立,标志着我国基本建立了较为完整的健康教育组织体系。

目前,我国形成了以卫生行政部门、健康教育专业机构为主体,社区、学校、工作场所、医院、企业、媒体和其他社会力量共同参与的健康教育工作体系。在国家层面由国家卫生健康委员会宣传司健康促进处负责组织开展健康教育、健康促进活动。2008年"中国疾病预防控制中心健康教育所"更名为"中国健康教育中心",是国家卫生健康委员会直属事业单位。中国健康教育中心作为主管国家健康教育工作的业务机构,负责全国健康教育与卫生计生新闻宣传工作的技术指导,开展相关理论与实践的研究,承担全国健康教育与卫生计生新闻宣传大型活动的组织实施及信息管理、媒体联系、业务培训等有关技术和服务性工作。

2016年8月19日至20日,我国召开了新世纪第一次全国卫生与健康大会。习近平主席发表重要讲话,从国家发展的战略和全局高度,深刻阐述了建设健康中国的总体要求、目标任务,明确提出了"以基层为重点,以改革创新为动力,预防为主,中西医并重,将健康融入所有政策,人民共建共享"的卫生与健康工作方针。同年8月26日,中共中央政治局召开会议,审议通过了《"健康中国2030"规划纲要》,成为我国今后15年推进健康中国建设的行动纲领。其目标是力争到2030年人人享有全方位、全生命周期的健康服务,人均预期寿命达到79岁,主要健康指标进入高收入国家行列。2017年,国家卫生和计划生育委员会发布了《"十三五"全国健康促进与教育工作规划》,提出建立健全以健康教育专业机构为龙头,以基层医疗卫生机构、医院、专业公共卫生机构为基础,以国家健康医疗开放大学为平台,以学校、机关、社区、企事业单位健康教育职能部门为延伸的健康促进与教育体系。

四、我国健康教育与健康促进的基本内容

（一）提高全民健康素养

加强健康促进与教育，提高人民健康素养，是提高全民健康水平最根本、最经济、最有效的措施之一。2009 年开始，中央财政免费向全体居民提供基本公共卫生服务项目，其中即包括健康教育服务，从基础上筑牢了维护居民健康的第一道屏障。2008 年，中国政府启动了中国公民健康素养促进行动，并设立了健康素养促进专项资金。健康素养（health literacy）是指个人获取和理解基本健康信息和服务，并运用这些信息和服务做出正确决策，以维护和促进自身健康的能力。该项目以普及健康知识和技能、提高居民健康素养水平为主要目标，通过媒体宣传、健康促进场所创建、重点疾病健康教育、健康素养和烟草流行监测等形式开展了多种多样的健康素养促进活动。

（二）加大学校健康教育

将健康教育纳入国民教育体系，把健康教育作为所有教育阶段素质教育的重要内容。以中小学为重点，建立学校健康教育推进机制。构建相关学科教学与教育活动相结合、课堂教育与课外实践相结合、经常性宣传教育与集中式宣传教育相结合的健康教育模式。培养健康教育师资，将健康教育纳入体育教师职前教育和职后培训内容。

（三）塑造自主自律的健康行为

重点通过引导合理膳食、开展控烟限酒、促进心理健康、减少不安全性行为和毒品危害，促进健康行为的养成。

（四）提高全民身体素质

将完善全民健身公共服务体系作为提高全民身体素质的重要任务。全民健身（national fitness）是指政府倡导、大众参与，以增进身心健康为目的的健身活动。全民健身是实现全民健康的重要途径和手段，是全体人民增强体魄、幸福生活的基础保障。近年来，国家高度重视全民健身事业的发展，随着《"健康中国 2030"规划纲要》的颁布，全民健身上升为全面提高全民身体素质和健康水平的重要健康战略。政府在统筹建设全民健身公共设施、全民健身组织网络建设、制定和实施全民健身计划、普及科学健身知识和健身方法、发布体育健身活动指南等全民健身公共服务方面都将发挥主导作用。

五、我国健康教育与健康促进体系的发展与展望

"十三五"时期，我国健康促进与健康教育工作面临着新的形势和新的任务。全国卫生与健康大会确立了新时期卫生与健康工作方针，强调要倡导健康文明的生活方式，建立健全健康教育体系，提升全民健康素养。《"健康中国 2030"规划纲要》作为我国首次在国家层面提出的健康领域中长期战略规划，明确提出"到 2030 年，全民健康素养大幅提高，健康生活方式得到全面普及，有利于健康的生产生活环境基本形成"的目标，突出了以促进健康为中心的"大健康"的发展理念，并提出"把健康摆在优先发展的战略地位，立足国情，将促进健康的理念融入公共政策制定实施的全过程，加快形成有利于健康的生活方式、生态环境和经济社会发展模式，实现健康与经济社会良性协调发展"。加强健康促进与教育作为健康中国建设任务之首，将会为建设健康中国发挥重要的作用。

第五节 突发公共事件卫生应急体系

突发事件（emergency）是指突然发生，造成或者可能造成严重社会危害，需要采取应急处置措施予以应对的自然灾害、事故灾难、公共卫生事件和社会安全事件。卫生应急肩负着突发公共

事件紧急医学救援的重大使命，是推进健康中国建设和落实国家公共安全战略的重要内容。中国卫生应急在积极应对SARS、汶川地震医学救援、西非埃博拉出血热疫情等挑战中建立完善了卫生应急体系，处置能力和救援能力不断提高。

一、公共事件卫生应急组织体系

我国已初步建立统一领导、综合协调、分类管理、分级负责、属地管理为主的应急管理体制。卫生应急组织体系包括：卫生应急指挥机构、日常管理机构、专业技术机构和队伍（图4-2）。

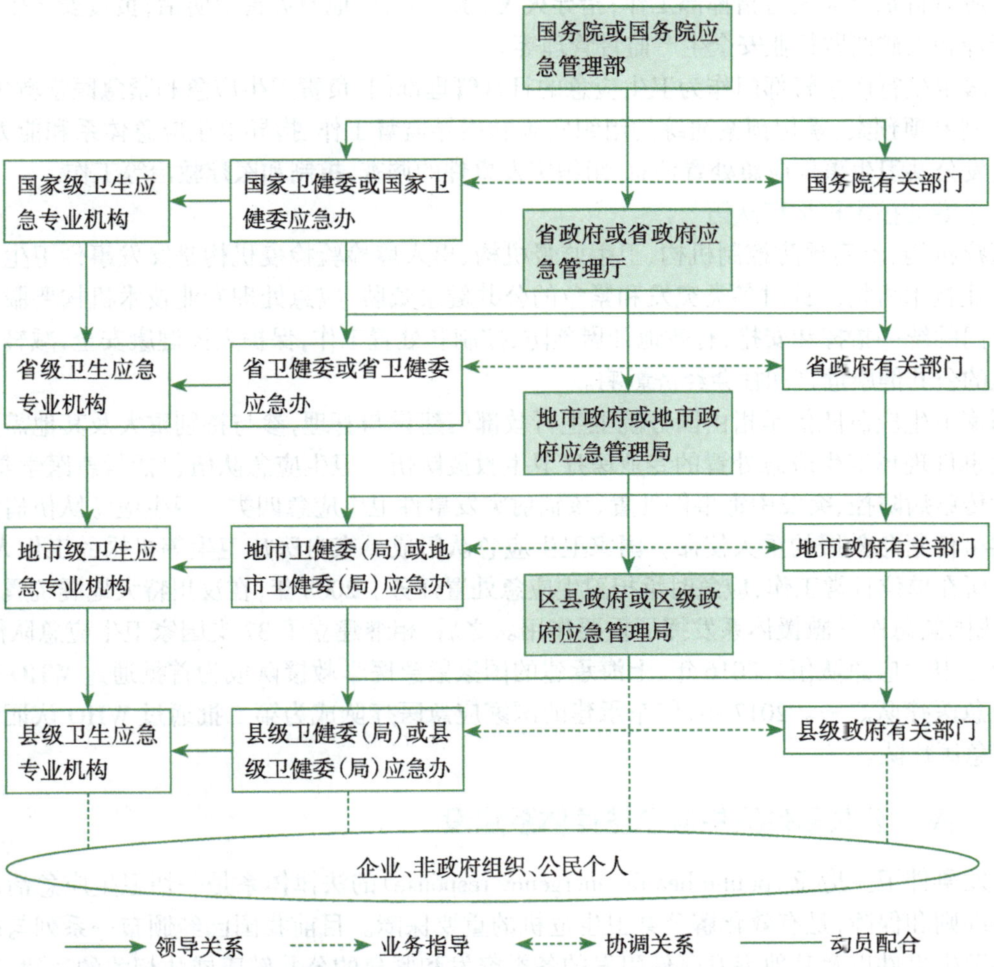

图4-2　我国卫生应急组织体系

（一）指挥机构

按照《突发公共卫生事件应急条例》（2011年修订）的规定，由国务院设立全国突发事件应急处理指挥部，由国务院有关部门和军队有关部门组成，国务院主管领导人担任总指挥，负责对全国突发事件应急处理的统一领导、统一指挥。省、自治区、直辖市人民政府成立地方突发事件应急处理指挥部，省、自治区、直辖市人民政府主要领导人担任总指挥，负责领导、指挥本行政区域内突发事件应急处理工作。县级以上地方人民政府有关部门，在各自的职责范围内做好突发事件应急处理的有关工作。按照分级负责的原则，一般性灾害由地方各级政府负责，应急管理部代表中央统一响应支援；发生特别重大灾害时，应急管理部作为指挥部，协助中央指定的负责同志组织应急处置工作，保证政令畅通、指挥有效。

卫生应急决策指挥平台体系以各级卫生健康行政部门应急指挥中心为枢纽，纵向覆盖各级疾控机构、医疗机构、院前急救机构和应急队伍等节点，横向与灾害灾难管理、口岸卫生检疫、气象等多部门协作联通。

（二）日常管理机构

2018 年 3 月 13 日，中华人民共和国应急管理部成立，负责全国突发事件应急处理的日常管理工作。其职责包括：组织编制国家应急总体预案和规划，指导各地区各部门应对突发事件工作，推动应急预案体系建设和预案演练；建立灾情报告系统并统一发布灾情，统筹应急力量建设和物资储备并在救灾时统一调度，组织灾害救助体系建设，指导安全生产类、自然灾害类应急救援，承担国家应对特别重大灾害指挥部工作；指导火灾、水旱灾害、地质灾害等防治；负责安全生产综合监督管理和工矿商贸行业安全生产监督管理等。

各级卫生行政主管部门作为卫生应急的日常管理部门，负责卫生应急和紧急医学救援工作、组织编制专项预案，承担预案演练的组织实施和指导监督工作、指导卫生应急体系和能力建设、发布突发公共卫生事件应急处置信息、组织突发事件的调查、控制和医疗救治等工作。

（三）专业技术机构和队伍

医疗机构、疾病预防控制机构、卫生监督机构、出入境检验检疫机构是突发事件卫生应急处理的专业技术机构。针对各类突发和紧急的公共健康威胁，应急处理专业技术机构要服从卫生行政部门的统一指挥和安排，有效地开展预防、控制和处置工作，保护人民健康安全，减轻突发事件造成的公共健康危害和社会经济影响。

国家卫生应急队伍是指由国务院卫生行政部门建设与管理，参与特别重大及其他需要响应的突发事件现场卫生应急处置的专业医疗卫生救援队伍。卫生应急队伍包括紧急医学救援、突发急性传染病防控、突发中毒事件处置、核辐射突发事件卫生应急四类。卫生应急队伍肩负着突发公共事件紧急救援的重大使命。国家卫生应急队伍成员来自医疗卫生等机构的工作人员，平时承担所在单位日常工作，应急时承担卫生应急处置任务。2008 年，在汶川特大地震抗震救灾过程中，我国紧急医学救援体系发挥了重要作用。之后，相继建立了 37 支国家卫生应急队伍、2 万余支地方卫生应急队伍。2016 年，上海承建的国家紧急医学救援队成为首批通过 WHO 认证的国际应急医疗队之一。2017 年，广东承建的国家应急医疗队成为第二批通过 WHO 认证评估的国际应急医疗队。

二、突发公共事件卫生应急法律体系建设

突发事件卫生应急（public health emergency response）的法律体系是一切卫生应急活动的根本行为准则和保障，是有效化解公共卫生危机的重要保障。目前我国已经颁布一系列与应对突发公共卫生事件以及其他突发事件引发的各类突发和紧急的公共健康威胁相关的法律、行政法规和部门规章。

为了预防和减少突发事件的发生，控制、减轻和消除突发事件引起的严重社会危害，规范突发事件应对活动，保护人民生命财产安全，维护国家安全、公共安全、环境安全和社会秩序，2007 年 8 月全国人大常委会通过了《中华人民共和国突发事件应对法》，确立了我国应对各类突发事件的基本法律制度。该法自 2007 年 11 月 1 日起施行，明确规定了突发事件的预防与应急准备、监测与预警、应急处置与救援、事后恢复与重建等应对活动。此外，其他相关法律也涉及突发事件的卫生应急，如《药品管理法》第四十三条规定：“国内发生重大灾情、疫情及其他突发事件时，国务院规定的部门可以紧急调用企业药品。”为依法开展卫生应急工作提供了依据。

为了有效预防、及时控制和消除突发公共卫生事件的危害，保障公众身体健康与生命安全，维护正常的社会秩序，2003 年 5 月国务院通过并实施《突发公共卫生事件应急条例》，这是我国

首次出台专门针对突发公共卫生事件的行政法规。该条例明确了我国应对突发公共卫生事件应当遵循的方针和原则，明确规定了各级政府、有关部门、医疗卫生机构、社会公众在应对突发公共卫生事件中的权利、责任和义务。

目前，国家已颁布突发事件应急的部门规章超过50个，如《突发公共卫生事件与传染病疫情监测信息报告管理办法》《突发公共卫生事件交通应急规定》《食物中毒事故处理办法》等。

此外，《国际卫生条例(2005)》要求各缔约国报告可能造成国际关注的突发公共卫生事件，发展、加强和保持其快速有效应对国际关注的突发公共卫生事件的应急核心能力。目前，我国突发公共卫生事件监测及应对、实验室能力和生物安全管理、出入境口岸核心能力、人畜共患病防控、食品药品安全事故防控能力、化学性和核辐射事件防控等公共卫生核心能力均达到了《国际卫生条例(2005)》的要求。

三、突发公共事件卫生应急体系的运行机制

(一) 预防与准备

突发事件应急工作应当遵循预防为主、常备不懈的方针。预防与准备是卫生应急管理的第一个阶段，目的是通过在管理机制、物资、信息、人力、财力等方面进行准备，有效地避免突发公共卫生事件的发生，以及在突发公共卫生事件发生时能有效从容应对。

1. **制定突发事件卫生应急预案** 卫生应急预案是指为预防和减少突发公共卫生事件的发生，控制、减轻和消除突发事件对人民群众生命健康的危害，规范突发事件卫生应急工作而预先制定的工作方案。卫生应急预案主要包括专项预案、部门预案和各级各类医疗卫生机构预案。预案内容一般包括风险隐患监测分析、处置工作程序、响应措施、物资储备、卫生应急队伍和相关单位联络员联系方式等。2017年，国家卫生和计划生育委员会制定了《突发事件卫生应急预案管理办法》，对预案的分类、内容、编制要求、审查、备案培训等都做出了进一步规范。

2. **物资储备与应急队伍建设** 根据突发事件应急预案的要求，应保证应急设施、设备、救治药品和医疗器械等物资储备。急救医疗服务网络应配备相应的医疗救治药物、技术、设备和人员，提高医疗卫生机构应对各类突发事件的救治能力。

3. **监测与预警** 国家建立统一的突发公共卫生事件监测、预警与报告网络体系。各级医疗、疾病预防控制、卫生监督和出入境检验检疫机构负责开展突发公共卫生事件的日常监测工作。根据突发事件的类别，制定监测计划，科学分析、综合评价监测数据，对早期发现的潜在隐患以及可能发生的突发事件及时报告。

(二) 响应与处置

应急响应与处置是在突发事件发生后，确认危机和控制危机的重要环节。突发事件一旦发生，必须在第一时间做出响应，迅速行动，对危机进行控制，最大限度地减少事件造成的影响与损失。

1. **响应** 各类突发公共事件按照其性质、严重程度、可控性和影响范围等因素，一般分为四级：Ⅰ级(特别重大)、Ⅱ级(重大)、Ⅲ级(较大)和Ⅳ级(一般)。我国《国家突发公共事件总体应急预案》和《国家突发公共事件医疗卫生救援应急预案》中明确了四级应急响应策略。应急响应具体工作包括：应急监测、风险评估、流行病学调查、实验室检测、病例转运、病例诊疗、院感控制、密切接触者追踪管理、风险沟通、心理危机干预、督导检查等。

2. **处置** 突发公共事件发生后，各级政府要根据职责和规定的权限启动相关应急预案，及时、有效地进行处置，控制事态。应急处理要采取边调查、边处理、边抢救、边核实的方式，以有效措施控制事态发展。各级人民政府、卫生行政部门、其他有关部门指定的突发事件应急处理专业技术机构应按照应急预案中的要求履行职责。

(三) 恢复与重建

1. **善后处置** 突发公共事件发生后，要积极稳妥、深入细致地做好善后处置工作。对突发公共事件中的伤亡人员、应急处置工作人员，以及紧急调集、征用有关单位及个人的物资，要按照规定给予抚恤、补助或补偿，并提供心理及司法援助，做好疫病防治和环境污染消除工作。保险监管机构督促有关保险机构及时做好有关单位和个人损失的理赔工作。

2. **调查与评估** 各级卫生行政部门在本级人民政府的领导下，组织有关人员对突发公共卫生事件的处理情况进行评估。评估内容主要包括事件概况、现场调查处理概况、患者救治情况、所采取措施的效果评价、应急处理过程中存在的问题和取得的经验及改进建议。

3. **恢复与重建** 主要内容包括：卫生应急处置过程中物资损耗的补充与征用物资补偿；加强和完善传染病联防联控工作机制；进一步加强传染病疫情监测；扩大免疫规划措施；加强医疗卫生机构能力建设；广泛深入开展卫生整治。

第六节 环境健康管理

一、环境健康问题

环境是指直接或间接影响人类机体或活动的各种因素构成的总体状态，包括大气、水、土壤、生物等自然环境，以及人类的生产生活环境和社会环境。良好的环境是生存的基础和健康的保障。离开健康的环境，人类的健康则无从谈起。

近百年来，全世界已发生多起环境污染造成的严重健康危害事件，例如英国“伦敦烟雾事件”、美国“洛杉矶光化学烟雾事件”、日本“水俣病事件”、日本“痛痛病事件”等，均造成了巨大的生命财产损失。环境污染对人类健康的威胁日益严峻。2016 年 WHO 发表的《通过健康环境预防疾病——对环境风险疾病负担的全球评估》(第二版)报告指出，全球约有 1 260 万人的死因是“在不健康环境中生活或工作”，约占全球死亡总数的 1/4。各种环境风险因素，如空气、水和土壤污染，接触化学品，气候变化，紫外线辐射等，导致了 100 多种疾病和损伤，其中卒中、心脏病、癌症和慢性呼吸系统疾病等非传染性疾病死亡人数占不健康环境造成的死亡总数的近 2/3。环境风险对年幼儿童和老人影响最大。这些环境风险因素中有许多可通过有针对性、具有成本效益的环境管理措施予以预防和减少。WHO 估计，通过改善环境管理，每年可以预防 170 万名 5 岁以下儿童和 490 万名 50~75 岁成年人的死亡。

在我国，环境污染已成为不容忽视的健康危险因素。随着我国工业化、城市化进程的加快，传统经济发展方式带来的资源环境约束日益趋紧，生态环境风险逐步凸显，由空气、水、土壤等环境污染引发的呼吸系统疾病、恶性肿瘤和出生缺陷等健康问题也越来越突出。“癌症村”“镉三角”出现，重金属污染致人体健康损害事件、雾霾天气频发。我国疾病负担结果也显示，过去 20 年中国主要的健康危险因素已经转变为生活方式和环境危险因素。环境与健康问题已经成为我国生态文明建设的重大挑战。目前，我国已将环境与健康工作纳入生态文明建设和健康中国建设的重要议事日程。

二、环境健康管理的基本内容

(一) 开展爱国卫生运动

1. **加强城乡环境卫生综合整治** 加大农村人居环境治理力度，全面加强农村垃圾治理，实施农村生活污水治理工程，大力推广清洁能源。实施农村饮水安全巩固提升工程，加快无害化卫生厕所建设。

2. **创建健康城市和健康村镇等** 1986 年，WHO 发起“健康城市”运动，提出“健康城市应该

Note

是一个不断开发、发展自然和社会环境，并不断扩大社会资源，使人们在享受生命和充分发挥潜能方面能够互相支持的城市。”1989 年，我国爱国卫生运动委员会启动卫生城市创建活动。1994 年，WHO 在上海嘉定区与北京东城区开展健康城市试点。2001 年，苏州市提出建设健康城市，成为我国第一个正式向 WHO 申报的城市。2003 年，上海市正式启动健康城市三年行动计划。2016 年，《“健康中国 2030”规划纲要》中明确提出了将推进健康城市和健康村镇建设作为健康中国建设的抓手，由此，健康城市和健康村镇建设正式在全国推开，强调健康城市建设应当秉持“大卫生、大健康”理念，实施“把健康融入所有政策”策略，坚持“共建共享”，发挥政府、部门、社会和个人的责任，共同应对城市化发展中的健康问题。

（二）环境与健康监测、调查和风险评估

环境健康风险是指环境污染（生物、化学和物理）对公众健康造成不良影响的可能性，对这种可能性进行定性或定量的估计称为环境健康风险评估。风险管理是环境与健康工作的核心任务，组织实施环境与健康调查、监测工作，开展风险评估，可以为掌握环境污染对人群健康影响和潜在风险奠定基础。

环境健康风险监测是指为动态掌握环境健康风险变化趋势，针对与健康密切相关的环境因素持续、系统开展的监测活动，监测内容包括环境健康风险源、环境污染因子暴露水平等。目前，我国已建立起覆盖全国的环境健康监测网络。全国城乡饮用水监测覆盖所有县市区和 90% 的乡镇，对于保障饮用水安全发挥了重要作用。疾病预防控制机构自 2011 年起每年连续开展农村环境卫生监测，覆盖了全国 700 个县的 14 000 个监测点，掌握了全国农村环境卫生基本状况。

环境与健康调查是指为掌握当前或历史上环境污染与公众健康状况之间的关系而组织的调查，调查内容包括污染源调查、环境质量状况调查、暴露调查和健康状况调查等。

环境健康风险评估对象包括重点区域、流域和行业、建设项目以及污染地块等。设区的市级以上环境保护主管部门应在环境与健康监测、调查工作的基础上，针对重点区域、流域和行业开展环境健康风险评估，识别主要风险来源，评估风险发生的可能性及其危害程度。

（三）环境健康风险防控

环境健康风险防控指为有效预防、控制和降低环境健康风险而采取的环境管理措施，主要内容包括环境监管和公民环境与健康素养提升。

1. **环境监管**　是环境监管部门以解决危害公众健康的突出环境问题为导向，依据环境与健康相关法律法规、政策和技术规定，综合评估并筛选重点区域、流域和行业以及优先控制污染物，落实各项风险防控措施。它既包括环境健康风险评估，也包括日常环境管理业务。环境监管措施包括：公布有毒有害污染物名录和优先控制化学品名录，实行风险管理；统一环境基准和管理规范类标准；根据环境需要引导环境与健康科学技术研究、开发和应用；开通社会监督途径等。

2. **公民环境与健康素养提升**　环境与健康素养（environment health literacy）指人获取并理解环境与健康基本知识，同时运用这些知识对常见的环境与健康问题做出正确判断，树立科学观念并具备采取行动保护环境、维护自身健康的能力。掌握正确的理念是提升环境与健康素养的基础，把握安全、风险、暴露等基本概念是理解、判断环境与健康问题的前提，养成相关行为和生活方式、具备相关技能是环境与健康素养的重要体现。2013 年，环境保护部组织有关专家编制了《中国公民环境与健康素养（试行）》，以普通公众为对象，针对环境与健康的基本理念、基本知识和基本技能进行宣传和普及。2014 年，为动员全民参与环境保护和监督大气污染防治，环境保护部编制了《“同呼吸、共奋斗”公民行为准则》。2018 年 5 月，全国首个环境与健康素养监测项目在湖北率先启动，目的是通过监测，掌握现阶段我国居民环境与健康素养水平及其影响因素，为针对不同人群制定差异化素养提升目标和提升措施、制定和评价环境管理和健康促进政策提供科学依据。该项目涉及 15 省（自治区）的 90 个县 / 区，计划监测约 4 万人。

三、我国环境健康管理体制

我国自2005年开始大力推进环境健康管理。2007年，卫生部、国家环保总局牵头联合16个部门发布了《国家环境与健康行动计划(2007—2015)》，该规划作为中国环境与健康领域的第一个纲领性文件，对于指导国家环境与健康工作的科学开展、促进经济社会可持续健康发展具有重要意义。之后国家又陆续制定并发布了《国家环境保护“十二五”环境与健康工作规划》《国家环境保护“十三五”环境与健康工作规划》《国家环境保护环境与健康工作办法(试行)》等文件。我国2014年修订的《中华人民共和国环境保护法》增加了环境与健康保护制度。该法第三十九条规定：“国家建立、健全环境与健康监测、调查和风险评估制度；鼓励和组织开展环境质量对公众健康影响的研究，采取措施预防和控制与环境污染有关的疾病。”标志着我国由基于污染防治的环境规制向基于健康保护的环境规制过渡，进一步推动了将保障公众健康理念融入环境保护政策。但是这仅是环境健康管理的纲领性条款，现行的法律法规对环境健康管理没有专门立法，导致与现有健康问题衔接不够，在很大程度上阻碍了有效的环境健康管理体系的建立。

环境与健康涉及两个主要行政部门以及相关部门的管理职责，建立合作机制至关重要。2007年，卫生部与国家环保总局联合制定《卫生部国家环保总局环境与健康工作协作机制》，建立了环境与健康工作领导小组，领导小组采取双组长制，组长由卫生部、国家环保总局分管领导担任，成员由相关业务司局的司局级领导担任；建立环境与健康工作联合办公室，联合办公室采取双办公室制，分别设在卫生部卫生监督局和国家环保总局科技标准司相应处室。联合办公室是领导小组下设的办事机构，负责环境与健康相关工作的运转和协调。通过领导小组例会制度和联合办公室工作制度，双方联动，共同开展工作。

为切实加强对环境与健康工作的领导及部门间协作，2018年1月，《国家环境保护环境与健康工作办法(试行)》中明确提出，由环境保护部负责指导、规范和协调环境与健康工作的开展。设区的市级以上地方环境保护主管部门在本级地方人民政府领导或上级环境保护主管部门指导下，负责开展本行政区域内的环境与健康工作。该办法改变了“双牵头”的领导小组工作机制，进一步明确了环境保护部承担环境健康管理的首要职责。

四、国际环境健康管理的经验借鉴

(一) 公众健康优先作为核心目标

将保障生命安全和健康作为核心目标的制度安排，对解决环境与健康问题无疑具有重大意义。美国的环境立法与政策制定中都要求将公众健康作为首要考虑因素，体现了公众健康优先的价值取向。

(二) 制定和完善环境健康管理法律法规

韩国于2008年制定了《环境健康法》，是世界上第一部环境与健康领域的单独立法。该法以维护公众健康和生态安全为目的，规定了政府与企业在环境与健康管理上的主要责任以及优先保护领域，为相关的法规和规章的制定提供了法律依据。

(三) 建立环保部门与卫生部门的合作机制

环境与健康管理必然会涉及环保与卫生两个主要行政部门和其他相关部门的管理职责，因此建立部门之间的合作机制至关重要。美国环保部门和卫生部门有效划分了共同的环境问题和对象上的管制权限。在突发环境危害事件的发现、紧急处理和后续污染治理阶段建立了成熟的合作机制，并通过环境与健康信息系统的建立将不同管理部门、不同学科领域的资源进行整合，实现互联互通。

(张　歆)

思考题

1.《“健康中国2030”规划纲要》作为推动健康促进的一项国家战略，对我国预防服务保障体系的建设发挥了哪些引领作用？

2. 不断涌现的新的健康问题是如何推动预防保障体系的变化和发展的？

3. 部门协作机制是如何保障预防服务开展的？如何建立有效的部门协作机制？

第五章 医疗服务体系

本章要点

1. **掌握** 我国城市与农村三级医疗服务体系的构成;各级医疗机构的概念。

2. **熟悉** 各级医疗机构的功能任务;我国分级诊疗制度的含义。

3. **了解** 各级医疗机构的服务内容;我国医疗服务体系未来发展的方向;我国分级诊疗格局形成的基础条件。

章前案例

材料一:

2016 年 12 月 27 日,国务院颁布了《"十三五"卫生与健康规划》,对我国医疗卫生事业在"十二五"期间取得的成就进行了全面总结,对"十三五"期间的工作进行了规划与部署。其中,明确 2020 年的发展目标之一就是"健康服务模式实现转变——机构间的分工协作更加紧密,家庭医生签约服务制度基本全覆盖,符合国情的分级诊疗制度基本建立。"实现分级诊疗的具体任务包括:以提高基层医疗服务能力为重点,以常见病、多发病、慢性病分级诊疗为突破口,形成科学合理的就医秩序,基本实现基层首诊、双向转诊、急慢分治、上下联动。明确各级各类医疗机构诊疗服务功能定位,控制三级医院普通门诊规模,支持和引导患者优先到基层医疗卫生机构就诊,由基层医疗卫生机构逐步承担公立医院的普通门诊、稳定期和恢复期康复以及慢性病护理等服务。鼓励二级以上医院成立全科医学科。推进全科医生(家庭医生)能力提高及电子健康档案等工作,发挥全科医生(家庭医生)的居民健康"守门人"作用,实施家庭医生签约服务制度,优先覆盖老年人、孕产妇、儿童、残疾人等人群,以及高血压、糖尿病、结核病等慢性疾病和严重精神障碍患者等。

材料二:

以人民健康为核心的罗湖医改

2017 年,深圳医改的"罗湖模式"被写进国务院《关于推进医疗联合体建设和发展的指导意见》。罗湖医改的主要特征包括:建立现代医院管理制度、改革医保支付方式、做实做强社康中心、提供全方位健康服务。罗湖医改前,居民对社康中心的评价是"缺医、少药、没检查"。为了让更多居民愿意留在社康中心,罗湖医院集团多举措打造服务共同体。做实做强社康中心,做实家庭医生签约服务。罗湖区政府加大财政投入,不断改善社康中心就医环境,通过转型、租赁、升级改造等方式,完成 9 家社区社康中心建设。同时,做实家庭医生签约服务,组建家庭医生团队。医院健全家庭医生服务信息支撑平台,设计了多种签约形式,包括 5 种工具、15 种场景、37 种签约形式。2018 年罗湖区签约居民从医改前的

13.1 万人上升到了 63 万人。家庭医生团队采取 4+X 模式．包括全科医师、全科护士、社区临床药师、公共卫生医师。已组建了 316 个家庭医生团队，家庭病床累计建床 3 312 张。[来源：潘锋．罗湖医改，以人民健康为核心——访深圳市罗湖医院集团院长兼罗湖区人民医院院长孙喜琢教授．中国当代医药，2018，25（23）：1-3.]

为什么要建立分级诊疗制度？在分级诊疗制度中各级医疗机构应当如何定位？目前建立该制度存在哪些困难？

医疗服务体系是健康保障的重要组成部分，与预防服务体系共同构成健康服务体系。虽然二者承担不同功能，但在服务过程中，二者相伴相生、相互促进，如果忽视了任何一类服务，都会造成人民群众生命、健康权益的重大损失。医疗服务体系由城市服务体系与农村服务体系构成，目前我国已对其机构设置、功能任务、服务内容等进行了明确规定。随着国家分级诊疗制度的进一步实施，各级医疗服务机构的纵向资源整合将向更广、更深入方向发展，新型三级医疗服务体系也将建立起来。基于此，本章首先介绍了目前我国城市医疗服务体系、农村医疗服务体系的构成和各类医疗机构的概念、功能、设置、服务内容，然后简要介绍了分级诊疗的含义、价值、就医流程与形成分级诊疗格局的三个基础条件，为学习和理解未来中国医疗服务体系的建立提供依据。

以医院的规模、技术水平、设备、管理水平和医疗质量为标准，我国的医院分为三级，每级再分为甲、乙、丙三等，其中三级医院增设特等，因而医院共分为三级十等。无论是城市医疗服务体系，还是农村医疗服务体系，其中的医院均需按照该标准的要求进行建设。

第一节　城市医疗服务体系

城市医疗服务体系由三级医院、二级医院和社区卫生服务中心（站）组成。不同级别的医疗机构在医疗卫生服务体系中定位不同，因而设置条件、功能任务、服务内容等也有所不同。

一、三级医院

（一）基本概念

三级医院是跨地区、省、市以及向全国范围提供医疗卫生服务的医院，是具有全面医疗、教学、科研能力的医疗预防技术中心。其主要功能是提供专科（包括特殊专科）的医疗服务，解决危重疑难病症；接受二级转诊，对下级医院进行业务技术指导和培训人才；完成培养各种高级医疗专业人才的教学和承担省以上科研项目的任务；参与和指导一、二级预防工作。

《医院等级划分标准》将各项指标的总和设定为 1 000 分，按照评审所得分数划分为甲、乙、丙三等的三级医院。

三级甲等医院：医院建设成绩显著，科室设置、人员配备、管理水平、技术水平、工作质量和技术设施等，按分等标准综合考核检查达 900 分及以上。

三级乙等医院：医院建设成绩尚好，其科室设置、人员配备、技术水平、工作质量、技术设施等，按分等标准综合考核检查达 750~899 分。

三级丙等医院：医院建设有一定成绩，基本标准考核合格，但与本标准要求尚有较大差距。按分等标准综合考核检查在 749 分及以下。三级丙等医院应有切实可行的改进措施。

三级特等医院：三级特等医院除达到三级甲等医院的标准外，还必须达到国家规定的其他标准。

（二）三级医院的机构设置

1. **病床设置**　三级医院病床在 500 张以上，设置时要综合考虑当地城镇化、人口分布、地理交通环境、疾病谱、突发事件应对等因素合理布局，实施分区域制定床位配置原则。在地市级区域，每100万~200万人口设置1~2个地市办综合医院，服务半径一般为50km左右，地广人稀地区人口规模可以适当放宽；在省级区域划分片区，每1 000万人口规划设置1~2个综合医院，地广人稀地区人口规模可以适当放宽。

2. **人员配置** 三级医院应配备与其功能相适应的技术力量，卫生技术人员及其他专业技术人员的结构必须满足下列要求：医师与护士比为1∶2；主任医师∶副主任医师∶主治医师∶医师比为1∶3∶5∶7，护师以上占护理人员总数≥30%；临床营养师以上职称人员≥2人；工程技术人员（技师、助理工程师及以上人员）占卫生技术人员总数≥1%；各一级科室和重点二级科室主任必须是主任医师，一般二级科室主任应为副主任医师；医学院校附属医院以及承担国家教学、科研任务的医院，适当增加人员比例。

（三）三级医院的功能任务

1. **提供诊疗服务** 三级医院主要提供专科（包括特殊专科）医疗服务，特别是解决危重疑难杂症。

2. **承担政府指令性任务** 承担对口支援县医院、乡镇卫生院（以下简称“受援医院”）和社区卫生服务机构的任务，有实施方案，专人负责；承担政府分配的为社区、农村培养人才的指令性任务，制定相关的制度、培训方案，并有具体措施予以保障；根据《中华人民共和国传染病防治法》和《突发公共卫生事件应急条例》等相关法律法规承担传染病的发现、救治、报告、预防等任务；建立院前急救与院内急诊“绿色通道”有效衔接的工作流程；开展健康教育、健康咨询等多种形式的公益性社会活动；在基本医疗保障制度框架内，建立双向转诊制度，完善相关服务流程；根据《统计法》及卫生行政部门规定，完成医院基本运行状况、医疗技术、诊疗信息和临床用药监测信息等相关数据报送工作，数据真实可靠。

3. **应急管理** 遵守国家法律、法规，严格执行各级政府制定的应急预案，服从指挥，承担突发公共事件的紧急医疗救援任务和配合突发公共卫生事件防控工作；加强领导，成立医院应急工作领导小组，落实责任，建立并不断完善医院应急管理机制；明确医院需要应对的主要突发事件策略，建立医院应急指挥系统，制定和完善各类应急预案，提高快速反应能力；开展应急培训和演练，提高各级、各类人员的应急素质和医院的整体应急能力；合理进行应急物资和设备的储备；建立医院应急管理的评估与持续改进机制。

4. **临床医学教育** 教学师资、设备设施符合医学院校教育、毕业后教育和继续医学教育的要求；承担本科及以上医学生的临床教学和实习任务；承担住院医师规范化培训和县级医院骨干医师培训任务；开展继续医学教育工作；指导和培训下级医院卫生技术人员提高诊疗水平，推广适宜卫生技术。

5. **科学研究** 有鼓励医务人员参与科研工作的制度和办法，并提供适当的经费、条件与设施；承担各级、各类科研项目，获得院内外经费，开展临床与基础相结合的研究工作；医院有将研究成果转化为实践应用的激励政策；依法取得相关资质，并按照药物临床试验管理规范（GCP）要求开展临床试验。

（四）三级医院的服务

1. **预约诊疗服务** 实施多种形式的预约诊疗与分时段服务，对门诊和出院复诊患者实行中长期预约。医院至少开展两种以上形式的预约诊疗服务，如电话、网络、现场等预约形式；门诊实行分时段预约诊疗服务；出院复诊患者实行中长期预约；专家门诊、专科门诊、普通门诊、出院复诊均开展预约诊疗服务；有完善的出院复诊患者、慢性病患者预约服务管理，登记资料完整。医院职能部门负责统一预约管理和协调工作；医院有预约诊疗工作制度和规范流程；有方便患者获取的门诊和预约服务公开的医疗信息；有出诊医师管理措施，变动出诊时间提前公告；医务人员熟知预约诊疗制度与流程。建立与挂钩合作的基层医疗机构的预约转诊服务，需有与基层医疗机构预约转诊的协议。

2. **住院、转科、转诊服务** 完善患者入院、出院、转科服务管理工作制度和标准，改进服务流程，方便患者。执行留观、入院、出院、转科、转院制度，并有相应的服务流程；有部门间协调机制，并有专人负责；能为患者入院、出院、转科、转院提供指导和各种便民措施；有科室没有空床或医疗设施有限时的处理制度与流程，并告知患者原因和处理方案。为急诊患者入院制定合理、便捷的入院相关制度与流程。危重患者应先抢救并及时办理入院手续。医院在办理入院、出院、转院手续时应便捷，分时段或床边办理出院手续，提供 24 小时服务；有为特殊患者（如残疾人、无近亲属陪护行动不便患者等）入院、出院提供多种服务的便民措施。转诊或转科流程明确，实施患者评估，履行知情同意，做好相关准备，选择适宜时机；经治医师应向患者或近亲属告知转诊、转科理由以及不适宜的转诊、转科可能导致的后果，获取患者或近亲属的知情同意；有病情和病历等资料交接制度并落实，保障诊疗的连续性。

3. **基本医疗保障服务** 有各类基本医疗保障管理制度和相应保障措施，严格服务收费管理，减少患者医药费用预付，方便患者就医。公开医疗价格收费标准和基本医疗保障支付项目。向患者提供基本医疗保障相关制度的咨询服务；向患者介绍基本医疗保障支付项目供患者选择，优先推荐基本医疗、基本药物和适宜技术。保障各类基本医疗保障制度参加人员的权益，强化参保患者知情同意。维护参保人员的权益，提供基本医疗保障相关信息；对于基本医疗保障服务范围外的诊疗项目应事先征得参保患者的知情同意。

（五）三级医院对患者合法权益的保障

1. 医院应保障患者或其近亲属、授权委托人享有的对病情、诊断、医疗措施和医疗风险等知情选择的权利，对患者或其近亲属、授权委托人进行病情、诊断、医疗措施和医疗风险告知的同时，应当提供不同的诊疗方案，并取得其书面同意。不宜向患者说明的，应当向患者的近亲属或授权委托人说明，说明内容应有记录，并取得其书面同意。

2. 开展实验性临床医疗应严格遵守国家法律、法规及部门规章，有审核管理程序，并征得患者书面同意。

3. 保护患者的隐私权，尊重民族习惯和宗教信仰。医院应有保护患者隐私权的相关制度和具体措施；有尊重民族习惯和宗教信仰的相关制度和具体措施；医务人员熟悉相关制度，了解不同民族、种族、国籍以及不同宗教患者的不同习惯；医务人员自觉保护患者隐私，除法律规定外未经本人同意不得向他人泄露患者情况。

二、二级医院

（一）基本概念

二级医院是向含有多个社区的地区（人口一般在数十万左右）提供医疗为主，兼顾预防、保健和康复医疗服务并承担一定教学和科研任务的综合或专科的地区性医疗机构。其主要功能是承担当地人民群众健康的疑难病救治及危急重症患者的抢救，同时承担对乡镇卫生院、村卫生室的业务技术指导和卫生人员的进修培训。

（二）二级医院的机构设置

1. **病床设置** 公立医院根据其功能定位和服务能力，合理设置科室和病区数量。每个病区床位规模不超过 50 张。二级医院床位总数为 100~499 张。

2. **科室设置** 二级医院临床科室至少设有急诊科、内科、外科、妇产科、儿科、眼科、耳鼻咽喉科、口腔科、皮肤科、麻醉科、传染科、预防保健科，其中眼科、耳鼻咽喉科、口腔科可合并建科，皮肤科可并入内科或外科，附近已有传染病医院的，根据当地《医疗机构设置规划》可不设传染科；医技科室至少设有药剂科、检验科、放射科、手术室、病理科、血库（可与检验科合设）、理疗科、消毒供应室、病案室。

3. **人员配置** 二级医院至少有 3 名具有副主任医师以上职称的医师，各专业科室至少有 1 名具有主治医师以上职称的医师，且每床至少配备 0.88 名卫生技术人员。

Note

(三) 二级医院的功能任务

1. **提供诊疗服务**　主要承担常见病、多发病、部分疑难病的诊疗工作，兼顾预防、保健、康复功能，可提供24小时急危重症诊疗服务。

2. **承担政府指令性任务**　根据政府指令承担对口支援基层医疗机构的工作；根据《中华人民共和国传染病防治法》和《突发公共卫生事件应急条例》等相关法律法规，承担传染病的发现、报告、救治、预防等任务；开展健康教育、健康咨询等多种形式的公益性社会活动；完成医院基本运行状况、医疗技术、诊疗信息和临床用药监测信息等相关数据报送工作，数据真实可靠。

3. **应急管理**　遵守国家法律、法规，严格执行各级政府制定的应急预案。服从指挥调度，承担本县域内突发公共事件的紧急医疗救援任务和配合突发公共卫生事件防控工作；建立医院应急工作领导小组，落实责任，建立并不断完善医院应急管理机制；医院有明确的应对主要突发事件策略，建立医院应急指挥系统，制定和完善各类应急预案，提高快速反应能力；开展应急培训和演练，提高各级、各类人员的应急素质和医院的整体应急能力；合理进行应急物资和设备的储备。

4. **临床医学教育及科研**　承担政府分配的培养基层医疗机构（乡镇卫生院、村卫生室）人才的指令性任务，制定相关制度、培训方案，并有具体措施予以保障；承担医学院校医学生的临床教学和实习任务或承担本地区全科医师培养任务；开展卫生技术人员的继续医学教育工作；支持鼓励医务人员参与，开展与本区域常见病、多发病相关的调查研究，并提供适当的经费、条件与设施，取得成果。

(四) 二级医院的服务

1. **预约诊疗服务**　实施多种形式的预约诊疗与分时段服务，对门诊和出院复诊患者实行中长期预约。有预约诊疗工作制度和规范，有操作流程，逐步提高患者预约就诊比例。有改善门诊服务、方便患者就医的绩效考评和分配政策，支持医务人员从事晚间门诊和节假日门诊。建立与上级对口支援医院以及挂钩合作的基层医疗机构的预约转诊服务。

2. **急诊绿色通道服务**　合理配置急诊资源，配备经过专业培训、胜任急救工作的医务人员，配置急救设备和药品，符合《急诊科建设与管理指南(试行)》的基本要求。落实首诊负责制，与基层医疗机构建立急诊、急救转接服务制度。加强急诊的检诊、分诊，急危重症患者与一般急诊患者分区救治，及时救治急危重症患者，有效分流非急危重症患者。建立急诊住院和手术的“绿色通道”，建立创伤、农药中毒、急性心肌梗死、脑卒中、高危妊娠孕产妇等重点病种的急诊服务流程与规范，需紧急抢救的危重患者可先抢救后付费，保障患者获得连贯医疗服务。

3. **住院、转诊、转科服务**　完善患者入院、出院、转科服务管理工作制度和标准，改进服务流程，方便患者。为急诊患者入院制定合理、便捷的收入院制度与程序。危重患者应先抢救并及时办理入院手续。在国家基本医疗保障制度框架内，在主管部门组织下，医院应建立与实施双向转诊制度。加强转诊、转科患者的交接管理，及时传递患者病历与相关信息，为患者提供连续医疗服务。加强出院患者健康教育和随访预约管理，提高患者健康知识水平和出院后医疗、护理及康复措施的知晓度。

4. **基本医疗保障服务**　有各类基本医疗保障服务的管理制度和相应保障措施，严格服务收费管理，方便患者就医。公开医疗服务收费标准，公示基本医疗保障支付项目。保障各类基本医疗保障制度参加人员的权益，强化参保患者知情同意。

三、社区卫生服务机构

(一) 基本概念

城市社区卫生服务机构是指在城市范围内设置的，经区级政府卫生行政部门登记注册并取得《医疗机构执业许可证》的社区卫生服务中心和社区卫生服务站。社区卫生服务机构以社区、家庭和居民为服务对象，以妇女、儿童、老人、慢病患者、残疾人和社区内贫困居民为服务重点，开展健康教育、预防、保健、康复、计划生育技术服务和一般常见病、多发病的诊疗服务。

（二）社区卫生服务机构的设置

1. **设置原则** 社区卫生服务中心原则上按街道办事处范围设置，以政府举办为主。在人口较多、服务半径较大、社区卫生服务中心难以覆盖的社区，可适当设置社区卫生服务站或增设社区卫生服务中心。人口规模大于10万人的街道办事处，应增设社区卫生服务中心。人口规模小于3万人的街道办事处，其社区卫生服务机构的设置由区（市、县）政府卫生行政部门确定。

2. **科室设置** 社区卫生服务中心登记的诊疗科目应为预防保健科、全科医疗科、中医科（含民族医学）、康复医学科、医学检验科、医学影像科，有条件的可登记口腔医学科、临终关怀科，原则上不登记其他诊疗科目，确需登记的，须经区（市、县）级政府卫生行政部门审核批准，同时报上一级政府卫生行政部门备案。社区卫生服务站登记的诊疗科目应为预防保健科、全科医疗科，有条件的可登记中医科（含民族医学），不登记其他诊疗科目。

3. **病床设置** 社区卫生服务中心原则上不设住院病床，现有住院病床应转为以护理康复为主要功能的病床，或予以撤销。社区卫生服务站不设住院病床。

（三）社区卫生服务机构的功能任务

社区卫生服务机构提供的服务不以营利为目的，各社区卫生服务机构应该以社区、家庭和居民为服务对象，以妇女、儿童、老年人，慢性病患者、残疾人、贫困居民等为服务重点，以主动服务、上门服务为主，开展健康教育、预防、保健、康复、计划生育技术服务和一般常见病、多发病的诊疗服务。社区卫生服务机构服务对象为辖区内的常住居民、暂住居民及其他有关人员。

（四）社区卫生服务机构的服务

社区卫生服务机构提供以下公共卫生服务：

1. **卫生信息管理** 根据国家规定收集、报告辖区有关卫生信息，开展社区卫生诊断，建立和管理居民健康档案，向辖区街道办事处及有关单位和部门提出改进社区公共卫生状况的建议。

2. **健康教育** 普及卫生保健常识，实施重点人群及重点场所健康教育，帮助居民逐步形成利于维护和增进健康的行为方式。

3. **传染病、地方病、寄生虫病预防控制** 负责疫情报告和监测，协助开展结核病、性病、艾滋病、其他常见传染病以及地方病、寄生虫病的预防控制，实施预防接种，配合开展爱国卫生工作。

4. **慢性病预防控制** 开展高危人群和重点慢性病筛查，实施高危人群和重点慢性病病例管理。

5. **精神卫生服务** 实施精神病社区管理，为社区居民提供心理健康指导。

6. **妇女保健** 提供婚前保健、孕前保健、孕产期保健、更年期保健，开展妇女常见病预防和筛查。

7. **儿童保健** 开展新生儿保健、婴幼儿及学龄前儿童保健，协助对辖区内托幼机构进行卫生保健指导。

8. **老年保健** 指导老年人进行疾病预防和自我保健，进行家庭访视，提供针对性的健康指导。

9. 残疾康复指导和康复训练。

10. 计划生育技术咨询指导，发放避孕药具。

11. 协助处置辖区内的突发公共卫生事件。

12. 政府卫生行政部门规定的其他公共卫生服务。

社区卫生服务机构提供以下基本医疗服务：

1. 一般常见病、多发病诊疗、护理和诊断明确的慢性病治疗。

2. 社区现场应急救护。

3. 家庭出诊、家庭护理、家庭病床等家庭医疗服务。
4. 转诊服务。
5. 康复医疗服务。
6. 政府卫生行政部门批准的其他适宜医疗服务。
7. 根据中医药的特色和优势，提供与上述公共卫生和基本医疗服务内容相关的中医药服务。

第二节 农村医疗服务体系

农村卫生事业关系广大农民的幸福安康，关系农村经济社会的协调发展。深化医药卫生体制改革，建立健全农村医疗卫生服务体系，全面提高农村卫生服务能力，逐步提高农村健康保障水平，是党中央、国务院从战略全局出发作出的重要决策。我国确定了以县级医院为“龙头”，乡镇卫生院作“枢纽”，村级卫生室为“网底”的县、乡、村三级医疗服务网络。

一、县级医疗机构

(一) 基本概念

县级医院是公益二类事业单位，是县域内的医疗卫生服务中心、农村三级医疗卫生服务网络的龙头和城乡医疗卫生服务体系的纽带，是政府向县域居民提供基本医疗卫生服务的重要载体。

(二) 县级医疗机构的设置

县级人民政府是举办县级公立医院的主体，每个县(市)应当设置1~2所县级公立医院。在此基础上，鼓励采取迁建、整合、转型等多种途径将其他公立医院改造为基层医疗卫生机构、专科医院、老年护理和康复等机构，也可探索公立医院改制重组。

(三) 县级医疗机构的功能任务

县级公立医疗机构主要承担县域居民的常见病、多发病诊疗，危急重症抢救与疑难病转诊，农村基层医疗卫生机构人员培训指导，以及部分公共卫生服务、自然灾害和突发公共卫生事件应急处置等工作。

(四) 县级医疗机构的服务

1. 提供价格信息、患者在本院就诊相关信息、本院门急诊诊疗流程、专家专科信息等信息的查询。
2. 设有“患者服务中心”或其他类似服务机构，开设24小时求助热线电话，能及时为患者提供信息咨询。
3. 能为患者提供人性化特需服务。
4. 对经基层医疗机构转诊的患者，优先安排诊疗服务。
5. 对辖区范围内基层医疗机构的医务人员提供继续教育及诊疗指南、操作规范的培训。
6. 能为辖区范围内接触职业病危害的劳动者提供职业健康检查服务。
7. 有条件的地区，县医院与乡镇卫生院实施人、财、物统一管理，推行县乡一体化管理，提升县域整体医疗服务能力。

二、乡镇卫生院

(一) 基本概念

乡镇卫生院是农村三级医疗卫生服务体系的枢纽，是公益性、综合性的基层医疗卫生机构。政府在每个乡镇办一所卫生院；乡镇卫生院以维护当地居民健康为中心，综合提供公共卫生和基本医疗等服务，并承担县级人民政府卫生行政部门委托的卫生管理职能。中心卫生院是辐射一定区域范围的医疗卫生服务中心，并承担对周边区域内一般卫生院的技术指导工作。

(二) 乡镇卫生院的设置

1. 乡镇卫生院按床位规模分为无床、1~20 张床和 21~99 张床卫生院三种类型。乡镇卫生院床位规模宜控制在 100 床以内。其规模应根据其服务人口数量、当地经济发展水平、服务半径、地理位置、交通条件等因素，按照乡镇卫生院的类型、基本任务和功能合理确定，每千服务人口宜设置 0.6~1.2 张床位。

2. 县级人民政府卫生行政部门依据《医疗机构管理条例》等有关规定，负责办理乡镇卫生院的设置审批、登记、注册、校验、变更以及注销等事项。乡镇卫生院的命名原则是：县(市、区)名+乡镇名+(中心)卫生院(分院)。乡镇卫生院的印章、票据、病历本册、处方等医疗文书使用的名称必须与批准的名称一致。乡镇卫生院不得使用或加挂其他类别医疗机构的名称。

(三) 乡镇卫生院的功能任务

1. 乡镇卫生院以维护当地居民健康为中心，综合提供公共卫生和基本医疗等服务，并承担县级人民政府卫生行政部门委托的卫生管理职能。

2. 开展与其功能相适应的基本医疗卫生服务，使用适宜技术、适宜设备和基本药物。大力推广包括民族医药在内的中医药服务。承担常见病、多发病的门诊和住院诊治，开展院内外急救、康复和计划生育技术服务等，提供转诊服务。

3. 承担当地居民健康档案、健康教育、计划免疫、传染病防治、儿童保健、孕产妇保健、老年人保健、慢性病管理、重性精神疾病患者管理等国家基本公共卫生服务项目。协助实施疾病防控、农村妇女住院分娩等重大公共卫生项目、卫生应急等任务。

4. 受县级人民政府卫生行政部门委托，承担辖区内公共卫生管理职能，负责对村卫生室的业务管理和技术指导。有条件地区可推行乡村卫生服务一体化管理。

(四) 乡镇卫生院的服务

1. **门急诊服务**　乡镇卫生院以维护当地居民健康为中心，综合提供公共卫生和基本医疗等服务；承担常见病、多发病的门诊诊治，开展院内外急救服务，针对患者或居民突发疾病进行院前急救、紧急抢救等。

2. **住院服务**　按照所承担的基本任务和功能合理确定乡镇卫生院床位规模，重在提升医疗质量，提高使用效率。到 2020 年，每千常住人口基层医疗卫生机构床位数达到 1.2 张，重点加强护理、康复病床的设置。

3. **家庭医生签约服务**　转变基层医疗卫生服务模式，实行家庭医生签约服务，强化基层医疗卫生服务网络功能，是深化医药卫生体制改革的重要任务，也是新形势下更好维护人民群众健康的重要途径。做好家庭医生签约服务工作，为群众提供全方位、全周期的健康服务。

4. **转诊服务**　转诊服务是指在接诊患者过程中，发现患者有转诊指征的，可将患者转诊至二、三级医疗机构专科或专家处就诊。诊疗完毕或病情稳定后，由二、三级医疗机构将患者转回卫生院、村卫生室等，接受延续性治疗或健康管理服务。

5. **远程医疗服务**　远程医疗服务是优化医疗资源配置、促进优质医疗资源下沉、提高医疗服务质量和水平、建立分级诊疗制度和解决群众看病就医问题的重要手段。到 2020 年，远程医疗要覆盖医联体内的基层医疗卫生服务机构。

三、村卫生室

(一) 基本概念

村卫生室是农村三级卫生服务网的最基层单位，以保护农村居民健康为目标，开展疾病预防与控制、妇幼保健、健康教育和常见病、多发病的一般诊治和转诊，为农村居民提供优质、价廉、便捷的综合卫生服务。社会和个人举办的其他农村医疗卫生机构是农村卫生服务网络的组成部分，除提供医疗服务外，也可以承担预防保健任务。

（二）村卫生室的设置

1. 国家采取多种形式支持村卫生室建设，原则上，每个行政村应有一所村卫生室。村卫生室的房屋和基本装备要按照国家规定的标准，合理规划与配备，提高村卫生室服务能力，保证其发挥应有的功能。

2. 村卫生室的设置应当由能够独立承担民事责任的单位或个人按照《医疗机构管理条例》和《医疗机构管理条例实施细则》有关规定申请，其法人代表根据国家有关法律法规承担相应的法律责任。

（三）村卫生室的功能任务

1. **公共卫生服务** 承担行政村的健康教育、预防保健等公共卫生服务，主要包括：承担、参与或协助开展基本公共卫生服务；参与或协助专业公共卫生机构落实重大公共卫生服务；县级以上卫生行政部门布置的其他公共卫生任务。

2. **医疗服务** 提供基本医疗服务，主要包括：疾病的初步诊查和常见病、多发病的基本诊疗以及康复指导、护理服务；危急重症患者的初步现场急救和转诊服务；传染病和疑似传染患者的转诊；县级以上卫生行政部门规定的其他基本医疗服务。村卫生室承担卫生行政部门交办的卫生政策和知识宣传，信息收集上报，协助开展新型农村合作医疗政策宣传和筹资等工作。村卫生室应当提供与其功能相适应的中医药（民族医药）服务及计生药具药品服务。除为挽救患者生命而实施的急救性外科止血、小伤口处置外，村卫生室原则上不得提供以下服务：手术、住院和分娩服务；与其功能不相适应的医疗服务；县级以上地方卫生行政部门明确规定不得从事的其他医疗服务。

第三节 我国医疗服务体系未来的发展

一、我国医疗服务体系发展的总体方向

根据《"健康中国2030"规划纲要》，未来我国医疗服务体系发展的目标是提供优质高效的医疗服务，具体包括如下几方面内容。

（一）完善医疗卫生服务体系

全面建成体系完整、分工明确、功能互补、密切协作、运行高效的整合型医疗卫生服务体系。县和市域内基本医疗卫生资源按常住人口和服务半径合理布局，实现人人享有均等化的基本医疗卫生服务；省级及以上分区域统筹配置，整合推进区域医疗资源共享，基本实现优质医疗卫生资源配置均衡化，省域内人人享有均质化的危急重症、疑难病症诊疗和专科医疗服务；依托现有机构，建设一批引领国内、具有全球影响力的国家级医学中心，建设一批区域医学中心和国家临床重点专科群，推进京津冀、长江经济带等区域医疗卫生协同发展，带动医疗服务区域发展和整体水平提升。加强康复、老年病、长期护理、慢性病管理、安宁疗护等接续性医疗机构建设。实施健康扶贫工程，加大对中西部贫困地区医疗卫生机构建设支持力度，提升服务能力，保障贫困人口健康。到2030年，基本形成15分钟基本医疗卫生服务圈，每千常住人口注册护士数达到4.7人。

（二）创新医疗卫生服务供给模式

建立专业公共卫生机构、综合和专科医院、基层医疗卫生机构"三位一体"的重大疾病防控机制，建立信息共享、互联互通机制，推进慢性病防、治、管整体融合发展，实现医防结合。建立不同层级、不同类别、不同举办主体医疗卫生机构间目标明确、权责清晰的分工协作机制，不断完善服务网络、运行机制和激励机制，基层普遍具备居民健康守门人的能力。完善家庭医生签约服务，全面建立成熟完善的分级诊疗制度，形成基层首诊、双向转诊、上下联动、急慢分治的合理就医秩

序，健全治疗-康复-长期护理服务链。引导三级公立医院逐步减少普通门诊，重点发展危急重症、疑难病症诊疗。完善医疗联合体、医院集团等多种分工协作模式，提高服务体系整体绩效。加快医疗卫生领域军民融合，积极发挥军队医疗卫生机构作用，更好为人民服务。

（三）提升医疗服务水平和质量

建立与国际接轨、体现中国特色的医疗质量管理与控制体系，基本健全覆盖主要专业的国家、省、市三级医疗质量控制组织，推出一批国际化标准规范。建设医疗质量管理与控制信息化平台，实现全行业全方位精准、实时管理与控制，持续改进医疗质量和医疗安全，提升医疗服务同质化程度，再住院率、抗菌药物使用率等主要医疗服务质量指标达到或接近世界先进水平。全面实施临床路径管理，规范诊疗行为，优化诊疗流程，增强患者就医获得感。推进合理用药，保障临床用血安全，基本实现医疗机构检查、检验结果互认。加强医疗服务人文关怀，构建和谐医患关系。依法严厉打击涉医违法犯罪行为，特别是伤害医务人员的暴力犯罪行为，保护医务人员安全。

二、我国未来医疗服务体系的基本制度——分级诊疗制度

（一）分级诊疗的涵义

分级诊疗是我国五项基本医疗卫生制度之一，指按照疾病的轻重缓急及治疗的难易程度进行分级，不同级别的医疗机构承担不同疾病的治疗，逐步实现从全科到专业化的医疗过程，最终形成小病在社区，大病进医院，康复回社区的理想就医格局。

根据WHO于1957年提出的概念，“医疗服务”包括初级保健（primary care）、二级医疗（secondary care）和三级医疗（tertiary care），或者分为全科医疗（primary care）和专科医疗（specialty care）。从这个意义上来讲，分级诊疗是根据患者病情需要提供不同级别的医疗服务，而不是要求患者按照医疗机构的级别逐级就诊。依据国务院办公厅印发的《关于推进分级诊疗制度建设的指导意见》（国办发〔2015〕70号），分级诊疗的内涵包括四部分，即基层首诊、双向转诊、急慢分治、上下联动。

1. **基层首诊**　基层首诊是坚持群众自愿、政策引导，鼓励并逐步规范常见病、多发病患者首先到基层医疗卫生机构就诊，对于超出基层医疗卫生机构功能定位和服务能力的疾病，由基层医疗卫生机构为患者提供转诊服务。

2. **双向转诊**　双向转诊是通过完善双向转诊程序，建立健全转诊指导目录，重点畅通慢性期、恢复期患者向下转诊渠道，逐步实现不同级别、不同类别医疗机构之间的有序转诊。

3. **急慢分治**　急慢分治是明确和落实各级各类医疗机构急慢病诊疗服务功能，完善治疗-康复-长期护理服务链，为患者提供科学、适宜、连续性的诊疗服务。急危重症患者可以直接到二级以上医院就诊。

4. **上下联动**　上下联动是引导不同级别、不同类别医疗机构建立目标明确、权责清晰的分工协作机制，以促进优质医疗资源下沉为重点，推动医疗资源合理配置和纵向流动。

（二）分级诊疗的目的与价值

分级诊疗的目的不是“分”，而是“合”，是不同类型、不同级别医疗机构在各自明确分工基础上的相互协作与配合。这与WHO于2015年提出的“以人为本的一体化服务”（PCIC）的理念是高度一致的，即“将包括健康促进、疾病预防、治疗和临终关怀等在内的各种医疗卫生服务的管理和服务提供整合在一起。根据健康需要，协调各级各类医疗机构为病患提供终生连贯的服务”。

1. **服务的连续性**　分级诊疗的基本理念是让大多数健康问题在基层得到解决，在必要的时候交由高层级医疗机构处置，处置结束后再转回基层医疗机构继续康复。基层医疗机构贴近社区，通过与社区居民保持长期、稳定的诊疗关系，能够更加全面地了解社区居民的健康需求，并对

患者的健康问题及时做出反应。基层医疗机构便捷的地理位置进一步提高了服务的可及性，从而确保了整个医疗服务过程的高质量。

2. **经济性** 让所有患者每次都能在正确的时间、正确的地点获得正确的医疗服务不仅是高质量的表现，也是经济性的体现。医院，特别是大型医院的建设和运营成本远高于基层医疗机构，治疗服务的成本也远高于预防保健服务。以医院为中心、以疾病治疗为中心的直接后果是推高成本，让医院，特别是大型医院处理原本可以由基层医疗机构处置的常见病、多发病，更是对医疗资源的极大浪费。对任何一个国家而言，民众的健康需求都是无限的，且随着人口老龄化、疾病谱变化、医疗技术进步等，医疗费用总是会持续攀升。因此，建立有效的分级诊疗制度，让患者能够在适宜的地点获得适宜的服务，是有效控制医疗费用、确保医疗服务体系宏观高效率的重要基础。

（三）分级诊疗的基本流程

通常是由初级卫生保健机构（全科医生、家庭医生）提供首诊并解决大部分健康问题，再根据部分患者的病情需要转诊给专科医生（包括专科门诊和住院）进一步治疗，专科治疗结束后再转回康复机构或初级卫生保健机构继续康复或跟踪治疗（图 5-1）。

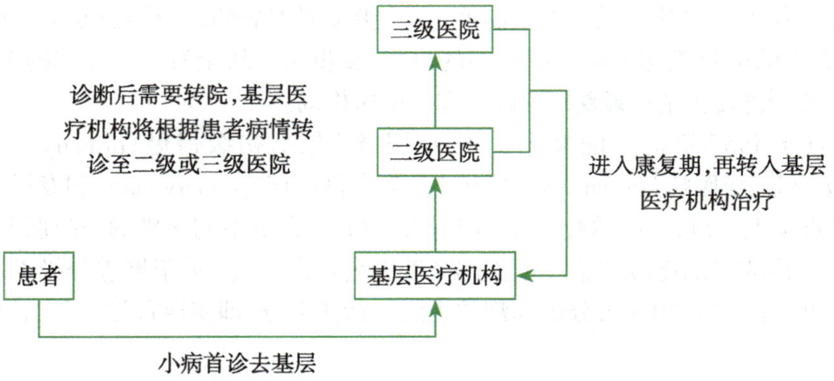

图 5-1 分级诊疗的基本程序

（四）分级诊疗格局形成的基础条件

建立分级诊疗制度一方面要求有一个能够提供适宜的、连续性的、高质量服务的医疗服务体系作为基础架构，另一方面也要求有一套科学的激励和约束机制引导整个服务体系有足够的动力去提供适宜的服务，最后要求患方能够以理性的态度合理利用医疗服务，这些是分级诊疗格局形成的三个基础条件。

1. **分级诊疗服务体系** 分级诊疗服务体系是一个布局合理、分工明确、相互协作、基层医疗机构有能力发挥“守门人”作用的完整的医疗卫生服务体系。完善分级诊疗服务体系的措施如下：

第一，明确医疗机构诊疗服务功能定位。城市三级医院主要提供急危重症和疑难复杂疾病的诊疗服务，城市三级中医医院充分利用中医药（含民族医药，下同）技术方法和现代科学技术，提供急危重症和疑难复杂疾病的中医诊疗服务和中医优势病种的中医门诊诊疗服务。城市二级医院主要接收三级医院转诊的急性病恢复期患者、术后恢复期患者及危重症稳定期患者。县级医院主要提供县域内常见病、多发病诊疗，以及急危重症患者抢救和疑难复杂疾病向上转诊服务。基层医疗卫生机构和康复医院、护理院等（以下统称“慢性病医疗机构”）为诊断明确、病情稳定的慢性病患者、康复期患者、老年病患者、晚期肿瘤患者等提供治疗、康复、护理服务。

第二，加强基层医疗卫生人才队伍建设。培养全科医生，发挥全科医生的居民健康“守门人”

作用，建立全科医生激励机制。

第三，提升基层医疗卫生服务能力。强化乡镇卫生院基本医疗服务功能，提升急诊抢救等医疗服务能力，大力推进社会办医，提升基层医疗卫生机构中医药服务能力和医疗康复服务能力。

第四，提升县级公立医院综合能力。合理确定县级公立医院数量和规模，加强县域内常见病、多发病相关专业临床专科建设，适当放开县级公立医院医疗技术临床应用限制，重点加强中医特色专科和临床薄弱专科、医技科室建设。

第五，加快医疗卫生信息化。建立区域性转诊信息平台，实现电子健康档案和电子病历的连续记录，以及不同层级医疗卫生机构和医疗保险经办机构之间的信息共享。

2. 分级诊疗保障机制 分级诊疗的保障机制能够对医疗服务体系的发展和运行进行有效的约束和引导，主要有以下几类：

(1) 签约服务制度：家庭医生是指对服务对象实行全面的、连续的、有效的、及时的和个性化医疗保健服务和照顾的新型医生。现阶段家庭医生主要包括基层医疗卫生机构注册全科医生、具备能力的乡镇卫生院医师和乡村医生、符合条件的公立医院医师和中级以上职称的退休临床医师。家庭医生也是为群众提供签约服务的第一责任人。签约服务团队主要由家庭医生、社区护士、公卫医师（含助理公卫医师）等组成，提供基本医疗服务、公共卫生服务、健康管理服务、健康教育与咨询服务、优先转诊服务、药品配送与用药指导服务、长期处方服务、中医药“治未病”服务等。此外，签约服务会在就医、转诊、用药、医保等方面对签约居民实行差异化的政策。

(2) 基本药物制度：基本药物是适应我国基本医疗卫生需求，剂型适宜，价格合理，能够保障供应，公众可公平获得的药品。国家基本药物制度是对基本药物目录制定、生产供应、采购配送、合理使用、价格管理、支付报销、质量监管、监测评价等多个环节实施有效管理的制度，可以改善目前的药品供应保障体系，保障人民群众的安全用药。分级诊疗要求各级医疗机构要优先选择基本药物，逐步提高二、三级医疗机构基本药物配备比例，基层医疗机构 10% 的非基本药物主要用于高血压、糖尿病等特殊疾病患者门诊用药。各区县（自治县）要将所属二级以上医院药品纳入集中采购，制定药品采购清单时要兼顾不同层级医疗机构的用药需求。

(3) 医保支付政策：医保支付是基本医保管理和深化医改的重要环节，是调节医疗服务行为、引导医疗资源配置的重要杠杆。分级诊疗制度的强化有赖于医疗保障体系的强有力推动，要求及时调整完善医保政策，推进医保支付方式改革，完善居民医保门诊统筹、不同级别医疗机构的医保差异化支付等相关政策，将符合条件的基层医疗卫生机构和慢性病医疗机构按规定纳入基本医疗保险定点范围。

(4) 医疗机构一体化管理：推动分级诊疗制度落地的有效载体是多种形式的医联体。分级诊疗工作要求通过一体化管理、托管、医疗协作等方式，探索建立不同层级医疗机构的联合体，在双向转诊、急慢分治方面积极联动，促进人才、技术、管理、信息等资源要素的合理流动，提升基层医疗机构服务能力，在医疗联合体内形成分级诊疗机制。

3. 公众和患者理性的健康观和就医观 分级诊疗服务体系的分工协作和各类保障制度的约束引导能否发挥作用，受到公众能否客观认识疾病规律并合理预期诊疗结果的制约。经济杠杆的引导能够在一定程度上限制患者的无序就医，但居民收入水平的总体提升，特别是高收入群体的大规模增加会部分抵消经济杠杆的调节作用。并且，如果不是主观上对诊疗有理性认识和合理预期，医保报销比例的限制还可能激化医患双方以及患者与医保部门之间的矛盾，不能从根本上解决患者无序就诊的问题。因此，加强公众健康教育，为患者“赋能”，用政策引导患者参与医疗决策和成本控制等过程有利于分级诊疗格局的形成。

（蒋 祎）

思考题

1. 中国城市的三级医疗服务体系是如何构成的？各级医疗机构发挥什么作用？
2. 中国农村的三级医疗服务体系是如何构成的？各级医疗机构发挥什么作用？
3. 中国分级诊疗制度的涵义是什么？分级诊疗格局形成的三个基础条件是什么？

第六章 康复服务保障体系

本章要点

1. **掌握** 康复、全面康复的概念;康复服务的对象;医疗康复服务、教育康复服务、职业康复服务和社会康复服务的概念和内容。

2. **熟悉** 康复服务的目的与方式;医疗康复服务方式;教育康复和职业康复的原则;职业康复的程度;社会康复的流程。

3. **了解** 社会康复与社区康复的区别与联系;我国社会康复服务体系的发展与完善。

章前案例

康复,基层诊所的未来!

2017年,国家卫生和计划生育委员会颁布了《基层医疗卫生服务能力提升年活动实施方案》。该方案明确了基层住院服务重点向社区护理、康复方向发展,有条件的可设置安宁疗护、老年养护病床,为分级诊疗有序进行作保障。之后,原国家卫生计生委又下发《关于深化"放管服"改革激发医疗领域投资活力的通知》,提出养老机构开办诊所无需审批,直接备案即可,其中康复护理是重要项目;还有刚性政策要求公立医院及基层医疗机构设立康复科,因此国家及地方财政均给予支持,许多县级医院就将康复医学作为目前的重要发展项目。2018年9月21日,国家卫生健康委员会、国家中医药局发布《关于开展"优质服务基层行"活动的通知》(以下简称《通知》),所有经卫生健康行政部门注册的乡镇卫生院和社区卫生服务中心均应参加。同时,《乡镇卫生院服务能力标准》与《社区卫生服务中心服务能力标准》与《通知》一同发布。在康复医疗服务方面,两项标准也做出明确规定:基层康复应该做什么,需要达到什么要求,工作如何分配等。上述两个标准的出台对未来基层康复医疗服务的发展走向有着深远的影响和意义,康复将是今后基层医疗服务的定位及重要内容,实现小病在社区,大病进医院,康复回社区的就医格局,就离不开康复医疗的发展。

第一节 康复服务概述

一、康复与健康

在健康中国的大背景下,党和国家高度重视发展康复服务。习近平总书记在2016年全国卫生与健康大会上指出:"让广大人民群众享有公平可及、系统连续的预防、治疗、康复、健康促进等健康服务。"《"健康中国2030"规划纲要》指出,落实预防为主,推行健康生活方式,减少疾病发生,强化早诊断、早治疗、早康复,实现全民健康。促进并改善人体功能水平和活动能力的康复服务成为卫生与健康工作中必不可少的组成部分。我国康复事业发展进入新的阶段,以健康为中心的卫生战略凸显了康复的重要性。

（一）人体功能与活动水平是健康的重要标志

WHO关于健康（health）的定义：身体上、精神上、社会适应上完全处于良好的状态，而不是单纯地指没有疾病或不虚弱。良好的功能与活动水平是健康的重要标志。伤病造成的功能与活动水平的障碍，不会随着临床医疗工作的结束而被动地恢复，除非介入康复。而人体低下的功能与活动水平是导致疾病发生发展的重要因素，它不仅加重疾病状态，也会增加疾病的复发率和死亡率。研究表明，老年患者入院前的日常生活活动能力与在住院期间的功能状态、存活率、日常生活活动能力均有密切的关系。轻度功能水平减退患者的死亡危险系数为1.3，重度功能水平减退患者的死亡危险系数为2.8。

功能水平是预防和改善疾病的关键因素。有研究显示，肺癌患者进行术前心肺康复训练，术后并发症发生率为16.9%；而术前没有接受心肺康复训练的患者，术后并发症发生率高达83.1%。改善与提升功能水平可以促进疾病的恢复。有关资料显示，冠状动脉狭窄达到75%的患者进行心功能康复治疗后，其临床症状改善和心功能康复率达88%，对比依靠手术介入70%的康复率，无论从疾病的恢复、功能水平的改善，还是医疗费用的减轻，都有显著的差异。

（二）康复服务是健康中国工程的重要内容

康复是维护和改善人体功能与活动水平的一项综合性服务。介入康复，可以减少并发症，降低死亡率，加快疾病恢复，减轻疾病状态，减少药物依赖。在伤病的早期如不介入康复，丢失的功能不会自动恢复到最大化，从而增加疾病的复发率和后续的医疗支出。如心肌梗死、慢性阻塞性肺疾病患者，在急性救治后没有及时介入康复，提高心肺功能水平，不仅疾病恢复缓慢，也容易复发。

我国政府日益重视康复服务的发展。国务院、各部委都做出发展康复服务的部署和要求，康复服务成为建设健康中国工程的重要内容，医疗卫生服务从关注单一疾病的治疗，逐渐上升到更多地关注整体功能水平的改善。WHO在2017年日内瓦召开的“康复2030”国际大会上，呼吁关注日益增长的康复需求，确认康复在实现联合国2030年可持续发展目标中的作用，呼吁采取国际性的协调和具体的行动，强化健康服务体系中的康复服务。

二、康复的概念

（一）康复

根据WHO在2013年发布的《世界残疾报告》对康复的新定义：康复（rehabilitation）是针对身体功能和结构、活动和参与、环境因素和个人因素采取的一系列措施。这些措施有助于个体在与环境相互作用过程中获得及维持最佳功能状态，并产生如下明显的结局：①预防功能的丧失；②减缓功能丧失的速度；③改善或恢复功能；④代偿丧失功能；⑤维持现有的功能。康复服务（rehabilitation service）主要是针对传染性疾病、损伤、非传染性疾病、老龄化和残疾展开的服务。健康服务是从健康促进、预防、治疗到康复的全流程服务。现代康复服务是健康服务的重要组成部分。

（二）全面康复

1. 全面康复的概念 全面康复（comprehensive rehabilitation）是指在康复工作中，全面地分析残疾所带来的问题，采取综合且有效的措施帮助残疾人得到完整康复，获得重返社会的能力。可以从两个方面对全面康复的含义进行理解：从人的整体功能方面来看，从身体上、心理上、职业上和社会生活上进行全面的、整体的康复。康复的目标不仅是改善残疾人的肢体或脏器功能，更重要的是要面对整个人，解决由于残疾导致的所有问题。所以，可以把全面康复理解为整体康复。从康复的工作内容方面来看，在医学康复、教育康复、职业康复和社会康复等领域都得到的综合康复称为全面康复，即从医学、教育、职业、社会等多方面开展康复工作，以解决残疾人躯体上的问题和由于躯体损伤或疾病带来的参与家庭和社会的能力障碍。全面康复的两个方面的含义是一致的，内容是统一的，只有帮助残疾人得到各个康复领域的综合康复才能获得整体性的全面康复。

2. **全面康复的内容** 全面康复包括医学康复、教育康复、职业康复、社会康复四个内容，它们在康复过程中相互联系，发挥不同的作用。不同类型的残疾人采取不同的康复方法，不同方法的介入时间也有差异。一般情况下，医学康复作为康复基础首先介入，持续时间最长，常贯穿于康复的全过程，其他的康复工作介入稍晚，在医学康复基础上进行。但并非所有残疾人都需要这四个过程。

三、康复服务对象

康复并非只适用于传统意义上我们认为的残疾人，任何具有身体功能受限、障碍或损伤，急性或慢性障碍的人都需要康复。康复可以是在急性疾病或损伤（例如烧伤或肌肉骨骼损伤）后提供，也可在慢性疾病（例如糖尿病、心力衰竭或下背痛）手术后提供，促进功能恢复。但是，虽然康复适用于所有人而不仅局限于残疾人，但对于残疾人而言，康复具有十分重要的意义。

（一）残疾的概念

残疾（disability）是指因外伤、疾病、发育缺陷或精神因素造成明显的身心功能障碍，不同程度地丧失正常生活、工作和学习能力的状态。广义的残疾包括病损、残障在内，是人体身心功能障碍的总称。本书所运用的残疾是其广义的含义。

（二）残疾的分类

1. **国际分类标准** 2001 年 5 月 22 日，WHO 在第 54 届世界卫生大会上通过了《国际功能、残疾与健康分类》（International Classification of Functioning，Disability and Health，ICF）。这是反映所有与人体健康有关功能和失能的国际统一状态分类标准。该分类与《国际疾病分类》（International Classification of Disease，ICD）配套使用，ICD 用于确定所患疾病的种类和名称，ICF 则用于确定患者的实际功能状态。与以往标准相比，ICF 摈弃了一些贬义、负面的词语，将原来的 disability 改用“活动受限”代替，handicap 改用“参与限制”代替，并强调以功能为基础，以及环境与内因的重要性。

ICF 的结构分为功能和残疾、背景性因素两大部分。

(1) 功能和残疾：包括身体功能和结构、活动和参与。身体功能和身体结构是两个不同但相互平行的部分。身体功能如“视功能”，在身体结构则为“眼及其相关结构”。结构的损伤可以包括解剖结构的畸形、缺失或身体结构的显著变异。当存在某种损伤时可能有身体功能或结构失常，但也可能与其他各种疾病障碍或生理状态有关。活动是由个体执行任务或行动，参与是投入到生活情景中。活动受限是个体在进行活动时可能遇到的困难，参与受限是个体投入到生活情景中可能遇到的问题。活动和参与的领域包括基本的学习或观察，也包括较复杂的领域，如人际交往或就业。

(2) 背景性因素：代表个体生活和生存的全部背景，包括环境因素和个人因素。环境因素构成了人们生活和指导人们生活的自然和社会环境。这些因素对个体而言是外在的，对个体的活动表现、活动能力以及身体功能与结构会产生积极或消极的影响。个人因素包括性别、种族、年龄、其他健康状况、生活方式、教养、应对方式、社会背景、教育、职业、过去与现在的经历和其他特征等，所有这些都可能在任何层次的残疾中发挥作用。ICF 未对个人因素进行分类。关于 ICF 各结构成分及其交互作用，见图 6-1。

2. **我国残疾分类方法**

(1) 五类残疾分类：1987 年全国残疾人抽样调查时按照五类残疾分类，即视力残疾、听力语言残疾、智力残疾、肢体残疾、精神残疾。

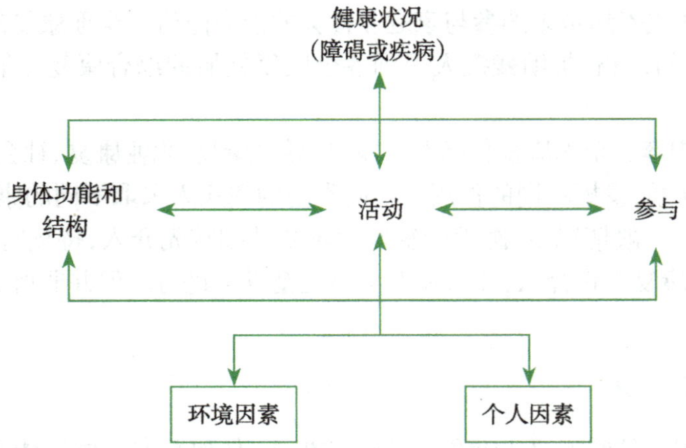

图 6-1 ICF 成分间的交互作用图

(2) 六类残疾分类：1995 年将听力语言残疾分列，成为六类残疾分类。该分类立足于我国国情，主要依据残疾部位，暂未包括内脏残疾。2006 年我国进行了第二次全国残疾人抽样调查，所使用的残疾标准是在 1995 年修订的六类残疾分类标准基础上，做了适当的修改。

（三）残疾的原因

WHO 在 2011 年的《世界残疾报告》中指出，全世界带有各类功能障碍的残疾人数约占总人数的 15%，且 80% 在发展中国家。常见的致残原因有以下几个方面。

1. **疾病** 几乎所有疾病都可以导致障碍的发生，最常见的几类如下：

(1) 传染病：如脊髓灰质炎、乙型脑炎、脊椎结核等。

(2) 孕期疾病：如风疹、宫内感染、妊娠高血压综合征等。

(3) 慢性病和老年病：如心脑血管疾病、慢性阻塞性肺疾病、类风湿关节炎、肿瘤等。

(4) 遗传病：可致畸形、精神发育迟滞、精神病等。

2. **营养不良** 如蛋白质严重缺乏可引起智力发育迟缓，维生素 D 严重缺乏可引起骨骼畸形等。

3. **理化因素** 如噪声、烧伤、链霉素或庆大霉素中毒、酒精中毒等。

4. **意外事故** 如交通事故、工伤事故、运动损伤、产伤等，可致颅脑损伤、脊髓损伤、骨骼肌肉系统损伤等。

5. **社会、心理因素** 可致精神疾病等。

四、康复服务的目的与方式

（一）康复服务的目的

康复服务以整体的人为对象，针对病、伤、残者的功能障碍，以提高局部与整体功能水平为主线，或许局部或系统功能无法恢复，但仍可带着某些功能障碍而有意义、有成效地生活。康复以提高病、伤、残者生存质量（quality of life，QOL），最终融入社会（social integration）为目标。

（二）康复服务方式

WHO 提出的康复服务方式有以下三种：

1. **机构康复** 机构康复（institution-based rehabilitation，IBR）包括综合医院的各临床相关学科、康复医学科、康复医院（中心）以及特殊的康复机构等。其特点是有较完善的康复设备，有经过正规训练的各类专业人员，工种齐全，有较高的专业技术水平，能解决病、伤、残者各种康复问题。其不足是病、伤、残者必须到这些机构方能接受康复服务。

2. **上门康复服务** 上门康复服务（out-reaching rehabilitation service，ORS）指具有一定水平的

康复人员，走出康复机构，到病、伤、残者的家庭或社区进行康复服务。其不足是服务数量和内容均有一定限制。

3. **社区康复**　社区康复（community-based rehabilitation，CBR）依靠社区资源（人、财、物、技术）为本社区的病、伤、残者就地服务。发动社区、家庭和患者参与，以医疗、教育、社会、职业等全面康复为目标，但应建立固定的转诊（送）系统，以解决社区无法解决的各类康复问题。

上述三种康复服务方式相辅相成，互不排斥。没有良好的机构康复就难有良好的社区康复；没有良好的社区康复，机构康复也无法解决占总人口10%~15%的残疾者的所有康复问题。

第二节　康复服务保障系统

基于全面康复的内涵和目标，目前我国的康复服务保障体系包括了医疗康复、教育康复、职业康复和社会康复四个方面的内容。

一、医疗康复服务

（一）医疗康复服务的产生背景

1. **医疗康复的早期介入有利于预防和改善功能障碍**　由于医学科学技术的进步，抢救存活率不断提高，遗留后遗症和功能障碍的患者亦随之增多。另一方面，由于疾病的慢性化，需要长期治疗的患者也急剧增多。文献报道，曾有Ⅱ度烧伤面积达95%的患者，虽经抢救存活，但由于没有及时介入康复，全身关节（包括颞颌关节）僵硬，要2~3人护理，患者终身痛苦。如果有康复的早期干预，这些功能障碍是可以得到明显改善或完全避免的。

2. **医疗康复服务与临床医学服务密不可分、互相促进**　康复医学是临床医学的延续，在近代康复医学的初期，康复医学被称为后续医学。临床医学为康复医学的建立和发展奠定了基础，康复医学的发展也推动了临床各学科的发展。自20世纪80年代以来，欧洲许多学者提倡医院的有关临床科室都开展康复。所以，康复医学应该与临床医学同时并进，在伤病抢救的同时就配合康复医学专科医师的诊治，及时实施物理治疗、作业治疗、康复护理等。

3. **适应现代医学模式，综合性医院发展必须加强康复服务**　2011年4月，原卫生部发布的《综合医院康复医学科建设与管理指南》明确指出，综合医院康复医学科是在康复医学理论指导下，应用功能评定和物理治疗、作业治疗、言语治疗、心理康复等康复医学诊断和治疗技术，为患者提供全面、系统的康复医学专业诊疗服务的临床科室。二级以上（含二级）综合医院应当按照《综合医院康复医学科基本标准（试行）》设置独立科室开展康复医疗服务，科室名称统一为康复医学科。综合医院应当具备与其功能和任务相适应的诊疗场所、专业人员、设备设施以及相应的工作制度，以保障康复医疗工作的有效开展。

综合医院是康复的最佳场所，住院期间是康复介入的最佳时机。康复开始得越早，功能恢复的效果越好。由于康复医学在临床医学中的介入和发展滞后于临床诊疗，形成了医疗诊断水平和救治能力越高，对家庭和社会的负担就越重的奇怪现象，这一现象也凸显了康复医学发展的“短板”现象。

（二）医疗康复服务的概念

1. **医疗康复与康复医学**

（1）医疗康复

1）概念：医疗康复（medical rehabilitation）或称为医学康复，是指运用一切医学技术和方法对残疾人进行康复诊断、功能评估、康复治疗等，以减轻因残疾造成的各种不利影响，实现康复目标。它是康复的重要组成部分，是康复理念在医学领域中的应用。

2）应用：最能体现医疗康复内涵的事件是20世纪90年代国内普遍开展的“三项康复”，具体包括脊髓灰质炎后遗症的手术矫正、白内障手术复明和聋哑儿童的语言训练。以聋哑儿童的语言训练为例，针对聋哑儿童的听力和言语障碍，耳鼻咽喉科医生给予必要的手术干预，工程人员根据聋哑儿童残存的听力和言语能力，安装必要的助听器，康复医学科的言语治疗人员针对聋哑儿童残存的听力和言语能力，或在佩戴助听器后，实施听力和言语训练，提高听力和言语功能。

(2) 康复医学：康复医学源自于医疗康复，是临床医学的一个重要分支。虽然临床上常常将康复医学简称为康复，但两者不能等同。从学术角度来看，康复是一个事业，医疗康复是一个领域，而康复医学是一个具体的专业或专科。简言之，康复医学(rehabilitation medicine)是以研究病、伤、残者功能障碍的预防、评定和治疗为主要任务，以改善躯体功能、提高生活自理能力、改善生存质量为目的的一个医学专科。原卫生部将康复医学科与内科、外科、妇产科、儿科等临床学科并列为临床二级学科，可见其在临床学科中的影响力。

2. 医疗康复服务的对象

从广义上看，医疗康复的对象很广泛，包括所有需要救治的患者，涉及临床各学科。从狭义上看，医疗康复的对象即为康复医学的对象，主要包括以下人群。

(1) 各种原因引起的功能障碍者：由于康复医学是以研究功能障碍的预防和治疗为导向的医学专科，因此康复医学的对象包括不能正常发挥身体、心理和社会功能的人群，如有躯体、器官、精神、心理等功能障碍者。引起功能障碍的原因是多方面的，可以是现存的或潜在的、先天性的或后天性的、可逆的或不可逆的、部分的或完全的。功能障碍可以与疾病并存，也可以是疾病的后遗症。这些功能障碍往往难以由临床医学全部解决。

(2) 老年人群：人口老龄化是国际性问题。身体障碍与年龄老化一般成正比，年龄越大，各种疾病或功能障碍的发生率越高。据推算，我国老年人中长期卧床、生活不能自理者约有 2 700 万，半身不遂者约有 70 万；82 万阿尔茨海默病患者中约有 24 万长期卧床。因此，老年人群将成为康复医学的主要对象之一。

(三) 医疗康复服务的内容

从广义上看，医疗康复涵盖了整个医学范畴，但着重于临床医学。临床上手术或非手术的方法均属于医疗康复的范畴。从狭义上看，医疗康复的内容即康复医学的内容，包括了康复预防、康复评定和康复治疗。

1. 康复预防 康复预防是指通过下列有效手段预防各类残疾的发生，延缓残疾的发展。

(1) 一级预防：预防各类疾病伤残造成的身体结构损伤的发生是最为有效的预防，可降低 70% 的残疾发生率。可采取的措施很多，包括宣传优生优育，加强遗传咨询、产前检查、孕期及围生期保健；预防接种，积极防治老年病、慢性病；合理饮食，合理用药；防止意外事故；加强卫生宣教，注意精神卫生。

(2) 二级预防：限制或逆转由身体结构损伤造成的活动受限或残疾，可降低 10%~20% 的残疾发生率。可采取的措施包括早期发现病伤残，早期治疗病伤残。通过采取适当的药物治疗，如治疗结核病与高血压等；或采取基本的手术治疗，如创伤、骨折、白内障手术等。

(3) 三级预防：防止活动受限或残疾转化为参与受限或残障，减少残疾、残障给个人、家庭和社会造成的影响。可采取的措施包括康复医疗，如运动疗法、作业治疗、心理治疗、言语治疗以及应用假肢、支具、辅助器等。

2. 康复评定 康复评定(rehabilitation assessment)是指客观地、准确地评定功能障碍的原因、性质、部位、范围、严重程度、发展趋势、预后和转归。

康复评定为制定有效的康复治疗计划打下牢固的科学基础。康复评定的重点不是寻找疾病的病因和做出诊断。康复评定至少应在治疗的前、中、后期各进行一次，根据评定结果，制定或修改治疗计划，并对康复治疗效果和预后做出客观的评价。康复医疗应该始于评定，终于评定。

3. 康复治疗 康复治疗(rehabilitation therapy)是指通过各种有效的专科治疗手段，最大限度的改善病、伤、残者的功能障碍。康复治疗的原则是早期介入、综合实施、循序渐进、主动参与。常用的康复治疗手段如下。

(1) 物理治疗(physiotherapy,PT):通过功能训练、物理因子和手法治疗的手段,重点改善肢体功能。包括肢体的主、被动活动,体位转变训练,平衡训练,行走训练等。

(2) 作业治疗(occupational therapy,OT):针对患者的功能障碍,制定个体化的作业活动,重点是改善上肢功能和日常生活能力。包括上肢的主、被动活动,手功能训练,日常生活能力训练(如穿衣、洗漱、进餐、如厕、家务活动等),助行器(如手杖)足托、生活辅助具的制作及使用等。

(3) 言语治疗(speech therapy,ST):重点是改善交流能力(包括听、说、读、写能力)和吞咽功能。

(4) 心理咨询(psychological counseling,PC):通过心理疏导和宣泄,调节心理状态,改善心理功能。

(5) 文体治疗(recreation therapy,RT):借助文娱活动(如唱歌、跳舞、书法、绘画等),调节精神心理活动,改善躯体功能。

(6) 中国传统医学治疗(traditional Chinese medicine,TCM):借助中药针灸、中医手法、传统锻炼方法(如太极拳、八段锦)等,达到改善功能的目的。

(7) 康复工程(rehabilitation engineering,RE):借助现代科技为伤残人士服务,主要是安装和使用假肢、利用机器人辅助训练等,改善患者功能。

(8) 康复护理(rehabilitation nursing,RN):主要是预防各种并发症和健康教育,包括床上良肢位,肺部护理,预防压疮和下肢深静脉血栓,患者及其家属的健康教育等。

(四) 医疗康复服务方式

1. **机构康复** 机构康复(institution-based rehabilitation,IBR),又称专业康复,是指患者在具有康复专业人才、规范的康复治疗技术、先进的康复医疗设备的医疗机构内所进行的康复治疗。这些机构包括康复中心、康复医院、综合医院的康复医学科、康复门诊等。

2. **社区康复** 由于长期机构康复妨碍患者回归家庭、社会,且机构康复不能满足更多残疾人的康复需求,1976 年 WHO 提出了社区康复的服务形式。这种康复服务方式推动了康复医学的发展,社区康复的概念逐渐形成。1981 年,WHO 将社区康复定义为:在社区的层次上采取的康复措施,这些措施是利用和依靠社区的人力资源而进行的,包括依靠有残损、残疾、残障的人员本身,以及他们的家庭和社会。

3. **中间设施康复** 中间设施康复(intermediate facilities rehabilitation,IFR)是指在专业康复、社区康复以外的设施中开展的康复服务,包括护理之家、老年之家、日间医院、社会福利院、疗养院等。可根据患者的疾病情况、家庭照顾情况等因素,选择日间服务和全天服务两种康复服务形式。中间设施康复是利用中间设施的人力、物力、环境,按照康复医疗原则把中间设施的因素与康复手段结合起来,改善患者的各种功能状况,为将来回归家庭和社会创造条件。

4. **远程康复** 远程康复(telerehabilitation)是指通过电视、互联网、电话等传播媒体开展康复治疗的形式。随着科学技术的高速发展而产生的远程康复突破了时空的界限,异地的患者能够通过传播媒体得到远方的康复专家的诊治或指导,康复专业人员之间也可以通过建立双向或多向通信机制保持即时的联络来进行交流和沟通,便于开展康复医疗。

(五) 我国医疗康复服务体系的发展与完善

20 世纪 80 年代初,现代康复引入我国。1988 年,国务院批准颁布实施了《中国残疾人事业五年工作纲要(1988—1992)》,提出了三项康复(小儿麻痹后遗症矫治、白内障复明、聋儿听力言语训练),取得了很大成就,引起了国际关注。具体到康复医疗服务体系方面,2008 年 3 月 28 日,国家发布了《中共中央国务院关于促进残疾人事业发展的意见》,将残疾人康复纳入国家基本医疗卫生制度和基层医疗卫生服务内容,逐步实现每个残疾人均享有康复服务。

“十二五”国家加大力度推动康复医学的发展。2009 年 4 月,中共中央、国务院发布了《中共中央国务院关于深化医药卫生体制改革的意见》，首次提出了"预防、治疗、康复三结合"的三位一体方针。2010年，卫生部、人力资源和社会保障部、民政部、财政部、中国残联等部委联合发布《关于将部分医疗康复项目纳入基本医疗保障范围的通知》，从2011年1月1日起，将康复项目纳入基本医疗保障范围。2011年5月3日，卫生部颁布了《综合医院康复医学学科建设与管理指南》，明确提出二级以上综合医院康复医学学科以相关伤病的早期临床干预为重点。此外，还将康复治疗师的培养纳入了《医药卫生中长期人才发展规划(2011—2020)》重大人才工程。2012年，卫生部印发《"十二五"时期康复医疗工作指导意见》，提出我国要初步建立分层级、分阶段的康复医疗服务体系。在康复医疗服务的各项工作有条不紊进行的同时，卫生部印发《常用康复治疗技术操作规范(2012年版)》和《康复医院基本标准(2012年版)》，对物理治疗、言语治疗等技术操作进行规范，对康复医院的评审给出明确指标，促进了我国医疗康复服务的发展。

二、教育康复服务

(一) 教育康复产生的背景

1. 残障婴儿存活率提高、残障类型和残障程度增加 随着社会经济的发展，先天障碍或缺陷的儿童存活率逐渐增多，他们需要接受长期的康复治疗，甚至带病接受教育。目前，我国主要有培智学校(辅读学校)、聋校与盲校这三类特殊教育学校，其中培智学校的数量与在校学生数占较大比例。与以往相比，培智学校学生的残障类型增多。过去自闭症儿童不能进入普通学校和特殊教育学校学习。近年来，随着融合教育与零拒绝理念的推行，自闭症儿童逐步进入特殊教育学校，在某些学校的班级中，自闭症儿童的比例已达1/3或以上，并有逐年增加的趋势。

2. 康复与教育分离的特殊教育模式存在弊端 长期以来，医院承担我国康复治疗服务，而学校提供特殊教育。近年来，人们开始反思这种康复与教育分离的特殊教育模式的弊端：一是残疾儿童个体很难同时兼顾学习与康复；二是康复治疗与教育完全分离，康复治疗不能有效为教学服务。因此，教育康复的方式显得越来越重要。

(二) 教育康复服务的概念

1. 教育康复服务的概念 教育康复(educational rehabilitation)是残疾儿童全面康复的基本途径，通过教育与训练的手段，提高残疾者的素质和能力。这些能力包括智力、日常生活的操作能力、职业技能以及适应社会的心理能力等方面。

2. 教育康复服务的对象 从广义上说，特殊儿童(special child)包括残疾儿童、问题儿童与超常儿童这三种。残疾儿童与问题儿童又称障碍儿童。残疾儿童，包括听力残疾儿童、言语残疾儿童、智力障碍儿童、肢体残疾儿童和多重残疾与多重障碍儿童。问题儿童包括学习障碍儿童、情绪或行为障碍儿童和自闭症儿童。超常儿童又称天才或资优儿童，其主要特点是具有高于同龄人的智商，有较高的领悟能力和解决问题的能力，或在某一方面有特殊的才能。从对教育与康复的需求出发，残疾儿童与问题儿童是教育康复服务的主要对象。

(三) 教育康复服务的内容

教育康复主要内容包括普通教育和特殊教育两个部分。具体内容为：一是对肢体残疾人进行的普通教育，如九年义务教育和中高等教育及职业教育。二是对智力残疾人、听力残疾人、视力残疾人、精神残疾人进行的特殊教育，如对盲人的盲文教育和对聋哑人的手语教育等。

1997年，《美国残疾个体教育法》提出：特殊教育(special education)是指一种为满足有障碍学生的特殊需要而特别设计的教学及相关服务。要求学校提供障碍儿童接受特殊教育所需要的所有相关服务及技术支持，并规定各种相关服务的内容与定义。相关服务主要包括听力学服务、言语语言病理学服务、心理服务、物理治疗、作业治疗、娱乐(包括治疗性的娱乐)、学校社会工作服务、咨询服务(包括康复咨询)、定向与移动服务、医疗服务(仅指诊断性和评估性医疗服务)等，充分体现出"医教结合"的理念。

从教育康复服务的内涵来看，“医教结合”是其核心观点。医教结合（combination of medicine and education）可分解为三个基本要素：“医”主要指现代康复医学，“教”主要指特殊教育，“结合”是实施“医教结合”的关键要素，要做到“医中有教”与“教中有医”。真正实现医与教的密切合作与深度融合，关键在于建立基于学校的康复治疗体系：配备康复治疗的场地与设备，以“医教结合”为理念的课程改革，明确医生的职责与义务，提高教师的康复理论与技术水平。

在教育康复实践中，很多残疾儿童伴有多重障碍的情况，以脑瘫儿童为例，约有2/3以上的脑瘫儿童伴有智力低下和不同程度的认知能力障碍。因此，对有多重残疾与多重障碍的儿童必须实施综合康复。依据现代康复医学的理论与障碍儿童的需要，目前较为成熟的综合康复体系包括七个康复功能模块：听觉功能评估与训练、言语功能评估与训练、语言能力评估与训练、认知能力评估与训练、情绪行为评估与训练、运动能力评估与训练、学习能力评估与训练。

（四）教育康复服务的方式

1. **残健结合的一体化教育**　残健结合的一体化教育主要针对轻度残疾儿童，在普通学校的普通班级进行。残疾儿童与正常儿童并肩在一起学习和活动，有利于残疾儿童与正常儿童从儿童时代就建立起彼此相互了解、相互关心、相互尊重、相互帮助的新型人际关系。我国所采取的方式主要是随班就读。

2. **特殊教育**　由于特殊需求儿童自身条件以及客观条件所限，在不可能实现残健结合一体化教学的情况下，在患儿及家人的意愿下，采取特殊教育的途径对残疾儿童进行教育。特殊教育实质上是用一般的或经过特别设计的课程、教材、教法、教学设备和教学组成，对特殊需求的儿童进行达到一般和特殊培养目的的教育。

3. **康复机构的教育**　我国儿童康复仍以康复机构的康复为主，包括住院康复、日间康复或门诊康复等不同形式。儿童正是身心发育和学习知识的关键时期，如何将医疗康复与教育康复紧密结合，在康复机构中针对不同需求，配备教师，开展不同层次和不同形式的特殊教育或普通教育，是康复机构所面对的重要课题。

4. **社区教育**　充分利用社区的资源和力量，建立社区康复与教育场所，有规划地在开展社区康复同时开展教育。社区教育的方式通常是：①社区康复站的日间教育，即在社区康复站配备教学设施和教师，开展特殊教育或普通教育；②上门服务或家庭式组织，即在社区设立家庭顾问，定期到特殊需求儿童家庭，帮助父母制定有效的教育与训练方案和计划，指导家长通过不同的方法和活动，对患儿进行教育。上门服务的对象多为小年龄段儿童。还可以建立一些类似家庭教育方式的组织，以家庭化的观点进行管理，开展健康教育，使特殊需求儿童具有强烈的归属感，增强康复与教育的效果。

5. **其他形式的教育**　除上述教育方法、途径外，还可以举办短期家长培训班，设立巡回的特教老师、辅导员，设立玩具图书馆等，对残疾儿童和特殊需求儿童进行教育。

（五）我国教育康复服务体系的发展与完善

要顺利实施教育康复，必须建立完备的支持体系，主要包括三级网络组织和教育康复人才。

1. **教育康复三级网络建设**　教育康复是一个需要全社会支持与参与的系统工程，该系统的主要功能是加强信息交流、实现资源共享与优势互补，切实提高教育康复的水平。

（1）教育康复三级网络的基本构架：以省市为基础，建立教育康复指导三级网络，该网络主要由省市级、区县级以及校级构成。三级网络的第一级，为由各省市级主办的教育康复指导中心；第二级，为由各省市下属区县主办的教育康复指导中心；第三级，为区县下属的各类特殊教育学校、康复机构以及普通学校（含特教班、随班就读学生）。

（2）教育康复三级网络的主要职责与功能：省市级教育康复指导中心、区县级教育康复指导中心、学校与机构教育康复各司其职，分工合作。

1）省市级教育康复指导中心的职责与功能：根据国家相关政策与法规，在教育主管部门的领导下,协助制订全省市特殊教育发展规划以及相关规章制度;指导与监督区县级教育康复中心的工作;对疑难障碍儿童的教育康复问题进行实时或定期会诊;对全省市特殊教育师资以及教育康复教师进行培训;利用康复云平台,提高对教育康复工作的指导与管理效能。

2) 区县级教育康复指导中心主要职责与功能:贯彻和执行省市级教育康复指导中心所制订的教育康复计划;建立与省市级及下属学校、机构之间的联系;指导与监督学校或机构的康复与教学工作(包括随班就读工作指导);开展社区康复服务;加强特殊儿童档案管理;定期向省市级康复中心汇报工作;利用康复云平台,提高教育康复工作指导与管理水平。

3) 学校与机构教育康复的主要职责与功能:第三级主要包括各类特殊教育学校、社会康复机构、有特殊班或随班就读生的普通学校。各学校或机构要为障碍儿童制订教育康复计划,实施综合康复训练,实行对康复效果的动态监控,加强学生档案管理,集中需要会诊的案例,定期向区县康复中心汇报工作。

(3) 教育康复训练室建设:主要包括特殊教育学校、普通学校资源教室的教育康复训练室的建设。

1) 培智学校教育康复训练室的建设:根据培智学校学生的身心特点以及教育综合康复的 7 个功能模块,在培智学校应至少建立以下 5 个康复功能训练室,即言语功能评估与训练室、语言能力评估与训练室、认知能力评估与训练室、情绪行为评估与训练室、运动能力评估与训练室。

2) 聋校教育康复训练室的建设:根据听力障碍学生的特点,在聋校至少建立 6 个康复功能训练室,即听觉功能评估与训练室、言语功能评估与训练室、语言能力评估与训练室、认知能力评估与训练室、情绪行为评估与训练室、学习能力评估与训练室。

3) 普通学校资源教室的建设:普通学校资源教室应建立 7 个康复功能训练室,即听觉功能评估与训练、言语功能评估与训练、语言能力评估与训练、认知能力评估与训练、情绪行为评估与训练、运动能力评估与训练、学习能力评估与训练。

教育康复训练室的建立,为各级教育康复指导中心承担与完成康复训练、专家指导以及社区康复服务提供了必要的保障。

2. **教育康复人才的培训** 2012 年,教育部等五部委联合发布《关于加强特殊教育教师队伍建设的意见》(以下简称《意见》)通知,其中提到,"到 2020 年,形成一支数量充足、结构合理、素质优良、富有爱心的特殊教育教师队伍""开展特殊教育教师全员培训""对特殊教育教师实行 5 年一周期不少于 360 学时的全员培训"等。《意见》对我国今后几年特殊教育师资培训的目标、时间、方式以及要求提出了明确的要求。

3. **"医教结合"是教育康复服务的发展趋势** 儿童正是身心发育和学习知识的关键时期,教育康复服务的内涵要求"医教结合",建立基于学校的康复治疗体系:配备康复治疗的场地与设备,以"医教结合"为理念的课程改革,明确医生的职责与义务,提高教师的康复理论与技术水平。

三、职业康复服务

(一) 职业康复服务产生的背景

职业康复是高层次的康复,它是社会经济、科学、技术、文化发展到一定阶段的产物,标志着人类对自身价值的认识发展到了一个新阶段,高度代表了人类的文明和进步。正如世界"康复之父"腊斯克博士所强调的,全面康复的核心是职业、社会康复。职业康复的任务是帮助残疾人获得就业的能力和就业的机会,即帮助残疾人获得和保持适当的职业,使他们可以找到自己在社会中的位置并参与社会生活,从而获得经济上的收入、心理上的平衡、人格上的尊严,实现全面康复。

(二) 职业康复服务的概念

1. **职业康复服务的概念** 国际劳工组织对职业康复(vocational rehabilitation)的定义为:通

过医学、心理学、社会学和作业活动等方法，帮助伤残患者重返社会获得工作能力和机会。职业康复的目的是协助患者在心理及技能方面适应其疾病或伤残，重新投入工作或家庭岗位，即在企事业单位中与健全人具有同等机会。我国已经是国际劳工组织制定的《残疾人职业康复和就业公约》的承认国之一，对残疾人进行职业康复是我们义不容辞的责任。

2. **职业康复服务的对象**　职业康复的服务对象主体是残疾者，一般指有就业或重返工作需求且实现就业目标有困难的人群，包括躯体或精神上具有永久性或暂时性障碍的残疾者、工伤患者，以及其他人群。国际劳工组织99号文件指出：正常人和残疾人之间不存在明确的界限，因此应该具有一定的灵活性。一般来说，我们认为残疾人都有就业能力。

（三）职业康复服务的内容与流程

1. **职业康复服务的内容**　随着职业康复的发展，职业康复的内容会逐步得到充实和完善。国际劳工组织在1985年《残疾人职业康复的基本原则》中明确规定职业康复的内容有以下6个方面：①掌握残疾人的身体、心理和职业能力状况；②就残疾人职业训练和就业的可能性进行指导；③提供必要的适应性训练、身心功能的调整以及正规的职业训练；④引导从事适当的职业；⑤提供需要特殊安置的就业机会；⑥残疾人就业后的跟踪服务。

2. **职业康复服务的流程**　职业康复是残疾人全面康复中的重要环节。一般来说，职业康复的主要流程包括职业咨询、职业评估、职业培训和就业指导。

（1）职业咨询：职业咨询目的是在接案后针对残疾人的特殊情况和与就业相关的问题进行综合考察，帮助残疾人解决职业中出现的问题。与健全人的职业咨询服务相比，残疾与障碍对个体职业活动的影响和限制是残疾人职业咨询活动的主要区别，同时残疾人职业选择的领域比较狭窄，所以更要注意他们对其职业的适应能力。

（2）职业评估：通常称为职业评定，即个案工作的预估。目的是为了评定残疾人的作业水平和适应职业的可能性。通过职业评定活动，可以诊断、指导和预测残疾人职业发展的可能性，并为科学的职业指导、训练与制定职业康复计划提供依据。职业评定是一个综合的过程，涉及身体、心理和职业适应性三个方面，包括对残疾者的兴趣、个性、气质、价值观、态度、身体能力、耐力、学习和工作的适应性等的评定。职业评定结束后，评定人应写出评定报告，作为下一步制订职业康复计划的依据。

（3）职业培训：社会工作者与职业指导师一同对残疾人进行就业前培训和上岗前培训，帮助残疾人有效地从事职业活动。就业前的培训，指受训者掌握与特定职业相关的基础知识和技能，目的是让受训者掌握从事职业活动所必需的能力和态度。上岗前的培训，要求残疾人掌握即将从事的职业所要求的知识和技能，从而适应职业活动的要求。

（4）就业指导：根据残疾人的实际情况，提供劳动市场、就业方向等信息以及具体的就业指导意见和建议。残疾人就业指导的目的是帮助残障者选择职业、选择职业课程、介绍就业、增进职业效率。在有条件的情况下，还要针对残疾人职业工作领域中出现的问题提供跟踪服务。就业指导要求对残疾人的情况有一个全面深入的了解，并向残疾人提供有关方面的信息。

（四）职业康复服务的程度

1. **低水平康复**　仅在身体功能和心理功能上有某些改善，但未能走出家门、重返社会；青少年未能上学，青年及成年人未能就业，或本人自愿与社会隔离。

2. **中等水平康复**　身心功能有显著改善，能生活自理或基本自理，但上学很不顺利、无工作或有工作而不如意或不大适应，或个人有自卑感和自暴自弃心理，或在家庭和社会上仍遇到歧视，未能与社会结合，有不同程度的隔离、孤独、被遗弃或不幸感。

3. **高水平康复**　身心功能有显著恢复，生活能自理或基本自理；或虽有明显残疾，生活未能完全自理但能充分参加社会活动；年轻人上学并能坚持学习，取得进步；青年及成年人有合适的工作，自觉满意或基本满意；能发挥自己的能力和专长为社会服务，自己能正确对待残疾；在社会上有机会、有条件参加多种活动，享有与社会上健全人同等的待遇和权利，受到家庭和社会应有的尊重。

（五）我国职业康复服务的发展和完善

1. **我国职业康复的发展** 我国职业康复发展大致可以分为三个历史时期。第一个时期是1949—1965年，职业康复初始阶段，残疾人的就业问题引起了广泛关注，如社会福利院和特殊教育学校等机构开展了一些职业培训工作，其特点是：残疾人的就业主要采用不系统的残疾人的职业康复服务工作模式，即与正常人一起就业的形式。第二个时期是1966—1976年，我国的经济、文化和残疾人事业等各方面停滞不前。第三个时期是1977年至今，由邓朴方创建并领导的中国残疾人联合会是中国第一个全国性的残疾人组织，这一时期是我国残疾人事业飞速发展的时期，并取得了举世瞩目的成就。1984年3月，中国残疾人福利基金会成立以后，先后有许多职业康复学校建立。

2. **职业康复在我国的确定** 第六届全国人民代表大会常务委员会第22次会议决定批准1983年6月20日由国际劳工组织第69届大会通过的《第159号残疾人职业康复和就业公约》，并于1985年6月20日生效。这是我国自1983年6月正式恢复参加国际劳工组织活动后批准的第一个公约。中国残疾人康复协会1990年8月在黑龙江召开了全国残疾人社会康复、职业康复研讨会，会议对于职业康复进行了深入探讨。同年，中国康复研究中心建立了我国第一个专门的职业康复研究机构。

2017年，城乡持证残疾人新增就业35.5万人，其中城镇新增就业13.1万人，农村新增就业22.4万人；培训城乡残疾人62.5万人。一些大中城市的街道和社区都陆续建立起残疾人“职业康复站”，参与这种服务和管理的社会工作者应该学习职业康复方法，帮助残疾人提高职业技能，从而更好地参与社会生活。

3. **促进残疾人就业的法律法规**

(1) 残疾人就业的法律保障：我国《宪法》《残疾人保障法》《劳动法》《就业促进法》都明确规定，保障残疾人的劳动权利，对残疾人劳动就业给予特别的扶持、优惠和保护。《中华人民共和国残疾人保障法》确立了一系列残疾人就业政策制度。如：政府和社会举办残疾人福利企业、盲人按摩机构和其他福利性单位，集中安排残疾人就业。国家实行按比例安排残疾人就业制度。国家机关、社会团体、企业事业单位、民办非企业单位应当按照规定的比例安排残疾人就业，并为其选择适当的工种和岗位；达不到规定比例的按照国家有关规定履行保障残疾人就业义务。国家鼓励用人单位超过规定比例安排残疾人就业。国家鼓励和扶持残疾人自主择业、自主创业。地方各级人民政府和农村基层组织，应当组织和扶持农村残疾人从事种植业、养殖业、手工业和其他形式的生产劳动。

(2) 残疾人就业条例要义：《残疾人就业条例》以就业保护和就业促进为宗旨，对保护和促进残疾人就业的形式、内容、政府职责、社会义务、组织实施、保障措施和应当遵循的原则等做出明确规定，以消除或减轻残疾障碍对残疾人平等就业权利实现的影响，促进残疾人与其他人群一起成为社会发展的重要力量。《残疾人就业条例》规定：“国家对残疾人就业实行集中就业与分散就业相结合的方针促进残疾人就业。”集中就业和分散就业二者相辅相成，互为补充，都是解决残疾人就业的重要形式，共同构成了残疾人就业的主要渠道。残疾人就业保护是通过岗位预留制度的确定，要求用人单位为残疾人就业提供相应比例的岗位，对残疾人参与劳动力市场竞争提供保护性措施，扩大残疾人就业机会。

四、社会康复服务

（一）社会康复产生的背景

联合国《关于残疾人的世界行动纲领》中明确指出：“要达到‘充分参与和平等’的目的，仅仅着眼于残疾人的康复措施是不够的。事实表明，决定残疾对于一个人日常生活影响的主要因素是环境，如果一个人失去了获得生活基本因素的机会，而这些机会对于社会其他人都是人人有份的，那就构成了障碍。这些基本因素包括家庭生活教育、住房、经济和人身保障，参加社会团体与政治团体、宗教活动、亲密关系和性关系，享有公共、行动自由以及一般的日常生活方式。”社会康复有沟通残疾人和外界联系的特殊职能，主要包括两方面任务：一方面，呼吁社会创造帮助残疾人平等参与社会生活的条件，理解残疾人；另一方面，帮助残疾人认识和适应现实社会，使他们意识到自己有生存的权利与对社会尽责的义务。

（二）社会康复服务的概念

社会康复（social rehabilitation）是指从社会的角度采取各种有效措施为残疾人创造一种适合其生存、创造、发展、实现自身价值的环境，并使残疾人享受与健全人同等的权利，达到全面参与社会生活的目的。

社会康复服务的工作目标是广泛运用社会工作的专业知识，帮助残疾人，使其功能丧失降低到最低限度，而生理功能、自我照顾能力以及向他人倾诉沟通的能力得到最大限度的提高。与此同时，社会康复服务工作还要使残疾人获得充分的情绪支持，并培养其社会适应能力；提高残疾人的职业技能，发挥其潜能，增强其社会生活能力并最终使其对社会也有所贡献。

（三）社会康复服务的内容

1. 协助政府机构制定法律、法规和各种政策来保护残疾人的合法权益，使其享有和健全人一样的物质生活和文化生活。无论是残疾人还是老年人、慢性病患者，都是社会上有特殊困难的群体，他们有特殊的医疗、住房、社会交往等方面的困难，解决这些困难不仅需要社会各界的共同努力，而且需要政府制定相关的法律、法规和政策。社会康复工作者一方面要在调查研究的基础上向政府有关部门提出建议，另一方面要坚定不移地贯彻落实政府的法律、法规和政策。

2. 保障残疾人生存权利，使其在住房、食物、婚姻家庭方面得到公平的待遇，有适合其生存的必要条件。如果康复对象缺乏这些基本条件，医疗、教育和职业的康复都无法实现。

3. 为残疾人自身的发展提供帮助，使其有接受教育和培训的机会，提高其生活自理能力、就业能力和参与社会的能力。残疾人需要接受特殊教育，需要特殊的学习条件。社会康复工作者应该找机会创造条件使适龄的残疾儿童入学，使达到录取标准的残疾考生不被拒绝，使残疾的学生能找到合适的工作。

4. 消除家庭中、社会上的物理性障碍，使残疾人获得生活起居的方便，并享受社会的公共设施服务。倡导和推进无障碍环境设计与改造工作，是社会康复的一项重要工作。在信息交流方面，要帮助服务行业人员学习、掌握基本聋哑人手语；帮助有条件的残疾人学会使用互联网，获取和交流信息；资助贫困残疾人加入社区求助系统，为聋人、盲人设计和安装方便他们使用的光、声信号、生活用品等。

5. 大力提倡和实现人道主义精神，消除社会上对残疾人的歧视和偏见，激励残疾人的自强不息精神，建立一种和谐的社会生活环境。

6. 组织残疾人与健全人一起参加社会文化、体育和娱乐活动，支持残疾人自己的社团活动，通过交往形成全社会理解、尊重、关心残疾人的好风尚。

7. 采取措施帮助残疾人实现经济自立，或提高其经济自立能力，保障其在经济生活中不受歧视；对于不能实现经济自立的重度残疾人，帮助他们得到社会给予的生活保障。

8. 鼓励和促进残疾人参与社会的政治生活，保障其政治权利，为残疾人参与社会政治生活而创造条件和提供帮助，是社会康复工作的重要内容。

（四）社会康复与社区康复

社区康复（community-based rehabilitation，CBR）是 WHO 在 20 世纪 70 年代倡导的一种行之有效的康复服务形式。1994 年，由 WHO、国际劳工组织和联合国教科文组织联合讨论，共同制定了关于CBR的联合意见书，对CBR的定义是：社区发展的一项策略，使所有残疾人得到康复、具有平等的机会和达到社会化。其目标是：确保残疾人能充分发挥其身心能力，能够获得正常的服务与机会，能够完全融入所在社区与社会之中。2004年，WHO、国际劳工组织和联合国教科文组织更新了社区康复的定义："为受伤患者及残疾人康复、机会均等、减少贫困和融入社会的一种社区发展战略。"需要"通过患者及残疾人自己、他们的家庭、组织及社区，以及相关的政府和非政府卫生、教育、职业、社会和其他服务的共同努力"，以促进社区康复项目的完成。这次定义的变化反映了社区康复方法从提供服务到社区发展的转变。

我国对CBR的理解为：是社区建设的重要组成部分，是指在政府领导下，相关部门密切配合，社会力量广泛支持，残疾人及其亲友积极参与，采取社会化方式，使广大残疾人得到全面康复服务，以实现机会均等、充分参与社会生活的目标。

1. **社会康复与社区康复的区别** 根本区别是：社会康复是残疾人康复事业中的一个重要组成部分，是现代康复医学的一个环节，主要是指在康复机构和社区里采取的措施中有关社会生活方面的内容；社区康复则是残疾人康复工作的一种具体形式和途径，是在一定地域和范围内落实各项康复措施的工作，这些措施中也包含着社会康复的措施。

2. **社会康复与社区康复的联系** 社区中具有开展社会康复的有利条件，两者相辅相成。

(1) 在社区残疾人可以得到方便、及时的康复服务。街道居委会是城市的基层单位，是最贴近残疾人的管理层面，一方面管理者和服务者容易了解残疾人的康复需求，另一方面残疾人在社区中有亲切感和归属感。

(2) 社区中可以更为合理的配置资源，在"资源共享"的原则下，残疾人可以获得在医疗康复、教育、职业以及参与社会生活等方面的物质基础和保障条件，有利于残疾人全面康复目标的实现。

(3) 在社区中可因地制宜地为残疾人提供各种康复服务。我国幅员辽阔，各地在经济文化、资源情况等方面十分不同，残疾人的发生及分布以及对康复的需求也会不同。社区可根据自身的实际条件，为满足残疾人的需要确定服务内容、方式和方法。

(4) 低成本、广覆盖，提供全面的康复服务。加强康复资源的有效利用，提高康复服务质量。据国外统计，机构式康复人均费用约为100美元，仅覆盖了20%的康复对象，而社区康复服务人均费用仅9美元，却覆盖了80%的康复对象。

(5) 社区康复建设的深入开展，有利于提高整个社区文明程度，使残疾人与其他社区居民共享环境优美、治安良好、生活便利、人际关系和谐的文明社区环境。

(五) 社会康复服务的流程

在社会康复过程中，社会工作者要按照个案工作的方法来进行操作，具体包括接案、预估、做出工作计划、进行介入服务，并进行科学评估和结案，以一名因交通事故致残而住院的患者为例。

1. **接案** 在开展这一系列工作的过程中，社会工作者在接案时要尽可能直接见到与案主有关的当事人，包括家属（或监护人）、目击者、警察、肇事者、单位负责人、首诊医生和护士，及时面谈并做好记录。

2. **预估** 预估过程中要充分利用现代通信工具和其他方法，核实接案时所了解的内容，去伪存真，补充修正不足，同时尽量收集证据和资料，如"交通事故责任认定书""诊断证明书"、伤残等级的法医学"鉴定书"、案主和相关者的文字、照片及影像录音证明材料，以便正确地做出判断。

3. **做出工作计划** 计划中要有近期要解决的问题和此后的打算，既要考虑到可能遇到的问题，也要考虑可能出现的转介程序，还要在制订计划时与其他专业人员沟通，包括医生、护士、工程技术人员、心理工作者和康复技术人员。

4. 进行介入服务　进行介入服务时，要充分考虑被服务对象的心理变化、家庭经济承受能力、家属的态度和伦理困惑、肇事方的责任与利益、单位的照顾问题、日常生活护理问题、案主的文化特征和性格特点等，工作记录十分重要。

5. 进行科学评估和结案　最后，因为伤残者在机构中的停留时间是有限的和变化的，结案也不能拘泥于形式。评估则更要注意反思工作过程的步骤和细节，以利于后来的工作。

第三节　我国康复服务体系的发展和完善

一、我国康复服务发展的历史回顾

（一）积累探索期

1988 年，卫生部等 16 个政府部门联合发布《残疾人事业五年工作纲要（1988—1992）》，标志着我国康复服务工作正式起步。建设部、民政部和中残联 1988 年发布《方便残疾人使用的城市道路和建筑物设计规范》，确定建筑物内、外部的无障碍设计要求；教育部专门制定了《残疾人教育法》。通过《中国残疾人事业“八五”计划纲要（1991 年—1995 年）》的制定和实施，残疾人康复服务项目得到了丰富和扩充，康复服务覆盖的残疾人类别增多。1991 年颁布施行的《中华人民共和国残疾人保障法》以立法的形式突出强调了保障残疾人康复权利，使残疾人康复事业的发展有法可依，逐步走上正轨。

（二）拓展提升期

1996 年，国家制定《中国残疾人事业“九五”计划纲要（1996—2000 年）》，要求以社区和家庭为重点，完善社会化的康复服务体系。2002 年，国务院办公厅转发卫生部等部门《关于进一步加强残疾人康复工作意见》，提出了“为贫困残疾人康复提供特殊帮助，实现人人享有康复服务”的目标。这一阶段的政策法规，指出了我国残疾人康复事业由“医疗康复”向“全面康复”过渡的发展方向以及建立社会化康复服务体系的发展目标。

（三）全面发展期

2008 年，国务院发布《关于促进残疾人事业发展的意见》，提出加强残疾人医疗康复工作，健全残疾人康复服务保障措施，并逐步完善残疾人专业服务机构的建设。2010 年，国务院发布《关于加快推进残疾人社会保障体系和服务体系建设的指导意见》，要求形成以专业康复机构为骨干、社区为基础、家庭为依托的社会康复服务网络，并逐步完善省、市、县三级专业康复机构的建设。国务院于 2015 年 1 月发布的《国务院关于加快推进残疾人小康进程的意见》强调，加强和改进残疾人的基本公共服务，是改善残疾人生活质量，提高残疾人自我发展能力，加快推进残疾人小康进程的有力支撑。

二、我国康复服务组织体系的发展现状

1988 年，中国残疾人联合会成立，主要负责联系各类残疾人，协助政府开展残疾人康复、就业以及教育等工作。经过 30 多年的发展，我国康复服务组织体系逐步形成了囊括组织管理网络、专业技术指导网络以及专业服务提供网络在内，以政府为主导、社会为基础、有关部门与残疾人联合会各司其职的组织体系。

（一）政府为主体的单一康复服务提供体系

残疾人康复服务发展之初，服务主体较单一，政府部门承担了残疾人康复服务的主要责任，起主要作用的是各级残疾人康复工作办公室，主要负责统筹规划各类残疾人康复工作，出台残疾人康复有关政策及具体实施办法，协调并监督政府行政部门开展具体的康复服务工作。

(二) 政府与社会相结合的社会化康复服务体系

20 世纪 90 年代以来,国家致力于广泛动员社会力量参与到残疾人康复服务事业中,以建立一个政府与社会互为补充、相互促进、密切配合的社会化康复工作体系。一方面,各残疾人康复协(学)会积极开展残疾康复学术研讨与交流活动,促进了残疾人康复事业的专业化发展。而省、市、县康复技术指导服务中心也在制定专业技术标准、培训专业技术骨干和基层康复服务工作人员,以及普及康复知识等方面作出了突出贡献;另一方面,以省、市、县残疾人康复服务机构为龙头,社会专业康复机构为骨干,社区康复服务站为基础的"三位一体"残疾人康复服务提供网络逐渐形成。近年来,社区作为康复服务传递过程中的重要一环,已经逐渐成为康复服务的主战场,依托社区康复服务站开展的康复服务联络员培训、康复服务成效评估、残疾人健康档案建立以及促进残疾人融入社会等康复服务工作已初步取得成效。(图 6-2)

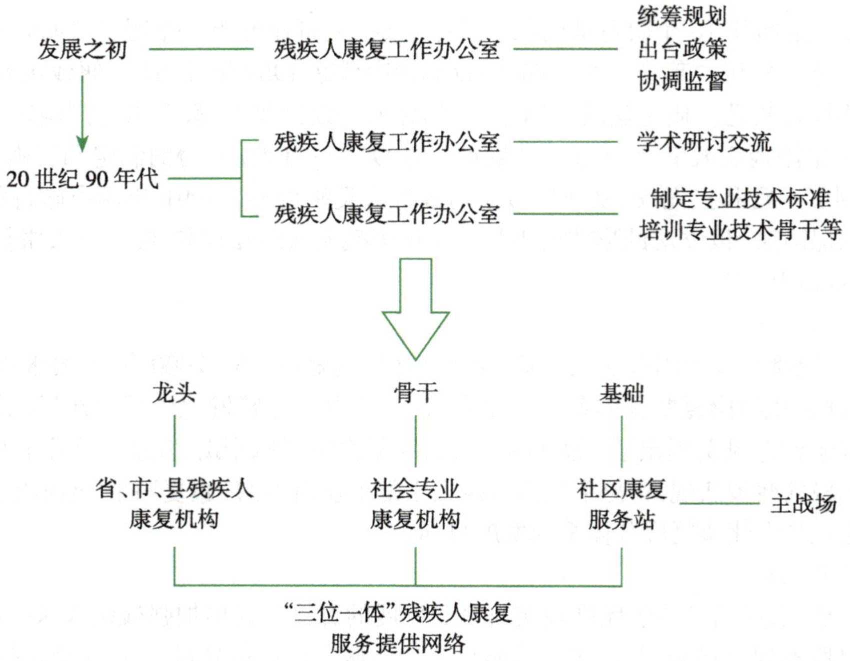

图 6-2 "三位一体"残疾人康复服务提供网络图

截至 2017 年底,全国已有残疾人康复机构 8 334 个,其中提供视力残疾康复服务的机构 1 194 个,提供听力言语残疾康复服务的机构 1 417 个,提供肢体残疾康复服务的机构 3 088 个,提供智力残疾康复服务的机构 2 659 个,提供精神残疾康复服务的机构 1 695 个,提供孤独症儿童康复服务的机构 1 611 个,提供辅助器具服务的机构 1 866 个。康复机构在岗人员达 24.6 万人,其中,管理人员 3.1 万人,专业技术人员 16.5 万人,其他人员 5.0 万人。

三、我国康复服务发展中存在的挑战

2017 年 2 月,WHO 在日内瓦召开了"康复 2030:呼吁采取行动"的国际会议。会议首次发布有关康复的国际指南——《健康服务体系中的康复》,也为我国的康复服务发展提供了方向。目前,我国的康复服务发展中还面临着很多的挑战。

(一) 康复服务供给不足

首先,表现为服务供给的规模难以满足残疾人的康复需求。据第二次全国残疾人抽样调查显示:我国残疾人对医疗服务与救助、辅助器具、康复训练与服务、生活服务的需求比例分别为 72.78%、38.56%、27.69%、19.13%,但接受服务比例仅为 35.61%、7.31%、8.45%、5.45%,说明我国残疾人的康复需求与现有服务供给之间存在巨大差距。

此外，我国康复服务资源分布极不均衡。一是经济发展水平不一导致的康复资源地区差异明显。截至2015年底，全国已投入使用的残疾人康复设施累计投资额约51.3亿元，而甘肃、宁夏、云南、贵州等中西部地区投资总额均不足2 500万。二是康复资源集中于二级以上大型医院。一般来说，省、市级等三级医院拥有的康复资金、设施设备以及技术人才均比较丰富，能够开展的康复服务项目也更全面，区县级等二级医院受康复资源所限仅能开展一般的物理治疗，而基层医院缺少康复资源，开展康复服务的能力极为有限。三是城乡分布不平衡。绝大多数残疾专科医院和康复服务机构，如盲校、智力及精神障碍康复机构等主要分布在城市之中，我国广大农村地区，尤其是西南地区农村，缺乏基本的康复资源。

(二) 康复服务组织体系协调性与积极性不高

随着我国残疾人康复观念由医疗康复向全面康复转变，残疾人康复服务涉及内容越来越广泛，我国现有的残疾人康复服务组织体系面对残疾人及家属康复服务需求层次的提高仍存在局限性。

1. **残疾人康复工作办公室各组成部门之间协作程度不高** 残疾人康复服务办公室只是一个协调机构，与其组成部门之间无隶属关系，因此在开展康复服务工作时，各部门往往各自为政，缺乏整体协调性。

2. **公办康复服务机构积极性不高** 由于资金和体制等因素的限制，公办康复服务机构习惯于完成任务的工作方式，缺乏提升服务能力和水平的主动性与积极性，市场竞争能力较弱。

3. **社会康复服务机构参与康复服务的能力有待提高，规范性有待加强** 一方面，现阶段社会康复服务机构在经费、设施设备以及人才等方面都存在不同程度的短缺，机构组织结构不清晰，分工不明确，资源配置效率不高，难以满足残疾人个性化、多样化的服务需求；另一方面，随着康复服务业的进一步发展，“非禁即入”的原则使得大量社会资本迅速进入，如何做好规范管理工作，发挥市场机制的正能量是我国残疾人康复组织体系面临的新挑战。

4. **工伤职业康复尚未开展，工伤康复机构管理混乱** 从康复体系的实践情况来看，除了部分专业工伤康复机构在开展医疗康复，以及基础职业康复和社会康复外，绝大部分的工伤康复机构局限于工伤医疗康复服务，而忽视了职业康复与社会康复，无法有效地关注工伤职工的职业和心理健康。

(三) 康复服务法律法规体系不健全

我国残疾人康复服务立法进程滞后于康复实践的发展，仍未形成完善的体系。在康复服务法律法规的内容上，我国在残疾人就业、教育、无障碍设施建设等方面都颁布了相应的行政法规，但在残疾人康复服务权利保障方面的法律法规数量较少。现有的康复服务法律法规内容较为笼统，未对不同类型、不同年龄的残疾人康复服务需求加以区别；在康复服务法律法规的框架设计上，一方面，政府、各部门、残联以及残疾人家庭等主体职责不明确，康复服务权利保障的执行、监管等相关法律责任界定不清；另一方面，虽然自2010年起康复服务项目已逐步纳入社会保障和社会保险体系中去，特别是纳入医疗保障、保险体系之中，但受益人群和残疾人实际康复需求量差距较大。

四、我国康复服务发展的对策

(一) 建立以社区为基础的康复服务路径

《世界残疾报告》将扩大康复服务覆盖范围，提升服务质量作为残疾人康复服务工作的重点，并且进一步指出在资源相对匮乏的环境中，可以通过社区康复的方式弥补资源不足的缺陷，从而使有限的资源更广泛地惠及残疾人，满足其康复服务需求。英国在社区康复及康复服务转介方面提供了许多有益经验。第一，英国为残疾人在综合性医院、专科康复医院或诊所以及社区康复机构之间的转介建立了顺畅的流程。第二，康复转介流程由不同类别的临床康复指南指导，为残疾人提供相应的康复服务。第三，由社区康复机构的专业人员对残疾人的康复需求进行评估，为残疾人提供更具连续性和适配性的康复服务。

我国的经济发展水平、医疗保险及社会保障制度均不同于英国，需注意：一方面，应逐步形成并完善连续性的康复服务体系，即"综合性医院或专科康复医院—社区康复服务机构—家庭康复"三位一体的康复转介流程，并做好康复转介的配套服务工作，如根据不同残疾类型制定具有针对性的康复服务转介指南，对残疾人康复需求进行评估等。另一方面，充分利用家庭资源，为照顾者、家属提供康复知识培训，引导残疾人及其家庭进行自助康复；在社区中建立残疾人康复互助组，由有经验的残疾人指导小组内其他人开展残疾康复；调动非政府组织参与康复服务的积极性，鼓励义工、志愿者配合机构、社区开展基层康复工作。

（二）健全并发展康复服务组织体系，迎接新发展新挑战

在康复服务组织体系建设方面，英国没有设立专门的残疾人事务组织，主要依靠医疗保健服务系统、社会服务系统以及教育服务系统等主体开展康复服务，各系统均包含从中央到地方的不同层级，实行从中央到地方的垂直领导、属地管理模式。同时，社会康复服务机构等非政府组织也发挥了重要作用。英国的社会康复服务组织实行自我管理、自我组织的模式，由行政主管、服务提供与支持主管、实施小组主管、社会工作者四个层次组成。

我国一方面应转变残疾人康复服务工作协调机构（如残疾人康复工作委员会、残疾人康复工作办公室）的工作模式，变组织协调为组织管理，采取层级化、梯队化的服务管理形式，公办残疾人康复服务机构应提高服务能力和服务质量，发挥好行业引领和示范作用；另一方面，重视社会康复服务机构等非政府组织的重要作用，对于一些政府暂时无法涉及而残疾人又急需的服务领域，应逐步鼓励其进入。同时，社会康复服务机构应紧抓自身组织建设，建立明确清晰的组织架构，开展有针对性、多元化的康复服务。

（三）加快完善残疾人康复服务法律法规体系进程

国际上残疾人康复立法主要有以下特点和趋势：第一，强调残疾人的康复权利主体地位，例如：早在 1918 年美国就颁布了世界上首部残疾人康复法律——《士兵康复法案》，其后 1973 年国会又通过了《残疾人康复法》；德国将分散于其他几部法律中的残疾人康复法律制度加以修改整合，于 2001 年颁布了《残疾人康复与参与法》。第二，将残疾人康复服务定位于国家和政府工作层面，突出二者在残疾人康复供给中的主体身份，例如：英国的《残疾人（就业）法案》规定了政府设立康复中心的义务，西班牙的《残疾人社会融合法》则将加强康复设施和机构的建立、配置以及运行规定为国家责任，美国则规定残疾人康复服务费用由中央和地方政府按比例担负。第三，重视完善残疾人各项社会保障政策，例如：挪威《社会福利法案》规定给予参加了社会保险的残疾人与发生残疾前年平均收入水平相当的康复补助，并将没有享受医保现金福利的残疾人以及残疾学生也纳入到补助范围内。

针对我国的现况，首先梳理现有法律法规中有关残疾人康复的内容并加以完善和整合，逐步形成涵盖医疗、教育、职业、社会等方面协调统一的康复法律，并上升至国家立法层面以突出残疾人康复权利的法律地位。其次，细化残疾人康复保障法中的有关内容，一方面，对康复服务的相关法律责任进行细化，特别是政府，以及执法和监督部门的责任，为残疾人康复维权提供相应途径；另一方面，细化残疾人康复保障措施，在康复经费筹集与拨付、康复机构建设与人才培养、辅助器具供应等方面做出相应规定。最后，加快推进残疾人康复服务项目纳入社会保险和社会保障体系的进程，给予残疾人康复补助或津贴，最大程度上减少残疾人因病致贫、因病返贫现象。

（刘　彩）

Note

思考题

1. 什么是全面康复？如何理解全面康复？
2. 什么是社区康复？为什么 WHO 倡导社区康复的服务方式？
3. 依据本章所学内容，你认为社会工作者应该如何配合教育康复工作？

第七章 药品服务保障体系

本章要点

1. **掌握** 药品的概念、特性;药品供应保障体系建设;药品流通的概念和特点;WHO药品采购战略目标及操作原则;基本药物的概念和目录遴选原则。

2. **熟悉** 药品的分类;药品供应的内涵;短缺药品的供应保障;药品经营企业的分类及许可经营范围;我国药品流通领域的监管措施;我国基本药物制度的内涵;基本药物目录的制定。

3. **了解** 我国药品流通的现状;我国药品采购、基本药物制度的发展历史;药品集中采购的实施;基本药物的供应保障和管理。

章前案例

山东非法经营疫苗案

2016年2月,央广网的一则新闻《济南查获大宗失效人用二类疫苗案,涉国内24省市有疾控人员参与》曝光了一起案值高达5.7亿元的非法经营疫苗事件。自2011年以来,犯罪嫌疑人庞某及其女儿孙某在未获得营业执照、药品经营许可证的情况下,利用网络聊天工具,获取购销信息,并购入防治流感、乙肝、狂犬等病毒的25种人用二类疫苗,最终这些疫苗被加价转手销售到国内24个省市。经查明,这些疫苗虽为正规厂家生产,但由于未按照国家相关法律规定运输、保存,脱离了2~8℃的恒温冷链,难以保证其质量和使用效果,使用后甚至可能产生严重的副作用。

山东济南非法经营疫苗案件发生后,党中央、国务院对此高度重视,责成有关部门和地方彻查涉案疫苗的流向和使用情况,依法严厉打击违法犯罪行为,完善监管制度,落实疫苗生产、流通、接种等各环节监督责任,保障人民群众生命健康。这一事件也直接促成了2016年4月我国《疫苗流通和预防接种管理条例》的修订和出台。2017年1月,山东省济南市中级人民法院对这一案件作出一审判决,被告人庞某、孙某等因非法经营罪被判处有期徒刑。同时多个相关责任人被问责,多名涉案人员被撤职、降级。

请阅读以上材料,思考并讨论:

1. 你还知道哪些药害事件?这些事件带来的主要影响有哪些?
2. 相比一般商品,为什么国家对包括疫苗在内的药品有更高的质量要求?

药品作为防治疾病的主要手段,在保障人民健康、增进人民福祉方面具有不可或缺的关键作用,药品的质量安全、价格水平、可获得性直接关系着人们的健康状况和生命质量。鉴于药品在人民健康保障中的重要地位,2009年3月,中共中央、国务院发布的《关于深化医药卫生体制改革的意见》中将药品供应保障体系列为我国基本医疗卫生制度四大支柱体系之一;2016年10月,在推进健康中国建设的纲领性文件《"健康中国2030"规划纲要》中,完善药品供应保障体系、保障药品安全被专门列入了完善健康保障、建设健康环境两个篇章中。

药品与一般商品一样，从研制出来到消费者获取，需要经历研发、生产、流通、使用等多个环节。但与其他一般商品相比，为了确保药品能发挥防治疾病、保障健康的作用，在各个环节都需要更加科学、严格的质量监管。因此，药品监督管理部门制定了一系列法律法规以保障药品的安全、有效，以使药品能够“治病”而不是“致病”。此外，药品作为实现人人享有健康权利的重要途径，一些药品还具有公共产品的属性，因此为了保障药品的充足供应，还需关注药品服务的公平性和经济性。以下，本章将主要从药品供应、药品流通、药品采购、基本药物制度四个方面介绍我国药品服务保障体系的重要内容。

第一节 药品供应

一、药品的概念及分类

（一）药品的概念

根据《中华人民共和国药品管理法》（以下简称《药品管理法》）中的规定，药品（drugs）的定义为：“用于预防、治疗、诊断人的疾病，有目的地调节人的生理功能并规定有适应证或者功能主治、用法和用量的物质，包括中药材、中药饮片、中成药、化学原料药及其制剂、抗生素、生化药品、放射性药品、血清、疫苗、血液制品和诊断药品等。”

上述药品的定义包含以下基本要点。首先，药品有其严格的使用目的和方法，即当某物质是用于预防、治疗、诊断疾病，且用于规定的适应证，按照说明书或者遵照医嘱使用时才能称其为药品。药品的这一特性也显著区别于食品、毒品或其他物质。其次，我国《药品管理法》中药品的概念特指人用药品，不包括日本、美国、英国等国家所定义的兽用药品。再次，该定义中的药品是包含传统药（如中药材、中药饮片、中成药）、现代药（如化学药）及其原料药等在内的所有物质。

（二）药品的分类

可根据研究或管理目的的不同将药品分成不同的类别，以下是常见的药品分类。

1. **传统药和现代药** 各国家、地区或民族在长期的发展历史中形成了各类基于其传统医学、药学的经验和理论，在这些经验和理论基础指导下用于防治疾病的物质一般被称为传统药（traditional drugs），如我国的中药、藏药、蒙药、维药、傣药、壮药等，传统药主要包括各类动物药、植物药和矿物药等。

现代药（modern drugs）一般指 19 世纪以来发展起来的化学药品和生物制品，如各种合成药品、抗生素、放射性药品、血清、疫苗和血液制品。现代药的研发、生产和使用基于的是现代医学和药学理论。

2. **新药和仿制药** 根据药品的创新程度不同，药品可分为新药和仿制药。新药（new drugs）指未曾在中国境内外上市销售的药品，已上市药品改变剂型、改变给药途径、增加新适应证等且具有明显临床优势的被称为改良型新药。

当药品过了国家知识产权部门和国家药品监督管理部门授予的专利和行政保护期后，一般被称为原研药品。仿制药（generic drugs）是指仿制与上市原研药品安全、质量和疗效一致的药品。

3. **国家基本药物、国家基本医疗保险目录药品、国家储备药品** 根据药品的社会价值、功能和地位不同，我国将药品分为国家基本药物、国家基本医疗保险目录药品、国家储备药品。国家基本药物（national essential drugs）以目录的形式确定，是为保障人们基本医疗卫生需求所遴选出来的临床首选药品。

国家基本医疗保险目录药品是指列入《基本医疗保险药品目录》（现行版本为《国家基本医疗保险、工伤保险和生育保险药品目录（2017 年版）》，2019 年已开启新一轮的目录调整工作）的药品，是医疗保险、工伤保险、生育保险基金可以支付一定费用的药品，目录中的药品一般具有临床治疗必需、使用广泛、疗效好等特点。国家储备药品是指为应对重大灾情、疫情及其他突发事件，保障药品及时有效供应所储备的药品。

4. **处方药和非处方药** 根据药品的安全有效、使用方便原则，不同品种、规格、适应证、剂量及给药途径的药品被分为处方药和非处方药。处方药（prescription drugs）是指必须凭执业医师或执业助理医师处方方可购买、调配和使用的药品。

非处方药（over-the-counter drugs）是指不需要凭执业医师或执业助理医师处方，消费者可自行判断、购买和使用的药品。非处方药品种由药品监督管理部门公布。根据药品的安全性，非处方又分类甲、乙两类。处方药和非处方药在流通、经营、使用中的相关规定和要求都有显著区别。

二、药品的特性

（一）药品的质量特性

为确保药品发挥防治、诊断疾病的作用，其必须具备一定的物理学、化学和生物学特征。安全性、有效性、稳定性、均一性是药品的基本质量属性。

1. **安全性（safety）** 指按照规定的适应证和用法、用量使用药品后，人体产生毒副作用的程度，包括致畸、致癌、致突变作用，各类毒性、副作用、不良反应等。大多数药品都有一定程度的毒副作用，但只有其安全性在一定的控制、缓解范围内，且具有切实的有效性时才可能被考虑作为药品来使用。

2. **有效性（effectiveness）** 指在规定的适应证、用法和用量的条件下，能满足预防、治疗、诊断人的疾病，有目的地调节人的生理功能的要求。所有的药品均应具有一定的有效性，否则其不能作为药品来使用，但药品发挥有效性的前提是针对特定的疾病，且在合适的用法、用量基础上使用。我国一般采用“痊愈”“显效”“有效”“无效”等来表示药品的不同有效程度。

3. **稳定性（stability）** 指在规定的条件下保持药品有效性和安全性的能力。规定的条件指的是规定的有效期以及生产、贮存、运输和使用要求。一般的商品药在规定的条件中均具有较高的稳定性，不易发生变质。

4. **均一性（uniformity）** 指药物制剂的每一单位产品都符合有效性、安全性、稳定性的规定要求。药品的每一单位产品包括每一片、每一粒、每一瓶、每一支、每一袋等。药品的安全性、有效性与其使用剂量密切相关，因此在制剂过程中必须保证药品每一单位产品的质量均一性，以避免患者使用剂量不足或过量。

（二）药品的商品特性

药品是人类社会众多商品中的一种，因此具有一般商品的特性，但由于其质量的好坏直接关系着人类的生命安全，因此药品通常被认为是一种特殊的商品。

1. **生命关联性** 与其他商品相比，药品的生命关联性是其基本的商品特性。一方面是由药品作为防治、诊断疾病，有目的地调节人体生理功能的使用目的决定的；另一方面，药品若不按要求生产、贮存、运输和使用，则不仅不能达到改善健康的目的，反而会极大地危害人体健康，严重时甚至会危及生命，这也表现为药品作用的双重性。

2. **高度专业性** 药品从研发阶段到最终用于患者的使用环节以及药品使用后的不良反应监测工作都离不开专业的医学、药学技术人员和专门的仪器设备。如在流通环节，药品经营企业必须严格按照《药品经营质量管理规范》（good supply practice，GSP）的规定进行药品的储存、销售和运输等，以保障药品的安全；在使用环节，处方药必须凭执业医师或执业助理医师的处方方可购买使用，药品的零售机构则需要配备执业药师；在不良反应监测工作中，需要具有专门药学知识的人员判断药品使用与不良反应发生之间的因果关系。因此，医药产业属于传统的高技术产业，具有较高的技术门槛。

Note

3. **社会福利性**　人力资本是最活跃的生产要素，健康的人力资本是促进经济社会发展的基础，药品作为保障人体健康的主要手段对整个社会的发展具有重要的战略意义。因此，在药品领域中，一方面有大量的私人产品存在，另一方面也有大量的满足公共卫生需求或基本医疗需求的公共产品或准公共产品存在。我国实行的基本药物制度、零差率政策、仿制药一致性评价、药品集中招标采购、药品广告审查、药品储备制度等都是药品社会福利性的体现。

三、药品供应内涵及药品供应保障体系建设

（一）药品供应内涵

供应与需求相对应。狭义的供应可理解为供给（supply），即生产者在某一特定的时期内，在每一个价格水平上愿意且能够提供的商品数量。广义的供应不仅反映商品提供者提供的产品数量，还包括商品从研制到满足需求的一系列过程。

本章所述的药品供应指的是广义的供应概念，是为满足消费者需求提供药品及其中一系列过程的总称。对药品本身的消费并不能为人们带来直接的效用，有些甚至会带来负效用，如药品的毒副作用等，因此对药品的消费需求实际上是一种对健康的派生需求。从满足消费者对健康的需求来看，药品供应包括两个维度，一是药品的物理可获得性，即市场上是否有质量安全、有效、稳定、均一的药品；二是药品的经济可及性，即消费者对能有效改善健康的药品是否有可支付的能力。因此，药品供应旨在为消费者提供质量安全、有效、稳定、均一，经济可及的药品，同时保障药品提供者的利益及药品消费者的健康水平。

（二）药品供应保障体系

1. **我国药品供应体系的发展**　首先是在中华人民共和国成立初期，我国实行计划经济，药品的供应也不例外。此时的药品供应遵照统一政策、统一规划、统一组织实施和部署的原则开展生产计划，药品生产企业按计划进行生产，政府对药品进行统一购买和销售。在药品流通和配送方面，实行三级批发体系，包括分别设在北京、上海、广州、天津、沈阳五个地区的一级站（又称为中央站），以及在这几个一级站下按照地市级、县级分别设立二级站和三级站。药品从生产到三级批发渠道，在全国进行统一供应和调拨。该药品计划统一供应模式适合于我国在特殊时期药品资源短缺、供不应求的历史现状。

随着我国改革开放政策的施行，国家经济也由计划经济逐步向市场经济转变，药品也由计划统一供应转向依靠市场规律进行研发、生产和流通。药品从生产企业生产出来后，流向药品批发企业，再由药品批发企业流向药品零售企业或医疗机构药房并最终用于患者。此时，药品生产企业除了依据市场规律生产产品外，有些还参与到药品的经营和流通领域，实现生产经营一体化。为了保障满足临床基本需求药品的供应，政府还实行定点生产、集中采购制度，以使患者获得安全、有效、经济的药品。这一时期的药品供应模式与我国发展市场经济的背景相适应，同时，药品供应关系国计民生，在各个环节又离不开政府的及时干预。

2. **我国药品供应保障体系建设**　药品供应保障体系被首次提及是在2007年10月党的十七大报告中："建立基本医疗卫生制度，提高全民健康水平……建设覆盖城乡居民的公共卫生服务体系、医疗服务体系、医疗保障体系、药品供应保障体系，为群众提供安全、有效、方便、价廉的医疗卫生服务……"此后，随着我国新一轮深化医药卫生体制改革的开启和不断深入，药品供应保障体系在保障人们健康中的地位、目标和内容不断清晰和完善。

（1）药品供应保障体系的地位：2009年3月，中共中央、国务院发布的《关于深化医药卫生体制改革的意见》中明确了药品供应保障体系的地位，即药品供应保障体系是与公共卫生服务体系、医疗服务体系、医疗保障体系并列的我国基本医疗卫生制度四大支柱体系之一。四大体系相辅相成，配套建设，协调发展。同时，药品供应保障制度还是与分级诊疗制度、现代医院管理制度、全民医保制度、综合监管制度并列的五项重点基本医疗卫生制度建设任务之一。

(2) 药品供应保障体系在健康保障中的作用:药品供应保障是整体健康保障中的重要组成部分,是推进健康中国建设中完善健康保障的重要内容,其建设目标服务于基本医疗卫生制度,旨在保障人民群众用药安全有效,改善药品的可获得性和经济性,为群众提供安全、有效、方便、价格合理的药品,促进人民健康、增进人民福祉。

(3) 药品供应保障体系的建设内容:主要包括基本药物制度建设,药品生产流通体制改革,严格新药审批和药品生产、经营企业准入管理,药品价格管理及科学定价。

(4) 药品供应保障体系的环节及监督管理:药品供应保障体系涉及药品从研发到消费者使用的全生命周期,包括药品研制和注册、药品生产、药品流通、药品使用、药品上市后监管等环节。药品监督管理部门在各环节实行监督管理,以确保药品的安全、有效。在研制和注册环节需遵循《药物非临床研究质量管理规范》(good laboratory practice,GLP)、《药物临床试验质量管理规范》(good clinical practice,GCP)、《药品注册管理办法》等相关规定;在药品生产环节需遵循《药品生产质量管理规范》(good manufacturing practice,GMP)、《药品生产监督管理办法》等相关规定;在药品流通环节需遵循《药品经营质量管理规范》《药品流通监督管理办法》《药品广告审查办法》《处方药与非处方药分类管理办法(试行)》《处方药与非处方药流通管理暂行规定》等相关规定;在药品使用环节需遵循《医疗机构药事管理规定》《医疗机构制剂配制质量管理规范(试行)》《医疗机构药品监督管理办法(试行)》《医疗机构药品集中采购工作规范》《处方管理办法》等相关规定;在药品上市后安全性监管环节需遵循《药品不良反应报告和监测管理办法》《药品召回管理办法》等相关规定。

四、短缺药品的供应保障

尽管各国都从各个环节加强制度建设和监督管理以保障药品供应,但药品短缺现象仍在各国或地区时有发生,如我国此前发生的鱼精蛋白、甲巯咪唑、巯嘌呤等短缺事件。药品短缺现象时常发生在一些低价药、特殊人群用药中,因此,保障短缺药品供应不仅关系到人群健康状况的改善,还涉及社会公平,影响人人享有基本医疗卫生服务目标的实现。

(一) 药品短缺的界定

WHO 分别从药品的供需角度将药品短缺分为药品缺乏(shortages of medicines)和药品缺货(stockouts of medicines)。供给角度的药品缺乏指的是已批准或上市药品不能满足公众及患者的健康需求;需求角度的药品缺货指的是当药品供应链中的任一环节出现需求大于供给现象,且不能及时解决从而最终导致患者的临床所需不能满足。

不同国家、地区或组织对药品短缺的界定有所不同,对药品缺货的期限界定也不同。目前我国尚没有统一的药品短缺概念,从各地出台的短缺药品供应保障方案中可知,我国的短缺药品主要是指那些临床必需、在一定时间及一定区域内不能正常供应的药品,反映的是需求角度的药品缺货,其中低价药品、临床用量小的药品是主要的缺货品种。

(二) 药品短缺的原因

造成药品缺乏的原因主要是没有相应的药品上市,一方面可能是受技术水平限制,制药工业的研发能力不足;另一方面也可能是由于药品提供者预期不能从产品中获得足够的经济利益或其他利益,从而导致研发和生产动力不足。

药品缺货可能出现在药品供应的任一环节,并最终传导到药品的使用环节,且缺货状态持续一定的期限后才被界定为药品短缺。在生产环节发生短缺的原因包括产品价格低压缩生产利润、需求量小不能产生规模效益、生产成本增加、生产条件不符合要求、生产原料短缺等;在流通环节发生短缺的原因包括经营企业利润低、经营条件不符合要求、恶意垄断及一些意外情况等;在使用环节发生短缺的原因包括医疗机构未采购、企业供货不及时、药品接近有效期或过期、季节性短缺等。

（三）我国对短缺药品的供应保障

总体来看，影响药品短缺的因素包括经济因素和非经济因素。早在2009年，我国《关于建立国家基本药物制度的实施意见》即提出："完善国家药品储备制度，确保临床必需、不可替代、用量不确定、企业不常生产的基本药物生产供应。"此后，我国又先后针对一些传染病治疗药品、急救药品、低价药品及其他一些容易发生短缺的药品制定了一系列保障供应的措施，在价格政策方面包括改进药品价格管理方式，取消大部分药品政府定价，发挥市场机制作用；加强市场价格行为监管，制定短缺药品和原料药经营者价格行为指南，防止垄断现象发生。

另外，建立短缺药品信息平台，畅通信息共享和动态监测机制；建立短缺药品储备制度，满足临床需求；开展定点生产，发挥集中生产规模效应；加强产需衔接，监测生产原料供应状况；加大政策扶持，鼓励罕见病药品、儿童药品、抗癌药品等特殊人群用药的研发和生产，对部分专利药品、独家生产药品建立价格谈判机制，将谈判药品纳入医保报销体系，促进价格、采购和报销政策有机衔接；调整优化医疗机构药品库存，确保库存充足；鼓励医疗机构提高常用低价药的使用量，将使用情况纳入绩效考核等。

第二节 药品流通

一、药品流通的概念及特点

（一）药品流通的概念

商品流通是市场交换的核心，商品从生产出来到消费者使用通常都需要流通环节，在整个流通的过程中包括购进、运输、储存、销售等多个环节，商品将在不同的经营主体之间发生所有权的转让和实物空间位置的移动，商品也在流通过程中实现其市场价值。

药品流通（drug distribution）指的是药品从生产者转移到消费者的活动、体系和过程，包括了药品流、货币流、药品所有权流和药品信息流。药品作为一种特殊的商品，其流通除了遵循一般商品的流通规律，还需依据相关法律法规的要求，在整个流通环节确保药品的安全性、有效性等。

（二）药品流通的特点

与其他一般商品的流通相比，药品流通具有以下特点：

1. **高标准性** 药品的理化性质决定了其在运输和储存等过程中需要严格的外部条件保障，包括适宜的温度、湿度等，一旦外部条件不能满足，药品的安全性、有效性极有可能遭到破坏，此时的药品不仅不能起到防治、诊断疾病的作用，还可能发生药品安全性事件。

2. **专业性** 一方面，药品所需的运输、储存条件以及分类管理等需要专门的医药人才并配合专业的设施设备及场所等共同完成；另一方面，药品本身的组成成分、功效、使用方法也具有高度的专业性，因此在一些关键环节需要执业药师的参与方可完成，而合格的药师则需要专业的药学知识培训并经药品监督管理部门进行资格认定后才能进入工作岗位。

3. **复杂性** 药品流通过程涉及从药品生产企业到消费者的所有环节，利益主体数量多、类型多，包括各级各类监管机构、药品生产厂商、药品经营企业、各级医疗机构、零售药店、医务人员及消费者，各主体间的利益链条复杂，同时也为政府的监管造成很大的难度，因此，关于流通领域的各类监管办法也种类繁多。

二、药品经营企业的分类及许可经营范围

（一）药品经营企业的分类

药品经营企业包括专营企业和兼营企业，是将药品从生产厂商转移到消费者的中间纽带，

也被称为药品流通企业。药品的经营方式包括药品批发和药品零售，根据经营方式的不同，可以将药品经营企业分为药品批发企业和药品零售企业，两者的类别不同，其经营范围也有所差异。

根据《中华人民共和国药品管理法实施条例》(简称《药品管理法实施条例》)的规定，药品批发企业指的是将购进的药品销售给药品生产企业、药品经营企业、医疗机构的药品经营企业。药品零售企业指的是将购进的药品直接销售给消费者的药品经营企业。

药品批发企业只能将药品销售给具有相应合法资质的药品生产、经营企业及医疗机构，不能将药品销售给不具合法资质的单位或个人。药品零售企业包括单体零售药店、连锁零售企业、零售企业在超市以及边远地区城乡集贸市场设立的出售乙类非处方药的药品专营柜等。

(二) 药品经营企业的许可经营范围

1. **药品批发企业的许可经营范围** 药品批发企业的《药品经营许可证》许可经营范围包括中药材、中药饮片、中成药、化学原料药及其制剂、抗生素原料药及其制剂、生化药品、诊断药品以及特殊管理的药品(医疗用毒性药品、麻醉药品、精神药品、放射性药品和预防性生物制品)。按照《药品经营许可证管理办法》的规定，特殊管理药品的经营需按照国家特殊药品管理和预防性生物制品管理的有关规定，取得相关许可批准文件。

2. **药品零售企业的许可经营范围** 药品零售企业的《药品经营许可证》许可经营范围包括中药材、中药饮片、中成药、化学药制剂、抗生素制剂、生化药品、诊断药品、生物制品(除疫苗)。按照《药品经营许可证管理办法》的规定，从事药品零售的，应先核定经营类别，确定申办人经营处方药或非处方药、乙类非处方药的资格，并在经营范围中予以明确，再核定具体经营范围。

三、我国药品流通的现状

(一) 药品流通规模状况

商务部发布的《2017年药品流通行业运行统计分析报告》显示，我国2017年药品流通市场销售规模达20 016亿元，全年销售总额占第三产业增加值的4.7%，药品零售总额占社会消费品零售总额的1.1%；2017年全国药品流通直报企业纳税额(所得税)为79.53亿元，比2016年增长8.2%(扣除不可比因素)。

总体来看，药品流通市场规模稳步增长，如表7-1所示，从2013年的1.3万亿元增长到2017年的超过2万亿元，在这期间增长速度略有降低，从2013年的16.7%降至2017年的8.4%。

表7-1 2013—2017年我国药品流通行业销售规模及增长率

	2013年	2014年	2015年	2016年	2017年
销售总额/亿元	13 036	15 021	16 613	18 393	20 016
同比增长率/%	16.7	15.2	10.2	10.4	8.4

注：数据来源于历年药品流通行业运行统计分析报告，销售总额为含税值，增长率为扣除不可比因素后的同比增长

(二) 药品经营企业状况

据国家药品监督管理部门发布的《2017年度食品药品监管统计年报》显示，截至2017年底，全国共有药品经营许可证持证企业47.2万家，其中药品批发企业超过1.3万家，零售连锁企业超过5 000家。零售药店门店(包括连锁企业下辖门店和零售单体药店)超过4.5万家，比2016年增长了1.5%。

如表7-2所示，相比2013年，2017年的药品批发企业和零售单体药店数量有所下降，尤其是单体药店数量下降了近5万家；而在这期间，零售连锁企业的数量及下辖门店数量均有所增加，其中2017年连锁企业门店数量比2013年多出7万多家。

表 7-2　2013—2017 年我国各类药品经营企业数量

	2013 年	2014 年	2015 年	2016 年	2017 年
批发企业 / 家	14 900	13 274	13 508	12 975	13 146
零售连锁企业 / 家	3 570	4 266	4 981	5 609	5 409
零售连锁企业门店 / 家	158 244	171 431	204 895	220 703	229 224
零售单体药店 / 家	274 415	263 489	243 162	226 331	224 514

注:数据来源于历年食品药品监管统计年报

(三) 执业药师及从业人员状况

据国家药品监督管理部门执业药师资格认证中心统计,截至 2017 年底,全国注册执业药师总数超过 40 万人,比 2016 年增加了 66 322 人;执业药师注册率为 51.0%,同比下降 1.7%;全国每万人口注册执业药师数为 3 人,同比增长 20.0%。如表 7-3 所示,在 2015—2017 年,我国执业药师总数和每万人口执业药师数量均显著增长,但注册率有所降低。

表 7-3　2015—2017 年我国执业药师数量及注册情况

	2015 年	2016 年	2017 年
注册执业药师数 / 人	257 633	342 109	408 431
执业药师注册率 /%	62.3	52.7	51.0
每万人口执业药师数 / 人	1.9	2.5	3.0

2013—2017 年的药品流通行业运行统计分析报告显示,药品流通行业从业人数稳步增长,分别为 500 万人、517 万人、534 万人、545 万人、563 万人,平均增长率为 3.24%。

四、我国药品流通领域的监管措施

(一) 药品流通领域监管和改革对健康保障的作用

药品只有通过药品经营企业进行流通才能最终进入消费环节,在这一过程中包含药品的购进、运输、储存和销售等多个过程,由于药品质量的特殊性,只有在这所有过程中都进行严格规范的质量监管才能确保药品的安全、有效,实现其健康保障的作用,一旦某一环节发生质量问题,则将最终导致药品安全问题。

长期以来,我国药品流通行业流通链条长,产业结构“多”“小”“散”“乱”,各类商业违法违规行为的发生对我国的药品服务保障产生了许多不利影响,因此,监管部门对药品流通领域的改革从未间断。2017 年,国务院办公厅印发《关于进一步改革完善药品生产流通使用政策的若干意见》,对现阶段深入推进我国药品流通领域秩序整顿和体制改革具有重要的指导意义。意见中包括了推动药品流通企业转型升级、推行药品购销“两票制”、完善药品采购机制、加强药品购销合同管理、整治药品流通领域突出问题、强化价格信息监测、推进“互联网 + 药品流通”七个方面的内容。

药品与其他产品或服务是共同保障人民健康的重要手段,因此,药品流通行业的改革将不仅涉及流通这一个环节或药品这一个领域,还与药品的研发、生产、使用等其他环节以及医疗、医保等其他领域密切相关。此外,随着改革的不断深入和推进,以及流通领域新秩序的形成,药品监督管理部门将会面临新的问题和挑战,药品流通领域的改革也将是一项持续性的工作。

(二) 药品经营许可制度

药品经营许可制度是我国对药品流通领域进行监管的重要措施,我国《药品管理法》规定,开办药品批发企业,须经企业所在地省、自治区、直辖市人民政府药品监督管理部门批准并发给《药品经营许可证》;开办药品零售企业,须经企业所在地县级以上地方药品监督管理部门批准并发给《药品经营许可证》。无《药品经营许可证》的,不得经营药品。《药品经营许可证》应当标明有效期和经营范围,到期重新审查发证。

《药品经营许可证管理办法》对开办药品经营企业的条件进行了规定以保障药品的安全有效。药品经营企业开办条件包括符合相应的政府规划设置或实际需求,企业需具有保障所经营药品质量的规章制度,企业、企业法定代表人或企业负责人、质量管理负责人无违反《药品管理法》生产、销售假药、劣药以各类欺骗手段取得《药品经营许可证》等药品批准证明文件的情形,另外还有对经营企业所需配备的药学技术人员、仓储设施设备、卫生环境、信息系统、配送能力等的要求。国家对特殊管理的药品有其他规定的,还需要从其规定。

(三) 药品流通监督管理

为加强药品监督管理,规范药品流通秩序,保证药品质量,我国根据《药品管理法》《药品管理法实施条例》和有关法律、法规,制定了《药品流通监督管理办法》。

在《药品流通监督管理办法》中规定了药品经营企业对人员和机构的要求和责任,同时还对经营场所、经营企业在销售药品时应提供的资料及凭证、经营企业不得从事的经营活动、储存条件等进行了规定。在该管理办法中对违反相应规定的法律责任也进行了界定。

广告对药品的销售情况有显著影响,为了保证药品广告真实、合法、科学,我国制定了《药品广告审查发布标准》,其中规定了不得发布广告的产品,同时对处方药和非处方药广告的发布范围、宣传内容等各项具体内容进行了规定。此外,为加强药品广告管理,我国还制定了《药品广告审查办法》。

(四) 药品分类管理

对药品实行处方药和非处方药分类管理是国际惯例,这一做法有利于保障人们用药安全有效和方便使用,我国在《药品管理法》中明确以法律形式确立处方药和非处方药分类管理制度,同时制定了《处方药与非处方药分类管理办法(试行)》及《处方药与非处方药流通管理暂行规定》。

非处方药以目录形式进行管理,其安全性、稳定性和使用方便程度高于处方药,而乙类非处方药的安全性最高,消费者自行使用的风险也最低。处方药和非处方药有显著不同的专有标识、警告语和忠告语、标签和说明书。此外,两类药品在广告管理、使用管理及经营管理方面也有明显区别。

(五) 药品经营质量管理

《药品经营质量管理规范》是为加强药品经营质量管理,规范药品经营行为,保障人体用药安全、有效,根据《药品管理法》和《药品管理法实施条例》所制定的规范药品经营管理和质量控制的基本准则。药品经营企业应当严格执行药品经营质量管理规范,在药品采购、储存、销售、运输等环节采取有效的质量控制措施,确保药品质量,并按照国家有关要求建立药品追溯系统,实现药品可追溯。

《药品经营质量管理规范》是一个全面、全员、全过程的质量管理体系,我国的现行版本于2016年6月30日进行修正,共四章一百八十四条,包括总则、药品批发的质量管理、药品零售的质量管理及附则。

在药品批发质量管理部分,对企业的质量管理体系、组织机构与质量管理职责、人员与培训、质量管理体系文件、设施与设备、校准与验证、计算机系统、采购、收货与验收、存储与养护、销售、出库、运输与配送、售后管理进行了规定。在药品零售质量管理部分,对企业的质量管理与职责、人员管理、文件、设施与设备、采购与验收、陈列与储存、销售管理、售后管理进行了规定。

(六) 药品电子商务管理

药品电子商务是指药品生产者、经营者、使用者,通过信息网络系统以电子数据信息交换的方式进行并完成各类商务活动或服务活动。药品电子商务主要有三种交易模式,一是医药企业之间、医药企业和医疗机构药房之间的 B2B(business-to-business, B2B)交易模式,二是药品零售商或医药企业对个人消费者提供服务的 B2C(business-to-consumer, B2C)交易模式,三是为医药企业之间、医药企业和医疗机构药房之间的互联网药品交易提供服务的第三方交易服务平台模式。

随着互联网技术的快速发展,药品交易行为也从单一的柜台销售向柜台与电子商务网络平台相结合的方向发展。相比传统的药品交易行为,互联网药品交易更加方便快捷,但也为药品质量监管带来新的挑战,同时由于药品的特殊性,政府对药品电子商务的审批和监管也比一般的电子商务服务更加严格。

为了加强药品监督管理,规范互联网药品信息服务活动,保证互联网药品信息的真实与准确,我国制定了《互联网药品信息服务管理办法》。同时,为了进一步规范网络药品经营行为,国家药品监督管理部门在 2017 年起草了《网络药品经营监督管理办法(征求意见稿)》,并向社会公开征求意见。

第三节 药品采购

一、世界卫生组织药品采购战略目标及操作原则

药品采购是药品服务保障体系的重要环节,指的是医疗机构为实现经营目标,满足患者用药需求,根据自身经营能力,通过支付药品供应方费用而获得药品及服务的交易行为。1999 年,WHO 发布了《良好药品采购操作原则》(*Operational Principles for Good Pharmaceutical Procurement*),其中所制定的战略目标和具体操作原则对于改进政府部门及各类机构的药品采购活动具有重要的指导意义。

(一) 药品采购的战略目标

1. **适量采购最具有成本 - 效果的药品** 这是药品采购的首要战略目标,在这一目标中首先强调的是所采购药品的经济性,无论是公立机构还是私立机构,无论是营利组织还是非营利组织,都应建立一个基本的药品采购目录,以确保药品的成本 - 效果;其次强调的是药品的库存管理,即应尽量准确估计采购药品的数量,避免采购不足或库存过量。

2. **遴选能提供高质量产品的药品供应商** 药品的供应商必须经过严格筛选,以保证其能提供高质量的产品,需制定确保药品质量和厂商遴选的工作程序,而这一程序还需要进行监督和测试。

3. **药品需要确保能及时配送** 药品的采购和配送体系必须保证有足量的药品能够及时配送到各级药店以及各类医疗机构等终端市场。

4. **达成可能实现的最低总成本** 药品的采购和配送体系必须实现可能达到的最低总成本,总成本需考虑四个方面的内容,首先是药品的实际采购价格;其次是由于低质量产品、低效供应商和短保质期产生的隐性成本;第三是供应链各环节的库存成本;第四是采购和配送系统的管理成本与运营成本。

(二) 药品采购的具体操作原则

药品采购共包括十二项具体的操作原则,这些原则可分为高效与透明管理、药品遴选与量化、资金支持与竞争、供应商遴选和质量保证四个方面。

1. **高效与透明管理** 共包含三项操作原则,第一是不同的采购职能,如遴选、量化、产品说明、筛选供应商、招投标评定等应分属在不同的部门进行管理和操作,这些部门应具有与其职能相适应的专业知识、技能和资源;第二是整个采购过程应做到公开透明,所有工作应按照正式的书面程序进行操作,中标结果的确定和合同的签署也应设立明确的标准和条件;第三是应对整个采购过程制定详细而周密的计划方案,并对采购过程进行包括每年至少一次外部审计在内的定

期监测。

2. **药品遴选与量化** 共包含三项操作原则，第一是公立医疗机构的药品采购应只针对基本药物目录或国家（地区）处方集目录中的药品；第二是应采用药品的国际非专利药品名称（international nonproprietary name，INN）或通用名称来编制采购和招标中的各类文件；第三是采购量应基于对实际需求量的可靠估计。

3. **资金支持与竞争** 共包含四项操作原则，第一是需要建立一整套运行良好的机制和程序来确保药品采购有足够的资金支持，并使得资金得到最有效的利用；第二是在可能的情况下，应最大化采购量以获取规模经济效益，这一原则对集中采购和分散采购都同样适用；第三是除了临床用量小或急抢救药品等品种外，公立医疗机构应采用限制性招标、公开招标、竞争性议价等竞争性的方式进行招标采购；第四是参与药品采购的各成员单位均应从中标供应商中购买所有的中标产品。

4. **供应商遴选和质量保障** 共包含两项操作原则，第一是参与投标的供应商或潜在供应商应经得起资格审查，同时供应商的各项能力也需要进行评估，包括产品的质量、服务的可靠性、配送时长以及财务实力等；第二是采购系统应确保所采购到的药品是符合国际标准的高质量产品。

二、我国药品采购的发展历史

（一）自由采购及各地集中采购自发探索阶段（2000 年以前）

在 20 世纪 90 年代以前，我国公立医疗机构的药品采购实行自由的分散采购政策，每家医院与药品经营企业单独确定采购价格，医疗机构也可以从任意一家药品经营企业采购药品。在这一时期，一些企业为了抢占市场，顺利进入医院采购名单，采取多种手段进行回扣促销，各类商业腐败现象频发，同时也扰乱了药品购销秩序，导致药品价格虚高。

为了解决药品自由采购带来的一系列问题，我国政府管理部门先后出台了关于治理整顿医药市场的意见和反不正当竞争的若干规定等文件，同时一些地区先后探索在药品采购中实行集中采购政策。1993 年 2 月，河南省卫生厅发布了《关于成立河南省药品器材采购咨询服务中心的通知》，是我国医药卫生领域开启集中采购的先行试点。此后，上海、辽宁、四川、福建、山东、浙江等地也相继根据各自的实际情况开展了药品集中采购的探索工作。

（二）全国性药品集中采购政策尝试阶段（2000—2004 年）

在 2000 年以前，我国尚没有制定全国统一的药品集中采购政策。2000 年 2 月，国务院办公厅下发了《关于城镇医药卫生体制改革的指导意见》，意见中提出要进行药品集中招标采购的工作试点，由此开启了我国药品集中采购在国家层面的试点工作。

2001 年 11 月，《医疗机构药品集中招标采购工作规范（试行）》正式发布，首次系统、全面地对药品集中招标采购的运作模式和法律责任进行了规范，同时作为具体的操作性文件的《医疗机构药品集中招标采购和药品集中议价采购文件范本（试行）》也一并发布。

在这一阶段的药品集中招标采购要求所有公立医疗机构都参加，其特点是以地市为单位、医疗机构为采购主体、委托中介机构承办采购事务。随着工作的深入开展，全国性的药品集中招标采购在取得成就的同时也暴露出一些问题，如组织层级低、程序复杂使得医药企业投标负担重，监管和执行不到位等。

（三）政策目标调整下的地方集中采购模式探索新阶段（2005—2008 年）

随着前期药品集中招标采购中的一些问题以及“看病难”“看病贵”等现象的凸显，原来的药品集中采购政策目标也由转换采购模式，向降低虚高药价、治理商业贿赂、减轻患者经济负担等方面转变。

在这一时期，各地开始了新一轮的药品集中招标采购探索工作，其中四川省率先在全省范围内试行药品统一集中采购，于 2005 年开始推行挂网限价采购这一新的集中采购方式。2005 年

12 月，卫生部等多个部门在四川召开药品集中采购工作座谈会，向全国推广四川经验。此后，上海、广东、江西、河南、湖北、宁夏等地也相继提高采购层次，成立了省级集中采购工作机构。政府主导、以省为单位的集中采购是这一阶段药品采购的主要特点。

(四) 新的全国性药品集中采购政策统一及允许以市为单位探索自主采购阶段(2009—2018 年)

2009 年 1 月，卫生部等六部门发布了《进一步规范医疗机构药品集中采购工作的意见》，意见中对各地结合实际所推行的药品集中采购工作成效进行了明确，同时也指出存在地区发展不平衡、采购政策不统一、采购办法不完善、中介服务成本高等突出问题。为进一步规范医疗机构药品集中采购工作，使其在保证药品质量、控制虚高药价、整顿购销秩序、治理商业贿赂、纠正不正之风、减轻人民群众医药费用负担等方面发挥重要作用，全面实行政府主导、以省(自治区、直辖市)为单位的网上药品集中采购工作。意见中还对规范集中采购药品目录和采购方式、建立科学的药品采购评价办法、减少药品流通环节、履行药品购销合同、规范医疗机构合理用药、落实部门责任和严格监督管理等内容进行了说明。

2010 年 7 月，卫生部、国务院纠风办分别正式发布了《医疗机构药品集中采购工作规范》和《药品集中招标采购监督管理办法》。至此，在 2001 年发布的这两个文件的试行版本也随之被取代。我国的药品集中采购制度从新一轮的地方探索创新阶段进入到新的全国性政策统一阶段。

2015 年 2 月，国务院办公厅印发了《国务院办公厅关于完善公立医院药品集中采购工作的指导意见》，意见中明确了采购模式和采购平台建设等内容，同时首次提出在公立医院改革试点城市，允许以市为单位在省级药品集中采购平台上自行采购。试点城市成交价格不得高于省级中标价格。试点城市成交价格明显低于省级中标价格的，省级中标价格应按试点城市成交价格进行调整，具体办法由各省(区、市)制定。在此后发布的《关于城市公立医院综合改革试点的指导意见》和《国家卫生计生委关于落实完善公立医院药品集中采购工作指导意见的通知》中也再次强调允许试点城市探索采购工作。在这一阶段，国家及各地结合药品集中采购中的实际问题，开始了许多新的尝试，如在 2018 年 11 月，经中央全面深化改革委员会同意，国家组织药品集中采购试点。

(五) 国家组织药品集中采购试点实施及进一步推行阶段(2019 年至今)

为了进一步实现药价明显降低，减轻患者药费负担；降低企业交易成本，净化流通环境，改善行业生态；引导医疗机构规范用药，支持公立医院改革；探索完善药品集中采购机制和以市场为主导的药品价格形成机制，2018 年 11 月，我国在北京、天津、上海、重庆和沈阳、大连、厦门、广州、深圳、成都、西安 11 个城市(简称“4+7 城市”)开展国家组织的药品集中采购试点工作，联合办公室下发《4+7 城市药品集中采购文件》；2018 年 12 月，完成 31 个采购品种的申报材料递交、申报信息公开、议价谈判确认及结果公布等工作，在 31 个试点通用名药品中有 25 个集中采购拟中选，其中仿制药占 88%(22 个)，与试点城市 2017 年同种药品最低采购价相比，拟中选价格平均降幅为 52%，最高降幅为 96%。

2019 年 1 月国务院办公厅发布《国家组织药品集中采购和使用试点方案》，标志着“4+7 城市”药品集中采购进入落地实施阶段。截至 2019 年 4 月 14 日，25 个中选品种在 11 个试点地区采购总量达到了 4.38 亿片 / 支，完成了约定采购总量的 27.31%，进展超过预期。此次国家组织药品集中采购试点的突出特点是国家组织、联盟采购、平台操作；主要采用带量采购，以量换价；招采合一，保证使用；确保质量，保障供应；保证回款，降低交易成本等措施保障患者、医药行业、医疗机构等多方面受益。鉴于国家组织第一批药品集中采购所取得的显著成效，在 2019 年全国医改工作电视电话会议中明确要及时完善和全面推开国家组织药品集中采购制度。至此，我国进入国家组织药品集中采购试点实施及进一步推行阶段。

Note

三、药品集中采购的实施

(一) 药品集中采购的主体

在药品集中采购的过程中涉及的主体包括药品集中采购机构、医疗机构和药品生产经营企业。各地医保部门负责制定药品、医用耗材的招标采购政策并监督实施,指导药品、医用耗材招标采购平台建设。

县级及县级以上人民政府、国有企业(含国有控股企业)等举办的非营利性医疗机构必须参加医疗机构药品集中采购工作。鼓励其他医疗机构参加药品集中采购活动。

(二) 药品集中采购的原则

药品集中采购实行以政府主导、以省(区、市)为单位的医疗机构网上药品集中采购工作。医疗机构和药品生产经营企业购销药品必须通过各省(区、市)政府建立的非营利性药品集中采购平台开展采购,实行统一组织、统一平台和统一监管。医疗机构药品集中采购必须坚持质量优先、价格合理的基本原则,做好药品的评价工作。应坚持公开、公平、公正的原则开展集中采购工作。

(三) 药品集中采购的范围和分类采购

国家实行特殊管理的麻醉药品和第一类精神药品不纳入药品集中采购目录。第二类精神药品、医疗放射药品、医疗毒性药品、原料药、中药材和中药饮片等药品可不纳入药品集中采购目录。医疗机构使用上述药品以外的其他药品必须全部纳入集中采购目录。不实行集中采购情形包括因战争、自然灾害等,需进行紧急采购的;发生重大疫情、重大事故等,需进行紧急采购的;卫生部门和省级人民政府认定的其他情形。

各地可结合实际情况采用公开招标、邀请招标和直接采购等方式采购纳入集中采购目录的药品。对通过公开招标采购能够成交的药品,原则上不得进行邀请招标采购。对采购量较小、潜在投标人较少或者无投标的,可以进行邀请招标采购。部分廉价常用药,经多次集中采购价格已基本稳定,可以进行直接采购。

药品可按招标采购药品(临床用量大、采购金额高、多家企业生产的药品)、谈判采购药品(如经国家价格谈判的专利药品、独家生产药品)、直接挂网采购药品(包括妇儿专科非专利药品、急抢救药品、基础输液、常用低价药品以及暂不列入招标采购的药品)、国家定点生产药品(如临床必需、用量小、市场供应短缺的药品)、麻醉药品和第一类精神药品等类型进行分类采购。

(四) 药品集中采购的程序

药品集中采购包含以下程序:第一,制定药品集中采购实施细则和集中采购文件等,并公开征求意见;第二,发布药品集中采购公告和集中采购文件;第三,接受企业咨询,企业准备并提交相关资质证明文件,企业同时提供药品监督管理部门为所申报药品赋予的编码;第四,相关部门对企业递交的材料进行审核;第五,公示审核结果,接受企业咨询和申诉,并及时回复;第六,组织药品评价和遴选,确定入围企业及其产品;第七,将集中采购结果报药品集中采购工作管理机构审核;第八,对药品集中采购结果进行公示;第九,受理企业申诉并及时处理;第十,审核入围药品零售价格;第十一,公布入围品种、药品采购价格及零售价格;第十二,医疗机构确认纳入本单位药品购销合同的品种及采购数量;第十三,医疗机构与药品生产企业或受委托的药品经营企业签订药品购销合同并开展采购活动。

(五) 药品集中采购评价方法和指标

集中采购时应当充分考虑药品的临床疗效、药品的质量和科技水平,对申报药品实行综合评价。综合评价要素应当包括药品质量、药品价格、服务和信誉等,其中质量要素、价格要素、服务和信誉要素的实际权重一般分别不应当低于总分的50%、30%、20%,且主观分权重不超过总分的25%。

对招标采购药品坚持和完善双信封招标制度,面向生产企业招标采购,由药品生产企业直接投标，同时提交经济技术标书和商务标书。经济技术标书主要对企业的药品生产质量管理规范情况、药品质量抽验抽查情况、生产规模、配送能力、销售额、市场信誉、电子监管能力等指标进行评审，并将其在欧盟、美国、日本等发达国家（地区）上市销售情况，标准化的剂型、规格、包装等作为重要指标。通过经济技术标书评审的企业方可进入商务标书评审。在商务标书评审中，同一个竞价分组按报价由低到高选择中标企业和候选中标企业。对竞标价格明显偏低、可能存在质量和供应风险的药品，必须进行综合评估，避免恶性竞争。优先采购达到国际水平的仿制药。

一些地区结合实际在药品集中采购中探索了新的模式，如第三方集团采购组织（group purchasing organization，GPO）模式、跨区域联合采购模式、药交所 / 药品交易中心模式等。

（六）药品集中采购专家库建设和管理

在药品集中采购过程中，应建立专家库并按专业实行分类管理，专家库应包括药学专家（包括西药学、中药学和药品管理专家）和不同级别医疗机构的医学专家（包括临床医学各学科及其亚专业的专家）等。专家库专家承担药品集中采购评标、议价和对企业申诉的讨论等工作。

专家应当客观公正地履行职责，遵守职业道德，对所提出的评审意见负责，并承担相应的责任。专家委员会的专家不得参加与本人有利害关系的项目评标。

（七）综合监督管理

药品集中采购工作管理机构通过药品集中采购平台提供的网上监管系统，对采购双方的购销行为实行实时监控，对医疗机构采购药品的品种、数量、价格、加价率、回款、使用和药品生产经营企业参与投标、配送等情况进行动态监管。

各级卫生行政部门对医疗机构药品集中采购的执行情况实行定期考核，纳入目标管理及医疗机构等级评审和复查工作中，并向社会公布，接受社会监督。建立药品生产经营企业不良记录公示制度，严肃查处药品生产经营企业弄虚作假、围标串标、哄抬价格等行为，严格执行诚信记录和市场清退制度。

严肃查处医院违反采购合同、违规网下采购等行为。对通过招标、谈判、定点生产等方式形成的采购价格，医院不得另行组织议价；对医院直接挂网采购药品的价格，要加强市场监测和跟踪，维护公平竞争的市场环境和秩序。

第四节 基本药物制度

一、基本药物的概念及分类

（一）基本药物的概念

WHO 于 1975 年提出基本药物的理念，并向发展中国家推荐将其融入本国的医药卫生政策中。1977 年，WHO 正式提出了基本药物的概念，这一概念的表述在 2002 年进行了修改，也是目前国际上广泛使用的版本，即"基本药物是满足人类优先健康需求的药品。基本药物的遴选应考虑与人类健康相关的疾病、有效性和安全性证据、成本 - 效益比较数据。在现有卫生体系内，基本药物应确保在任何时候都有充足的数量、合适的剂型、确定的质量和充足的信息，以及社会和个人可以负担的价格。"具体的基本药物种类由各国按照实际情况确定。

我国于 1979 年引入基本药物概念，《国家基本药物目录管理办法》对基本药物的定义为：适应基本医疗卫生需求，剂型适宜，价格合理，能够保障供应，公众可公平获得的药品。突出基本、防治必需、保障供应、优先使用、保证质量、降低负担是基本药物的功能定位。

（二）基本药物的分类

我国的基本药物以目录形式确定，包括化学药品、生物制品、中成药和中药饮片。化学药品和生物制品主要依据临床药理学分类，中成药主要依据功能分类。我国第 1 版的《国家基本药物目录》于1982年发布，共发布了9版，现今执行的是2018年版，收载化学药品和生物制品、中成药、中药饮片三大类。

二、我国基本药物制度的内涵及发展历史

（一）我国基本药物制度的内涵及在健康保障中的作用

我国的基本药物制度在2009年启动的新一轮医改工作中得以正式建立，该制度是我国药品供应保障体系的基础，是医疗卫生领域基本公共服务的主要内容，对保障药品公平、可及、减轻群众医药负担和实现人人健康有重要意义。

在2009年8月，卫生部等九部门发布的《关于建立国家基本药物制度的实施意见》中确定国家基本药物制度是对基本药物的遴选、生产、流通、使用、定价、报销、监测评价等环节实施有效管理的制度，与公共卫生、医疗服务、医疗保障体系相衔接。

基本药物制度框架的主要内容包括目录的制定和调整，规范生产流通、保障供应，合理确定基本药物价格，促进基本药物优先和合理使用，完善基本药物报销政策，加强基本药物质量安全监管和对制度的绩效评估。

（二）我国基本药物制度的发展历史

在2009年以前，我国已发布了6版基本药物目录，但对基本药物的生产、流通、使用等缺乏相应的制度保障。2009年3月，中共中央、国务院发布的《关于深化医药卫生体制改革的意见》中提出，加快建立以国家基本药物制度为基础的药品供应保障体系，同时将初步建立国家基本药物制度作为2009—2011年着力开展的五项重点改革之一。

2009年8月，《关于建立国家基本药物制度的实施意见》《国家基本药物管理办法(暂行)》、《国家基本药物目录(基层医疗卫生机构配备使用部分)》(2009版)相继发布，这标志着我国基本药物制度正式建立。文件中对基本药物制度的执行情况安排为到2009年，每个省(区、市)在30%的政府办城市社区卫生服务机构和县(基层医疗卫生机构)实施基本药物制度，包括实行省级集中网上公开招标采购、统一配送，全部配备使用基本药物并实现零差率销售；到2011年，初步建立国家基本药物制度；到2020年，全面实施规范的、覆盖城乡的国家基本药物制度。

2015年2月，为巩固完善基本药物制度，建立健全国家基本药物目录遴选调整管理机制，国家卫生计生委等九部门对2009年发布的《国家基本药物管理办法(暂行)》进行修订。

自2009年基本药物制度建立和实施以来，对健全药品供应保障体系、保障群众基本用药、减轻患者用药负担发挥了重要作用。但也存在不完全适应临床基本用药需求、缺乏使用激励机制、仿制品种与原研品种质量疗效存在差距、保障供应机制不健全等问题。为此，国务院办公厅于2018年9月发布了《关于完善国家基本药物制度的意见》，意见中对目录的动态调整和优化，生产供应保障，配备使用，降低群众药费负担，质量安全水平提升等方面进行了说明。同时，有关部门对《国家基本药物目录(2012年版)》进行了调整完善，形成并发布了《国家基本药物目录(2018年版)》。

三、基本药物目录的遴选和调整

（一）管理部门及职责

2015年发布的《国家基本药物目录管理办法》中明确，国家设立基本药物工作委员会，委员会由国家卫生计生委、国家发展改革委、工业和信息化部、财政部、人力资源社会保障部、商务部、国家食品药品监管总局、国家中医药局、总后勤部卫生部组成。办公室设在原国家卫生计生委，承担国家基本药物工作委员会的日常工作。

国家基本药物工作委员会负责协调解决制定和实施国家基本药物制度过程中各个环节的相关政策问题，确定国家基本药物制度框架，确定国家基本药物目录遴选和调整的原则、范围、程

序和工作方案，审核国家基本药物目录，各有关部门在职责范围内做好国家基本药物遴选与调整工作。

（二）遴选原则

国家基本药物遴选的原则包括防治必需、安全有效、价格合理、使用方便、中西药并重、基本保障、临床首选和基层能够配备，同时结合我国用药特点，参照国际经验，合理确定品种（剂型）和数量。

（三）遴选与调整要求

国家基本药物目录中的化学药品、生物制品、中成药，应当是《中华人民共和国药典》收载的，国家药品监管管理部门、国家卫健委公布药品标准的品种。除急救、抢救用药外，独家生产品种纳入国家基本药物目录应当经过单独论证。化学药品和生物制品名称采用中文通用名称和英文国际非专利药名中表达的化学成分的部分，剂型单列；中成药采用药品通用名称。

以下药品不纳入国家基本药物目录遴选范围：含有国家濒危野生动植物药材的；主要用于滋补保健作用，易滥用的；非临床治疗首选的；因严重不良反应，国家食品药品监管部门明确规定暂停生产、销售或使用的；违背国家法律、法规，或不符合伦理要求的；国家基本药物工作委员会规定的其他情况。

国家基本药物目录遴选调整应当坚持科学、公正、公开、透明。建立健全循证医学、药物经济学评价标准和工作机制，科学合理地制定目录。广泛听取社会各界的意见和建议，接受社会监督。

四、基本药物目录的制定

（一）基本药物目录的制定程序

国家基本药物目录的制定应当与基本公共卫生服务体系、基本医疗服务体系、基本医疗保障体系相衔接。制定程序是：第一，从国家基本药物专家库中，随机抽取专家成立目录咨询专家组和目录评审专家组，咨询专家不参加目录评审工作，评审专家不参加目录制定的咨询工作；第二，咨询专家组根据循证医学、药物经济学对纳入遴选范围的药品进行技术评价，提出遴选意见，形成备选目录；第三，评审专家组对备选目录进行审核投票，形成目录初稿；第四，将目录初稿征求有关部门意见，修改完善后形成送审稿；第五，送审稿经国家基本药物工作委员会审核后，授权国家卫生部门发布。

（二）基本药物目录的动态调整

国家基本药物目录在保持数量相对稳定的基础上，实行动态管理，原则上每三年调整一次。对新审批上市、疗效较已上市药品有显著改善且价格合理的药品，可适时启动调入程序。坚持调入和调出并重，优先调入有效性和安全性证据明确、成本效益比显著的药品品种。调整的品种和数量应当根据以下因素确定：我国基本医疗卫生需求和基本医疗保障水平变化；我国疾病谱变化；药品不良反应监测评价；国家基本药物应用情况监测和评估；已上市药品循证医学、药物经济学评价；国家基本药物工作委员会规定的其他情况。

属于下列情形之一的品种，应当从国家基本药物目录中调出：药品标准被取消的；国家药品监管管理部门撤销其药品批准证明文件的；发生严重不良反应，经评估不宜再作为国家基本药物使用的；根据药物经济学评价，可被风险效益比或成本效益比更优的品种所替代的；国家基本药物工作委员会认为应当调出的其他情形。

（三）我国现行基本药物目录概况

我国历版基本药物目录收载情况如表 7-4 所示。目前执行的《国家基本药物目录（2018 年版）》在 2012 年版的基础上调入了 187 个品种，调出了 22 个品种，品种数量增加到 685 种，其中西药 417 种，中成药（含民族药）268 种。原则上各地不再增补药品，少数民族地区可增补少量民族药。

表 7-4 我国历版《国家基本药物目录》收载情况

版次 / 年份	西药品种数 / 个	中药品种数 / 个	总计 / 个
1982	278	0	278
1996	699	1 812	2 511
1998	740	1 570	2 310
2000	770	1 249	2 019
2002	759	1 242	2 001
2004	773	1 260	2 033
2009	205	102	307
2012	317	203	520
2018	417	268	685

除了增加品种数量外，现行版基本药物目录还有以下特点，首先是优化了结构，突出常见病、慢性病以及负担重、危害大疾病和公共卫生等方面的基本用药需求，注重儿童等特殊人群用药，新增品种包括了肿瘤用药 12 种、临床急需儿童用药 22 种等；二是进一步规范剂型、规格，685 种药品涉及剂型 1 100 余个、规格 1 800 余个，这对于指导基本药物生产流通、招标采购、合理用药、支付报销、全程监管等将具有重要意义；三是继续坚持中西药并重，增加了功能主治范围，覆盖更多中医临床症候；四是强化了临床必需，这次目录调整新增的药品品种中，有 11 个药品为非医保药品，主要是临床必需、疗效确切的药品，如丙肝治疗新药。

新版目录发布实施后，将能够覆盖临床主要疾病病种，更好适应基本医疗卫生需求，为进一步完善基本药物制度提供基础支撑，高质量满足人民群众疾病防治基本用药需求。

五、基本药物的供应保障和管理

（一）基本药物的生产供应和采购

政府举办的医疗卫生机构使用的基本药物，由省级人民政府指定以政府为主导的药品集中采购相关机构按《招标投标法》和《政府采购法》的有关规定，实行省级集中网上公开招标采购。由招标选择的药品生产企业、具有现代物流能力的药品经营企业或具备条件的其他企业统一配送。

政府将实施基本药物制度作为完善医药产业政策和行业发展规划的重要内容，鼓励企业技术进步和技术改造，推动优势企业建设与国际先进水平接轨的生产质量体系，增强基本药物生产供应能力。开展生产企业现状调查，对于临床必需、用量小或交易价格偏低、企业生产动力不足等因素造成市场供应易短缺的基本药物，可由政府搭建平台，通过市场撮合确定合理采购价格、定点生产、统一配送、纳入储备等措施保证供应。

生产企业作为保障基本药物供应配送的第一责任人，应当切实履行合同，尤其要保障偏远、交通不便地区的基本药物配送。因企业原因造成用药短缺，企业应当承担违约责任，并由相关部门和单位及时列入失信记录。加强短缺预警应对，对垄断原料市场和推高药价导致药品短缺，涉嫌构成垄断协议和滥用市场支配地位行为的，依法开展反垄断调查，加大惩处力度。

（二）基本药物的配备和使用

坚持基本药物主导地位，强化医疗机构基本药物使用管理，以省为单位明确公立医疗机构基本药物使用比例，不断提高医疗机构基本药物使用量。公立医疗机构根据功能定位和诊疗范围，合理配备基本药物，保障临床基本用药需求。药品集中采购平台和医疗机构信息系统应对基本药物进行标注，提示医疗机构优先采购、医生优先使用。将基本药物使用情况作为处方点评的重点内容，对无正当理由不首选基本药物的予以通报。对医师、药师和管理人员加大基本药物制度和基本药物临床应用指南、处方集培训力度，提高基本药物合理使用和管理水平。鼓励其他医疗机构配备使用基本药物。

医疗机构科学设置临床科室基本药物使用指标，并纳入考核。将基本药物使用情况与基层实施基本药物制度补助资金的拨付挂钩。深化医保支付方式改革，建立健全医保经办机构与医疗机构间"结余留用、合理超支分担"的激励和风险分担机制。通过制定药品医保支付标准等方式，引导医疗机构和医务人员合理诊疗、合理用药。

（三）基本药物的费用保障

完善医保支付政策，对于基本药物目录内的治疗性药品，医保部门在调整医保目录时，按程序将符合条件的优先纳入目录范围或调整甲乙分类。对于国家免疫规划疫苗和抗艾滋病、结核病、寄生虫病等重大公共卫生防治的基本药物，加大政府投入，降低群众用药负担。

鼓励地方将基本药物制度与分级诊疗、家庭医生签约服务、慢性病健康管理等有机结合，在高血压、糖尿病、严重精神障碍等慢性病管理中，在保证药效前提下优先使用基本药物，最大程度减少患者药费支出，增强群众获得感。

（四）基本药物的质量管理

对基本药物实施全品种覆盖抽检，向社会及时公布抽检结果。鼓励企业开展药品上市后再评价。加强基本药物不良反应监测，强化药品安全预警和应急处置机制。加强对基本药物生产环节的监督检查，督促企业依法合规生产，保证质量。

根据《国务院办公厅关于开展仿制药质量和疗效一致性评价的意见》推进国家基本药物目录中药品与原研药品质量和疗效的一致性评价。对通过一致性评价的药品品种，按程序优先纳入基本药物目录。对已纳入基本药物目录的仿制药，鼓励企业开展一致性评价，未通过一致性评价的基本药物品种，逐步调出目录。鼓励医疗机构优先采购和使用通过一致性评价、价格适宜的基本药物。

（五）基本药物制度的绩效评估

依托现有资源建立健全国家、省两级药品使用监测平台以及国家、省、地市、县四级监测网络体系，重点监测医疗机构基本药物的配备品种、使用数量、采购价格、供应配送等信息，以及处方用药是否符合诊疗规范。开展以基本药物为重点的药品临床综合评价，指导临床安全合理用药。加强部门间信息互联互通，对基本药物从原料供应到生产、流通、使用、价格、报销等实行全过程动态监测。

将国家基本药物制度实施情况纳入政府绩效考核体系，建立健全基本药物制度实施督导评估制度，充分发挥第三方评估作用，强化结果运用，根据督导评估结果及时完善基本药物制度相关政策。鼓励地方结合实际，重点围绕保障基本药物供应和优先使用、降低群众负担等方面，探索有效做法和模式，及时总结推广。

（伍红艳）

思考题

1. 在当前物质资源得到极大丰富的当下，为何还会出现药品短缺现象？
2. 强调对药品质量实行全生命周期监管的意义是什么？
3. 我国现阶段实行的国家组织药品集中采购试点对药品生产企业可能的影响有哪些？

第八章 健康保险体系

本章要点

1. **掌握** 基本医疗保险概述的主要内容；城镇职工基本医疗保险、城镇居民基本医疗保险、新型农村合作医疗的概念、主要内容。

2. **熟悉** 大病医疗保险的内涵、主要内容；基本医疗保险的建立过程、发展趋势。

3. **了解** 各种补充医疗保险形式的内涵及特点。

章前案例

王女士是广西某地居民，今年4月，她在医院就诊检查出患有乳腺癌，被某市一家医院收治住院，在医院治疗时间20天，治疗费用近2.5万元。在同一医院同一病房住院的赵女士在某市一家电信公司就职，于年初检查诊断为乳腺癌，现在该医院住院治疗。

“2万多元对一个普通家庭来说是一笔不小的支出，而且这应该是第一次治疗的费用，患者接下来还要继续做化疗等治疗。”医院乳腺外科陈医生说：“过去在医院，部分患者因为没有后续治疗资金，做完第一次治疗，后续治疗都不能按时完成，延误了病情。现在有了医疗保险报销医疗费，患者的后续治疗有了保障。”

根据王女士参加的新型农村合作医疗现行政策，除去起付线的400元以及自费的1 135元，剩下的医疗费部分由新型农村合作医疗报销70%，共报销金额为1.5万元，王女士自己个人支付不到8 000元。赵女士参加的城镇职工基本医疗保险，费用报销比例相对较高，个人自付不到3 000元，再加上公司为其购买的补充医疗保险，又报销了部分医疗费用，赵女士的治疗费用由个人承担的自付部分就更少。

王女士和赵女士在医疗费用报销上为何存在差异？两人分别参加的新型农村合作医疗和城镇职工基本医疗保险各有什么特点？补充医疗保险都有哪些形式？基本医疗保险和补充医疗保险如何相互结合，才能有效控制参保对象疾病经济负担，保障人民群众健康？

改革开放以来，特别是党的十四届三中全会以来，我国积极推进健康保险体系建设与改革。1994年，国务院决定在江苏省镇江市和江西省九江市开展城镇职工医疗保险改革试点，1998年12月，《国务院关于建立城镇职工基本医疗保险制度的决定》颁布，标志城镇职工基本医疗保险制度全面实施。以此为基础，坚持从国情出发，我国先后在2003年、2007年分别进行新型农村合作医疗、城镇居民基本医疗保险制度试点，并先后在全国实施上述两项制度。逐步形成了目前由城镇职工基本医疗保险制度、城镇居民基本医疗保险制度与新型农村合作医疗制度为主体的基本医疗保险制度，为人民群众健康提供了健康保险基本制度保障。随着人民群众健康保障需求水平的不断提升，我国健康保险体系在改革中继续探索，各种形式的补充医疗保险也得到稳步发展，先后实施了国家公务员医疗补助、企业补充医疗保险、大额医疗费用补助、大病医疗保险、医疗互助保险等医保政策。同时为了适应市场需求，并在国家政策支持下，我国的商业健康保险得到长足发展，成为我国健康保险体系中非常重要的一种补充保险形式，其发展空间巨大。随着健康保险体系的建设和不断完善，我国逐步形成了基本医疗保险和补充医疗保险相结合，以基本医疗保险制度为主体的健康保险体系。

第一节　基本医疗保险

一、基本医疗保险概述

（一）基本医疗保险概念

基本医疗保险是指一个国家或地区按照保险设定的原则为解决居民基本医疗卫生问题而筹集、分配和使用医保基金的制度，是社会保障制度体系的重要组成部分。目前我国的基本医疗保险主要由城镇职工基本医疗保险制度、城镇居民基本医疗保险制度与新型农村合作医疗制度（new rural cooperative medical system，NRCMS）构成。由于基本医疗保险的性质、原则等社会保险属性决定了其保障居民基本医疗卫生需求的特征，通常情况下"医疗保险"即指"基本医疗保险"。

医疗保险的运行依赖于医疗保险系统正常运转。医疗保险系统是社会保障系统的一个子系统。它是以维持医疗保险的正常运转和科学管理为目的，主要由医疗保险组织机构、参保人群、医疗服务提供者和政府有关部门构成，具有规范医疗保险基金筹集、医疗服务提供、医疗费用支付等功能的一个有机整体。（图 8-1）

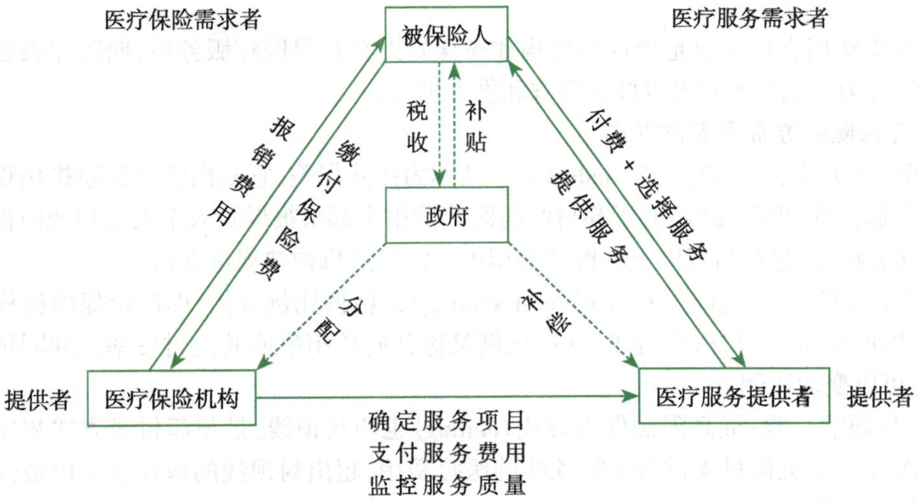

图 8-1　现代医疗保险系统构成的基本形式

（二）医疗保险基金筹集

医疗保险基金是指参加医疗保险的用人单位、个人按照规定缴纳一定数量的医疗保险费，从而归集形成货币资金。医疗保险基金由医疗保险经办机构实施管理，用于偿付保险合同约定或法律规定的被保险人因伤害或疾病等产生的医疗费用损失。

医疗保险基金按照医疗保险的形式可分为社会医疗保险基金和商业医疗保险基金，其中社会医疗保险基金是不以营利为目的，它的管理和支出、筹集都带有强制性、法定性，基金运行的利息、结余等收入仍归属于基金范畴，社会医疗保险经办机构及行政管理的工作经费由政府财政予以保障，任何单位或个人均不得挪用、挤占医疗保险基金。

（三）医疗保险基金构成

一般来讲，医疗保险基金主要由社会统筹基金（social pooling funds）、个人账户基金（individual medical savings account）、管理费和储备金四个方面构成。

1. **社会统筹基金** 社会统筹基金是指由医保管理机构统一筹集、支配，用于偿付被保险人遭遇伤害或疾病风险时因就医产生的医疗费用损失的医疗保险基金，其可支付范围与所采取的医疗保险模式等有关。

目前我国实行城镇职工基本医疗保险、城镇居民基本医疗保险和新型农村合作医疗制度（以下简称“新农合”）等医疗保障制度，上述制度中的社会统筹基金主要用于支付住院和慢性病、特殊病的门诊医疗费用、生育医疗费用，部分普通门诊医疗费用还可由城镇居民医疗保险和新农合的统筹基金支付，其支付标准和办法根据各地实际情况确定。

2. **个人账户基金** 个人账户基金的主要来源是用人单位缴纳的部分参保费、个人缴纳的医疗保险费和个人账户基金的利息收入，有的还包括用人单位为个人缴纳的个人账户铺底启动资金。个人账户基金目前主要存在于城镇职工基本医疗保险制度，城镇居民基本医疗保险未设立个人账户。新农合建立之初，部分地区设立了家庭账户以调动农村居民的参合积极性，其中财政补助不纳入家庭账户，账户基金主要来源于参合家庭缴纳的费用。

3. **管理费** 管理费是指为保证医疗保险业务活动正常运行，用于管理医疗保险业务的费用。管理费用的高低主要取决于采用的保险模式和管理方法等。

4. **储备金** 医疗保险储备金主要指用于医疗保险基金出现赤字以及超常风险如偶然突发性的传染病、流行病等的调节基金。储备金提取比例主要根据医疗保险系统历年出现的风险情况和参保规模等确定。

（四）医疗保险费用支付

医疗保险费用支付主要是指保险机构和被保险人在获得医疗服务后，向医疗服务供方支付医疗费用的行为。支付方式可以按照需方和供方进行分类。

1. 医疗保险需方费用支付方式

（1）起付线方式：起付线方式（deductible）又称为扣除保险，它是由医疗保险机构规定医疗费用支付的最低标准，即起付线，低于起付线的医疗费用全部由被保险人个人负担或由被保险人与其单位共同分担，超过起付线以上的医疗费用由医疗保险机构按规定支付。

（2）共同付费方式：共同付费方式（cost-sharing）又称按比例分担，即医疗保险机构和被保险人按一定的比例共同支付医疗费用，这一比例又称共同负担率或共同付费率。共同付费可以固定比例，也可以变动比例。

（3）最高限额保险：最高限额保险方式（ceiling）也叫封顶线，是与起付线方式相反的费用分担方法。医疗保险机构只支付低于封顶线的医疗费用，超出封顶线的医疗费用由被保险人或由被保险人与其单位负担。

（4）混合支付方式：鉴于上述三种医疗保险支付方式各有优缺点，因此，在实际操作中，往往将两种或两种以上的支付方式结合起来应用，形成优势互补，更有效地促进医疗保险需方合理的医疗服务需求，控制医疗费用过度增长。

2. 医疗保险供方费用支付方式

（1）按服务项目付费：按服务项目付费（fee for service）是所有费用支付方式中最传统的一种。它是指在医疗保险的实施中，对医疗服务过程的每一个服务项目制定价格，计算医疗费用时按服务项目的价格结算，然后由医疗保险机构向医疗服务提供方支付医疗费用。所支付的医疗费用额度取决于各服务项目的价格和实际的服务量。

（2）按人头付费：按人头付费（capitation）是指医疗保险机构按合同规定的时间（一月、一季或一年），根据医院服务的医疗保险对象的人数和每个人的支付定额标准，预先支付一笔固定的费用，在此期间医院提供合同规定内的医疗服务均不再另行收费。其特点是医院的收入与服务人数成正比，服务人数越多，医院的收入越高。

(3) 按服务人次支付：又称平均定额付费（flat rate），即制定每一门诊人次或者每一住院人次的费用支付标准，医疗保险机构根据医疗服务供方实际提供的服务人次，按照每一人次的费用支付标准向医疗服务供方支付医疗费用。

(4) 按住院床日支付：又称按床日标准支付，是指医疗保险机构根据测算首先确定每一住院床日的支付标准，在被保险人接受医疗服务供方的服务后，由医疗保险机构根据被保险人实际住院的总床日数支付医疗服务供方费用。该方式主要适用于床日费用比较稳定的病种。

(5) 按病种支付：按病种支付（diagnostic related groups，DRGs）又称按疾病诊断分类定额预付制。即根据疾病分类法，将住院患者疾病按诊断分为若干组，每组又根据疾病的轻重程度及有无合并症、并发症分为几级，对每一组不同级别的病种分别制定不同的价格，并按该价格向医院一次性支付。按病种付费办法最早于1983年在美国老年人医疗保险制度中实施，由480多个疾病诊断组构成。

(6) 总额预算：总额预算（global budget）是由医院单方面或由医疗保险机构与医院协商，确定每个医院由医疗保险机构支付医疗费用的年度总预算额。医院的预算额度一旦确定，医院的收入就不能随着服务量的增加而增加，医疗服务供方必须为参加医疗保险的被保险人提供规定的医疗服务。而年度总预算的确定，往往考虑医院规模、医院服务质量、服务地区人口密度及人群死亡率、医院是否是教学医院、医院设施与设备情况、医院上年度财政赤字或结余情况、通货膨胀等综合因素。医疗费用预算总额一般每年协商调整一次。

(7) 一体化方式：是指医疗保险机构和医疗服务供方作为一个整体，既收取被保险人的保险费，同时又负责为他们提供所需的医疗服务，其医疗费用的支付行为表现为机构内部的费用支出。典型的一体化方式是美国的“健康维护组织”（Health Maintenance Organizations，HMOs）。该组织最早出现于1929年，由Ross-Loos诊所的医生们发起。HMO有两个基本特征：一是参保者向健康维持组织支付人头费；二是HMO为其参保者寻求和提供综合性、连续性医疗卫生服务，为患者的全面健康负责。

（五）医疗保险费用控制

医疗保险费用控制是医疗保险制度运行过程中的一个重要环节。从某种意义上讲，许多国家和地区对原有医疗保险制度进行改革的目的就是为了更好地进行费用控制。费用控制方法可以分为需方控制和供方控制两大类。

1. **医疗保险费用需方控制** 医疗保险费用的需方控制是指利用费用分担机制，增加需求弹性和消费者的费用意识，减少道德损害（moral hazard），限制需方不必要的医疗需求。常见的费用分担方式有：起付线、比例共付、支付限额以及几种方式结合使用。

2. **医疗保险费用供方控制** 被保险人发生疾病风险的概率主要由自身特征和健康状况等决定，就医的医疗花费则主要由医疗服务供方决定。医疗保险机构对医疗服务供方的费用控制主要通过选择合理的医疗费用偿付方式来实现。在医疗保险制度建立的早期，医疗保险管理机构与医疗机构间的费用结算大多采用按项目付费、按平均费用标准付费等后付制。目前费用偿付方式多采用按人头、按病种或按疾病诊断相关组等预付制。

（六）医疗服务管理

1. 医疗服务定点管理

(1) 定点医疗机构管理：医疗保险机构对为参保人提供医疗服务的医疗机构实行定点管理，参保人应选择定点医疗机构就医。一个医疗机构要成为医疗保险定点医疗机构，需要通过社会保障行政部门资格审查，并与医疗保险经办机构签订服务合同，履行相应义务与责任。

(2) 定点零售药店管理：定点零售药店是指经社会保障行政部门资格审查，并与医疗保险经办机构签订服务合同，为持定点医疗机构处方的医疗保险参保人提供购药服务的机构。参保人可自主决定在定点医疗机构购药或持处方到定点零售药店购药。

2. **医疗服务目录管理** 医疗保险对纳入保障范围的医疗服务诊疗项目、服务设施、药品实施目录管理(catalog management)，明确服务项目的使用范围、支付标准等规范，并由社会保障部门按照相关程序和办法适时调整。

3. **社区卫生服务管理** 社区卫生服务管理是对以全科医生(general practitioners, GP)为主体的卫生组织或机构所从事社区定向卫生服务的综合管理。社区卫生服务融预防、医疗、保健、康复、健康教育指导为一体，提供有效、经济、方便、综合、连续的基本卫生服务。面对人口老龄化加重趋势以及不断增长的健康服务与管理需求，社区卫生服务在健康保险体系中将发挥越来越重要的作用。

(七) 医疗保险管理体制

我国医疗保险管理体制经历了一个逐步完善的过程。医疗保险制度改革前，传统的公费医疗、劳保医疗、农村合作医疗分别由卫生部门、劳动部门管理。国家实施医疗保险制度改革后，城镇职工基本医疗保险、城镇居民基本医疗保险由社会保障部门管理，新型农村合作医疗由卫生部门管理。2016 年，国务院决定整合城镇居民基本医疗保险和新农合为城乡居民基本医疗保险，但并未明确城乡居民基本医保管理的归口问题。2018 年 3 月，国务院机构改革方案确定，将人力资源和社会保障部的城镇职工和城镇居民基本医疗保险、生育保险职责，国家卫生和计划生育委员会的新农合职责，国家发展和改革委员会的药品和医疗服务价格管理职责，民政部的医疗救助职责整合，组建国家医疗保障局，作为国务院直属机构。

(八) 中国基本医疗保险发展历程

中国基本医疗保险制度从 1949 年至今大致经历了三个发展阶段。

1. **第一阶段(1949—1993 年)** 即改革前的中国基本医疗保险制度阶段。1949—1993 年，中国基本医疗保险制度以农村合作医疗和公费医疗、劳保医疗为主体。其中公费医疗制度是国家为保障国家工作人员等实行的免费治疗和疾病预防的一项社保制度。其医疗资金主要来源于政府财政拨款，覆盖人群包括政府工作人员(含退休人员)、机关事业单位工作人员及其子女、伤残革命军人等。劳保医疗制度主要覆盖企业员工及其家属，其医疗资金主要来源于企业生产利润形成的福利基金。农村合作医疗主要覆盖参保的农村居民，其医疗资金主要来源于农民自筹和乡村集体经济补助。

2. **第二阶段(1994—1998 年)** 即改革试点中的中国基本医疗保险制度阶段。1994—1998 年，我国开始了医疗保障制度改革试点工作。1994 年，国家批准江苏省镇江市和江西省九江市两地开始实施医疗保险制度改革方案(即“两江试点”)，在两地实行“社会统筹基金与个人账户相结合”的医疗保险模式。1996 年，国家推广“两江试点”成功经验，医疗保险改革试点扩展到 58 个城市。

3. **第三阶段(1999 年至今)** 即全面改革的中国基本医疗保险制度阶段。1999 年至今，我国逐渐发展形成了以城镇职工基本医疗保险制度、城镇居民基本医疗保险制度与新型农村合作医疗制度三大制度为主体的现代基本医疗保险制度，基本医疗保险制度在政策上覆盖了所有城乡人口。截至 2018 年 12 月，全国参保覆盖率稳定在 95%，初步实现了基本医保全覆盖。

二、城镇职工基本医疗保险

(一) 城镇职工基本医疗保险的建立

1993 年发布的《关于建立社会主义市场经济体制若干问题的决定》指出要在我国建立社会统筹医疗基金和个人医疗账户相结合的社会医疗保险制度。在总结“两江”医改等试点经验的基础上，1998 年 12 月，《国务院关于建立城镇职工基本医疗保险制度的决定》(以下简称《决定》)

颁布。经过多年的城镇职工医疗保险制度改革探索和发展,我国已全面建立了城镇职工基本医疗保险制度,目前参保率稳定在 95% 以上。

(二) 城镇职工基本医疗保险的主要内容

1. **保障对象** 根据 1998 年国务院发布的《决定》,城镇职工基本医疗保验制度应强制覆盖城镇所有用人单位,包括企业(国有企业、集体企业、外商投资企业、私营企业等)、机关、事业单位、社会团体、民办非企业单位及其职工,即所有的正规就业人群,都要参加基本医疗保险,从而达到“广覆盖”。

2. **资金筹集** 职工医保的保险费由用人单位和职工共同缴纳。用人单位缴费率控制在职工工资总额的 6% 左右,职工缴费率一般为本人工资收入的 2%。随着经济发展,用人单位和职工缴费率可作相应调整。

3. **基金运行** 基本医疗保险基金由统筹基金和个人账户构成。职工个人缴纳的基本医疗保险费全部计入个人账户。用人单位缴纳的基本医疗保险费分为两部分,一部分用于建立统筹基金,一部分划入个人账户。划入个人账户的比例一般为用人单位缴费的 30% 左右。统筹基金和个人账户根据规定的支付范围,分别核算,不得互相挤占。

4. **保障范围** 职工基本医疗保险支付实行目录管理,支付目录包括药品目录、诊疗目录和医疗服务设施目录,明确了药品、诊疗项目和医疗服务设施使用范围、支付标准等。

5. **医疗费用支付** 医疗保险机构对医疗机构的费用支付在改革之前主要采取按服务项目支付方式,随着改革的不断深入,引入了总额预算、次均费用等方式,费用支付方式从原来的按项目付费为主向混合型付费转变,具体支付方式由医保经办机构和定点医疗机构双方协商。

6. **待遇给付** 职工医保的待遇给付包括三个方面:普通门诊、门诊大病和住院。职工医保实行“统账结合”,即个人账户保小病门诊,统筹基金保住院和门诊大病。根据待遇支付方式的不同,职工医保的“统账结合”可以分为三种模式——“板块式”、“通道式”、部分“通道式”。“板块式”统账结合下,个人账户主要支付普通门诊费用,社会统筹基金主要支付住院费用;“通道式”统账结合下,个人账户可以支付门诊或住院费用个人自付部分,个人自付超过起付线后,由统筹基金按比例进行支付;部分“通道式”统账结合下,个人账户支付范围同“通道式”,但对个人账户支付的比例或额度有一定限制,个人自付超过起付线后,由统筹基金按比例进行支付。

7. **医疗服务管理** 为维持医疗保险的正常运行,医疗保险机构依据医疗保险政策、规范及与定点医疗机构、定点零售药店签订的协议,对定点医疗机构、定点零售药店的服务进行管理,定点医疗机构、零售药店及参保人有义务接受医疗保险机构的监督管理,参保人只有在定点医疗机构、零售药店的规范就医才能获得医疗费用报销。

8. **医疗服务监管** 主要包括定点准入、实时监控、年度考核、奖惩机制等。

(三) 城镇职工基本医疗保险改革完善

经过 20 多年的探索与实践,我国城镇职工基本医疗保险已经逐步建立完成,为减轻广大职工疾病经济负担,保障职工健康发挥了巨大作用。随着我国经济社会不断发展,城镇职工基本医疗保险也应进行相应调整,如农民工医保、个人账户合理使用、费用支付方式改革、医疗费用控制、医疗保险稳定筹资、统筹基金和个人账户结合方式的完善等,均需要进一步完善相关政策,创新管理方式,以满足广大职工对基本医疗保险的新需求。

三、城镇居民基本医疗保险

(一) 城镇居民基本医疗保险的建立

2007 年,国务院出台《关于开展城镇居民基本医疗保险试点的指导意见》(以下简称《指导意见》),标志着城镇居民基本医疗保险的正式启动。文件提出建立覆盖全体城镇非从业居民,筹资机制合理、管理体制健全、运行机制规范、以大病统筹为主的社会保障制度。2007 年国家先在有条件的省份选择2~3个城市启动试点，2008年扩大试点，2010年在全国全面推开，逐步覆盖全体城镇非从业居民。

（二）城镇居民基本医疗保险的主要内容

1. **保障对象** 根据《指导意见》规定，城镇居民医保制度的覆盖范围包括"不属于城镇职工基本医疗保险制度覆盖范围的中小学阶段的学生（包括职业高中、中专、技校学生）、少年儿童和其他非从业城镇居民"。

2. **资金筹集** 居民医保的筹资主要来源于各级财政补助和个人缴费两个方面。2009年4月，《中共中央、国务院关于深化医药卫生体制改革的意见》发布，各级政府对居民医保的支持逐步加强，财政对居民医保的补助标准也逐年提高，从2009年的每年人均80元的补助水平提高到2018年的每人每年490元；并相应提高个人缴费水平，2018年全国居民医保个人缴费标准平均每人每年180元，进一步探索建立与经济发展水平相适应的筹资机制。

3. **保障范围** 居民医保基金实行社会统筹，不设个人账户，基金重点用于参保居民的住院和门诊大病医疗支出。居民医保的住院和门诊大病执行与职工医保相同的报销目录。

4. **医疗费用支付** 对医疗机构费用支付，以前主要采取按服务项目支付的方式，随着总额预算、次均费用、按病种支付、按人头支付等预付方式的引入，形成了目前的混合型费用支付方式。

5. **医疗服务管理** 实行同职工医保类似的目录和管理政策。

（三）城镇居民基本医疗保险改革完善

城镇居民基本医疗保险制度的建立与完善，在减轻城镇居民疾病经济负担，促进城镇居民健康水平提高等方面成效显著。与此同时，城镇居民基本医疗保险制度还有诸多方面需要进一步探索完善，如筹资模式的完善，建立与社会经济发展水平和居民医疗风险状况相适应的稳定筹资机制，逐步提高保障水平；普通门诊统筹，合理安排统筹基金和普通门诊统筹基金之间的比例；城镇居民基本医疗保险与城市医疗救助制度的衔接；城镇居民基本医疗保险与新农合的有效整合；减轻城镇居民大病经济负担，等等。

四、新型农村合作医疗制度

（一）新型农村合作医疗制度的建立

2002年10月，中共中央、国务院下发《关于进一步加强农村卫生工作的决定》，提出逐步建立新型农村合作医疗制度，随后发布《关于建立新型农村合作医疗制度的意见》的通知，标志着农村合作医疗制度的重新启动。从2003年下半年起，一种新的医疗保障制度在全国范围内开始实施。截至2018年，全国98%以上的农村居民参加了新型农村合作医疗。为了区别以往的合作医疗制度，重新建立的合作医疗制度被称为"新型农村合作医疗制度"。

（二）新型农村合作医疗制度的主要内容

1. **组织管理** 新农合一般采取以县（市）为单位进行统筹，各级卫生行政部门内部设立专门的农村合作医疗管理机构。管理模式主要有三种：卫生部门主管、劳动与社会保障部门主管、商业保险公司管理，其中以卫生部门主管模式为主要形式。

2. **资金筹集** 新型农村合作医疗制度实行以政府财政补贴为主，个人缴费、集体扶持为辅的筹资机制。在这个筹资机制中，中央、省市等各级政府的财政资助成为新农合的筹资主体，承担了新农合基金的主要部分，个人缴费是前提，集体经济扶持是对新农合筹资的有益补充。2018年新农合个人缴费标准为每人每年180元左右，当年全国新农合人均筹资达到670元左右，其中各级政府对新农合的补助标准提高到每人每年490元。

3. **费用补偿** 新农合基金主要补助参合农民的大额医疗费用或住院医疗费用，按医疗费用高低分段制定支付比例，原则上医疗费用越高支付比例越高。主要补偿模式有单纯大病住院补偿，住院与门诊大病补偿，住院和门诊统筹模式，住院统筹和门诊家庭账户。各地根据筹资总额，结合当地实际,科学合理确定基金的支付范围、支付标准和额度。就医费用的结算由县内定点医疗机构直接减免发展到全省范围内的直接减免以及跨省直接结算。

4. **费用支付**　自试点开始,新农合就开展了对定点医疗机构付费方式的改革,包括门诊和住院两部分。对定点医疗机构实施门诊总额付费是新农合门诊支付方式改革的主要策略;住院支付方式的改革具有多样性,主要改革的方式有按单病种付费、按床日付费、总额预付及混合支付等。

5. **基金管理**　新农合基金实行"以收定支、量入为出、收支平衡、略有结余"的方针,本着"公平、公正、公开"的原则由新农合管理委员会及其经办机构进行管理。基金实行专款专用,专户储存,钱账分开,封闭运行的模式,任何单位和个人不得挤占挪用。

(三)新型农村合作医疗制度改革完善

新农合是具有中国特色、符合农村卫生服务需求的医疗保障制度,其运行效果和制度保障成果得到充分显现。随着新农合的发展,仍然存在一些需要进一步完善和规范的问题,如新农合怎样与农村医疗卫生服务体系建设相适应;改革医疗费用支付方式,控制医疗费用过快上涨;与商业保险公司优势互补,开展大病医疗保险;进一步提高新农合统筹层次;建立稳定的基金筹集机制,稳步提高新农合保障水平;新农合与城镇居民医保的有效整合等。

五、城乡居民基本医疗保险

(一)城乡居民医疗保险的建立

2003年与2007年,我国针对农村人口、城镇非就业人口分别建立了以新型农村合作医疗制度、城镇居民基本医疗保险制度为主体的基本医疗保险制度。由于城乡社会经济发展水平差距依然存在,重复参保、重复投入、待遇保障不足等问题逐步显现。在总结城镇居民医保和新农合运行情况以及地方探索实践经验的基础上,党中央、国务院明确提出整合城镇居民医保和新农合两项制度,建立统一的城乡居民基本医疗保险制度。2016年1月,《国务院关于整合城乡居民基本医疗保险制度的意见》发布,要求各统筹地区于2016年12月底前出台具体实施方案。

(二)城乡居民医疗保险整合的主要内容

1. **六个统一**　城镇居民医保和新农合在六个方面整合统一,即统一覆盖范围、统一筹资政策、统一保障待遇、统一医保目录、统一定点管理、统一基金管理。

2. **管理体制改革**　充分利用现有城镇居民医保、新农合经办资源,整合城乡居民医保经办机构、人员和信息系统,规范经办流程,提供一体化的经办服务。完善管理运行机制,在确保基金安全和有效监管的前提下,以政府购买服务的方式委托具有资质的商业保险机构等社会力量参与基本医保的经办服务,激发经办活力。

3. **提升服务效能**　城乡居民医保制度原则上实行市(地)级统筹,各地要围绕统一待遇政策、基金管理、信息系统和就医结算等重点,稳步推进市(地)级统筹。整合现有信息系统,一方面维持正常运行的同时,另一方面系统推进按人头付费、按病种付费、按床日付费、总额预付等多种付费方式相结合的复合支付方式改革,控制医疗费用不合理增长。

(三)城乡居民基本医疗保险改革完善

目前部分省、市、县按照改革要求实现了城乡居民医保制度的整合,各地按照"筹资就低不就高、待遇就高不就低、目录就宽不就窄"的原则统一政策,采取"一制多档、筹资与待遇相衔接"的方式逐步过渡,按照"先归口、后整合"的路径理顺行政管理体制,建立起统一城乡的居民基本医疗保险制度,整合经办管理资源,实行一体化经办服务。通过完善医保信息管理系统,提升信息化管理水平,妥善处理特殊问题,做好制度衔接,实现平稳过渡。

总体来看,各地的探索为全国范围内整合城乡居民医保制度提供了有益借鉴。部分地区的整合取得了初步成效,扩大了基金的抗风险能力,一定程度上避免了重复参保、重复补贴、重复建设等问题。医保制度与医疗服务体系协同发展仍需进一步加强，医保制度的筹资公平性有待进一步改进。

第二节 补充医疗保险

一、补充医疗保险概述

（一）补充医疗保险的概念

补充医疗保险的概念有广义和狭义之分，广义的补充医疗保险，其“补充”是相对于“基本”而言，是指在社会建立的基本医疗保险制度以外，对某一部分社会成员起补充作用的各种医疗保险措施的综合，具有实施形式多样化、保障层次更高、自筹自办、一定程度上的福利性等特征。

狭义的补充医疗保险指特定人群根据自己的经济收入水平和疾病的严重程度，自愿参加的一种辅助医疗保险，是对现有基本医疗保险制度支付水平的补充，是社会医疗保险的一个有益补充。实质上，它是一种用人单位的优惠照顾性政策，为部门员工谋取基本医疗保险之外的各种医疗条件和医疗待遇，其资金主要来源于职工福利基金或税后利润。

（二）补充医疗保险的主要内容

1. **保障对象** 所有参加基本医疗保险的参保人，包括退休人员及职工家属，都可以根据参保人的意愿以及相应的经济能力参加各种补充医疗保险。费用支付能力对选择补充医疗保险的形式和数量起主要作用。

2. **基金筹集** 补充医疗保险基金的筹资采用多方筹集原则，依据补充医疗保险的形式不同由用人单位和参保人共同缴纳或个人缴纳。随着经济的发展、个人收入的增加，缴费额度可以相应调整。

3. **缴费方式** 补充医疗保险费可以按固定金额收缴或以个人工资总额的一定比例收缴。缴费办法、筹资水平和补偿范围等与补充医疗保险的形式及承办主体密切相关。比较理想的缴费办法之一是补充医疗保险与基本医疗保险同时缴纳。

4. **保障范围** 补充医疗保险保障的范围是基本医疗保险未覆盖或者无法提供保障的领域，是对基本医疗保险的补充和衔接。补充医疗保险保障的范围大致包括以下几个方面：基本医疗保险“起付线”以下部分的保障；基本医疗保险“封顶线”以上部分的保障；基本医疗保险个人自付部分的保障；基本医疗保险未保障的社会群体；基本医疗保险不提供保障的部分。

补充医疗保险的主要形式有：国家公务员医疗补助、企业补充医疗保险、大额医疗费用补助、大病医疗保险、医疗互助保险、商业健康保险。有关商业健康保险的内容将在第三节中介绍。

二、国家公务员医疗补助

（一）国家公务员医疗补助定义

国家公务员医疗补助（civil servants supplementary medical insurance），是指国家为了保障公务员的原有医疗待遇水平不降低，按照原来公费医疗资金渠道给予适当补助而建立的一种补充医疗保险形式。2000 年 4 月，劳动和社会保障部联合财政部出台《关于实行国家公务员医疗补助的意见》，对公务员医疗补助政策的原则、补助范围、资金来源、经费使用、经办管理等作出了相应规定。我国现行的国家公务员医疗补助是由国家主办和经办，在实施城镇职工基本医疗保险的基础上建立起来的。

（二）国家公务员医疗补助的主要内容

1. **补助对象** 国家公务员医疗补助对象主要为：符合《国家公务员制度实施方案》和《国家公务员暂行条例》规定的国家行政机关工作人员和退休人员。

2. **实施原则** 国家公务员医疗补助的目的是保证国家公务员在参加基本医疗保险制度后，原有的医疗水平不降低。实施的原则要与当地经济发展水平和财政负担能力相适应，并随经济发展有所提高。

3. **资金来源** 国家公务员医疗补助的经费来源，按现行财政管理体制，医疗补助经费由同级财政列入当年财政预算，具体筹资标准一般是参照享受医疗补助人员实际消费水平、同期基本医疗保障水平和工资收入水平，以及财政承受能力等情况合理确定，由当地财政部门逐年核定。国家公务员医疗补助的具体筹资要与基本医疗保险的筹资水平相衔接。

4. **待遇保障** 国家公务员医疗补助经费主要用于在基本医疗保险支付范围内，个人自付超过一定数额的医疗费用补助；中央和省级人民政府规定享受医疗照顾的人员，在就诊、住院时按规定补助的医疗费用；基本医疗保险统筹基金最高支付限额以上，符合基本医疗保险用药、诊疗范围和医疗服务设施标准的医疗费用补助。

5. **经办机构** 国家公务员医疗补助经办机构主要由社会医疗保险经办机构负责，在严格执行有关规章制度的同时，建立健全各项内部管理制度和审计制度。

三、企业补充医疗保险

（一）企业补充医疗保险定义

企业补充医疗保险（enterprise supplementary medical insurance），是指企业在参加城镇职工基本医疗保险的基础上，国家给予政策鼓励，由企业自主举办或参加的一种补充性医疗保险形式。企业补充医疗保险建立和实施遵照自愿性、补偿性、对接性原则，前提条件为已参加基本医疗保险。国家鼓励企业建立补充医疗保险制度，以保证企业职工医疗保险待遇水平不降低。

（二）企业补充医疗保险的主要内容

1. **资金筹集** 企业补充医疗保险资金，经社会保障部门批准后由企业和职工按规定共同缴纳。与基本医疗保险个人账户分开，也不得另行建立个人账户或变相用于职工其他方面的开支，由企业或行业集中使用和管理，单独建账和管理，主要用于本企业个人负担较重的职工和退休人员的医疗费补助。

2. **基金运行** 基金运行主要有企业自管模式和集中管理模式。

企业自管模式指企业补充保险基金由企业医保机构管理，企业医保机构根据有关政策、法律和本单位实际情况确定管理方案。目前，企业自管模式因其成本高、风险高、调剂能力较差而较少采用。

集中管理模式指企业基本医疗保险和补充医疗保险统一实行属地管理，但基本保险基金与补充保险基金分别建账，专款专用，防止相互透支。目前该模式被较多企业采用。

此外，企业补充医疗保险也可由用人单位和商业保险公司签订合同，委托商业保险公司承办。

3. **保障范围** 企业补充医疗保险的保障范围主要分为以下 5 个部分：

(1) 对基本医疗保险自付部分进行补充保险，降低个人自付比例，减少个人的经济负担。

(2) 对基本医疗保险“封顶线”以上部分进行补充保险，降低大额医疗费对个人经济和生活的压力。

(3) 对医疗统筹金支付的起付线以下的医疗费用进行补充保险。

(4) 对非基本医疗保险药品目录的药品进行一定范围的报销，满足更高的医疗需求。

(5) 对一定时间段内医疗费超过一定额度的参保者给予一定的费用分摊。

4. **保障水平** 企业补充医疗保险的保障水平与企业建立补充医疗保险的目的有关，企业可以本企业最近 3 年（或 5 年）医疗费用的历史资料为依据，以不降低原有医疗保障水平为目的，制订出适当的补贴水平。若企业将建立补充医疗保险作为职工激励机制的一种手段，旨在提高企业对人才的吸引力，同时企业又具有相当的经济实力，则该企业可以适当提高医疗保障水平，作为本企业的一项福利。但无论上述哪一种情况都应注意规避道德风险，在减轻职工负担的同时防止形成漏洞，造成医疗资源浪费。

5. **保险形式** 经过多年的探索和实践，企业补充医疗保险已经逐渐完善和成熟，其形式也越来越多样化，主要有企业和单位自办，社会保险机构主办、商业保险公司经办，企业主办、社会医疗保险机构经办。

四、大额医疗费用补助

（一）大额医疗费用补助概念

大额医疗费用补助（large medical allowance）是指基本医疗保险参保人员在一年中使用基本医疗保险统筹基金，超过最高支付限额至一定数额以下的医疗费用，通过统一筹资、调剂、支付和管理所实行的一种对基本医疗保险补充的医疗保险办法。

（二）大额医疗费用补助的主要内容

1. **保障对象** 大额医疗费用补助的对象为已参加职工基本医疗保险的人员。对于参加基本医疗保险的参保人员同时要求参加大额医疗费用补助，并按规定缴纳大额医疗保险补助资金。

2. **基金筹集** 目前，我国大多数城市大额医疗费用补助具有强制性的特点，由医疗保险机构统一征缴一定费用，补助资金由用人单位和参保人共同缴纳，与基本医疗保险分开核算。医疗保险经办机构负责大额医疗费用补助资金的筹集、支付和管理。大额医疗保险费用补助资金单独设账，单独管理，专款专用。

3. **保障范围** 参保人员特殊病种门诊治疗和住院终结，基本医疗费用超过基本医疗保险最高支付限额的部分不纳入大额医疗费用补助范围，属个人自付部分，由个人与医疗机构结算。属大额医疗补助费支付部分，则由医疗机构按基本医疗保险结算规定向医疗保险经办机构申报结算。

4. **保障水平** 大额医疗费用补助主要用于3个方面：即提高在起付线与封顶线之间按比例给付的医疗费用的支付比例；超过封顶线符合基本医疗保险用药、诊疗项目和服务设施标准的医疗费用补助；享受医疗照顾人员按照规定补助的医疗费用。

5. **资金支付** 大额医疗保险补助资金的结算，坚持"总量控制，定额管理"原则，补助资金支付范围按照基本医疗保险用药、诊疗项目和服务设施标准等有关规定执行。在补助资金支付范围内的医疗费用，由大额补助资金按确定的比例支付，个人需要自付一定比例的费用。

五、大病医疗保险

（一）城乡居民大病保险

1. **城乡居民大病保险的内涵** 2012年8月，国家发展和改革委员会、卫生部等六部委发布了《关于开展城乡居民大病保险工作的指导意见》，明确针对城镇居民医保、新农合参保（合）人大病负担重的情况，引入市场机制，建立大病保险制度。

城乡居民大病保险是在基本医疗保险的基础上，对大病患者发生的高额医疗费用给予进一步保障的一项制度性安排，是基本医疗保险制度的拓展和延伸，是对基本医疗保险的有益补充。城乡居民大病保险的目的在于减轻城乡居民大病医疗费用负担，解决因病致贫、因病返贫问题。

2. **城乡居民大病保险的主要内容**

（1）大病保险的"大病范围"：2015年7月，国务院办公厅下发《关于全面实施城乡居民大病保险的意见》，文件明确提出大病保险的"大病范围"是按照医疗费用来确定的，不再按照疾病病种来确定保障范围（即只把部分医疗费用较高的疾病病种纳入大病保险的保障范围），只要患者的医疗费用在一个年度内达到一定水平，就能获得大病保险的费用报销。

(2) 保险待遇：发改委等六部委出台《关于开展城乡居民大病保险工作的指导意见》，文件对大病保险的基本政策做出了原则性安排。关于筹资，从城镇居民医保基金、新农合基金中划出一定比例或额度作为大病保险资金；关于保障范围，在城镇居民医保、新农合提供的保障待遇基础上，大病保险主要在参保人发生高额医疗费用的情况下，对城镇居民医保、新农合补偿后需个人负担的合规医疗费用给予一定程度的保障。高额医疗费用可以个人年度累计负担的合规医疗费用超过当地城镇居民年人均可支配收入、农村居民年人均纯收入为判定标准；文件规定应按医疗费用高低分段制定支付标准，合规医疗费用实际支付比例不低于 50%。

(3) 管理经办：采取向商业保险机构购买大病保险的方式，大病保险的筹资、报销范围、最低补偿比例，以及就医、结算管理等基本政策要求由地方政府相关部门制定。严格商业保险机构基本准入条件，通过政府招标选定承办大病保险的商业保险机构，规范大病保险招标投标与合同管理，不断提升大病保险管理服务的能力和水平，并鼓励商业保险机构在承办好大病保险业务的基础上，提供多样化的健康保险产品。

(二) 城镇职工大病保险

1. **城镇职工大病保险的内涵**　我国城镇职工大病保险起步较早，1998 年 12 月，《国务院关于建立城镇职工基本医疗保险制度的决定》指出："在基本医疗保险的基础上，作为过渡措施，允许建立职工补充医疗保险。"随后，各地纷纷探索建立起城镇职工大病补充医保。经过不断探索与发展，城镇职工大病保险已经逐步形成了包括大病补充医保、大病救助医保、大病补助医保和大额补充医保在内的多种形式的医疗保险项目。大病保险在缓解城镇职工大病医疗的经济压力和解决"看病难、看大病更难"的问题中发挥了重要作用。

2. **城镇职工大病保险的主要内容**

(1) 保障对象：保障对象为参加城镇职工基本医保的职工，有些地区还将灵活就业人员纳入其中。

(2) 筹资标准：城镇职工大病保险的筹资标准为每人每年 100 元左右，各地缴费标准不一。

(3) 资金来源：资金来源主要有 3 种。一是单位和个人额外缴纳；二是从基本医保个人账户中划拨；三是从基本医保基金结余中划拨。

(4) 待遇水平：城镇职工大病保险保障超过职工基本医保封顶线且"三个目录"内的费用，并设大病保险封顶线。少数地区从个人负担较重的病种起步保障。对于城镇职工大病保险保障水平，国家政策目前没有具体规定，各地补偿标准存在一定差异。

(5) 保险运营：目前我国城镇职工大病保险的主要运营方式是政府统筹委托商业保险公司承办，政府从宏观层面确定大病保险制度的筹资层次、补偿范围及补偿标准等，政企双方权利责任明确，通过优势互补不断提升大病医疗保险的专业化水平。

六、互助医疗保险

(一) 互助医疗保险概念

互助医疗保险是由工会或其他相关组织实施的一种成员内部互助共济性质的保险形式。如企事业单位工会会员以团体形式加入互助保险会，互助保险的资金以个人自筹为主，行政补助和工会资助等为辅。互助保险会不是一个金融机构，不以营利为目的。由于互助医疗保险目前主要存在形式为职工互助医疗保险，故以职工互助医疗保险为例介绍互助医疗保险。

(二) 职工互助医疗保险的主要内容

1. **保障对象**　职工互助医疗保险的保障对象主要为中小企业职工及新的基本医疗保险制度取消了原享受半费医疗待遇的职工家属。保障对象一般要求以单位团队的形式参加保险，部分地区还要求参加者的数量要占到单位职工总数的 80%左右。

2. **资金来源**　职工互助医疗保险的资金主要来源于职工自愿为本人和家属缴纳的互助医疗

保险费，各级行政部门给予的部分补助，工会资助，以及资金的利息等。企业为职工所缴纳的费用按国家有关规定渠道列支，如企业未参加企业补充医疗保险，其为职工缴纳互助医疗保险的费用，可经主管财政部门审核同意，允许将工资总额4%以内部分列入成本。

3. **待遇给付** 在职工及家属患大病、重病，享受基本医疗保险待遇后，个人负担医疗费用仍然较高且超过一定数额时，可以从职工互助医疗保险基金中获得一定额度的资助。

4. **基金管理** 职工互助医疗保险经办机构负责建立健全各项规章制度，加强保险基金管理，并接受政府、社会和投保企业、职工的监督，保证基金安全和正常运行。

第三节 商业健康保险

一、商业健康保险概述

(一) 商业健康保险的含义

商业健康保险(commercial health insurance)，一般是指由商业保险公司开办的，以人的身体为保险标的，保障被保险人在合同约定期限内，对因疾病或意外伤害导致医疗费用增加或收入减少所造成的损失承担保险金给付责任的人身保险。随着人们健康意识的提高，以及经济的快速发展，人们的保险意识也逐渐提高，商业健康保险已经成为基本医疗保险的重要补充形式之一。商业健康保险有狭义和广义之分，狭义商业健康保险仅指医疗费用保险，广义商业健康保险包括医疗费用保险、疾病保险、失能收入损失保险及长期护理保险等。

(二) 商业健康保险的主要内容

1. **保障对象** 商业健康保险一般不存在强制性特征，这与基本医疗保险不同。商业健康保险保障对象主要为自愿投保并符合承保条件的个体，承保条件主要根据体检结果和被保险人的健康状况，商业保险公司有权拒保或按标准承保不同的投保对象。在商业健康保险实施过程中，主要为以营利为目的、自负盈亏的商业健康保险经营主体，会时常面对相对比较严重的逆选择现象，即身体健康状况越差的个体越倾向于投保。

2. **保险资金** 商业健康保险资金主要来自自愿参保的单位或个人缴纳的保险费，其缴费金额根据参保对象的年龄、身体健康状况、当地经济发展水平等风险值不同，以及购买险种的保障内容和保险金额等不同而有所不同。由于商业健康保险是负债经营，绝大部分资金来自投保人所缴纳的保险费，而其中纯保费部分是要返还给遭受风险的被保险人的，所以商业健康保险资金运营管理受到《保险法》和《保险资金运用管理暂行办法》等相关法律法规的严格限制和约束，以确保资金投资运营安全，切实保护被保险人根本利益。

3. **保险金给付** 商业健康保险在进行保险金给付时，要经过非常严格的理赔核查过程。例如，保险金给付要求提供保险单、缴费凭证等，视情况还需要进行现场查勘和对被保险人进行体检等，以减少和防止道德风险的发生，确保商业健康保险稳定运行。

二、商业医疗保险

(一) 商业医疗保险的概念

商业医疗保险(commercial medical insurance)是指商业保险组织根据医疗保险合同，以人的身体为保障对象，向投保人收取保险费，建立保险基金，对于合同约定的保险事故发生所造成的医药费损失承担给付保险金责任的一种合同行为。

商业医疗保险是社会医疗保险的有力补充，也是我国多层次医疗保障体系的组成部分。商业医疗保险与社会医疗保险存在差异，二者之间的不同特性加以结合可以进一步完善我国医疗保险制度。我国社会医疗保险具有强制性，商业医疗保险自愿参加，社会医疗保险和商业医疗保险实施方式的互补，既保证满足社会稳定的要求，又充分尊重社会成员的保险意愿；社会医疗保险覆盖城镇职工、城乡居民，覆盖率超过95%，商业医疗保险没有严格的对象限制，商业医疗保险的经营可以进一步扩大保险的覆盖面，社会成员可以通过自由选择商业医疗保险来规避自己的疾病风险；社会医疗保险基金由国家、企业和个人三方共同负担，国家和企业资金来源占据主体部分，而商业保险公司是一种自主经营、自负盈亏的经济实体，保险费主要来自投保人的自愿缴纳的保费，商业医疗保险的筹资方式有效地减轻了政府的财政负担，同时还可以为经济建设提供后备资金；社会医疗保险通过国民收入再分配为社会成员提供基本的医疗保障，商业医疗保险成为社会医疗保险的重要补充，可以满足人们对不同层次医疗服务的需求。

(二) 商业医疗保险的流程

1. **商业医疗保险承保与核保**　承保(underwriting)是指保险人对投保人提出的保险申请审核后同意接受投保人申请的行为。投保人的要约一经保险人承诺，保险合同即告成立，如果保险标的因遭受保险事故而受到损失或伤害时，若投保人已按照约定履行缴纳保险费等义务，保险人即应按照保险合同的规定履行赔偿或给付义务。

核保是承保过程中的重要环节，是保险人对申请保险保障的准被保险人的风险程度进行选择或评估，决定是否承保和确定承保条件的过程。核保活动包括选择被保险人、对危险活动进行分类、决定适当的承保范围、确定适当的费率或价格、为展业人员和客户提供服务等几个方面。因此，核保也称风险选择或风险评估，是保险公司经营管理的重要环节之一。

商业医疗保险的承保与核保是医疗保险核保人对投保的保险标的疾病风险程度进行评估与分类，并作出相应承保决定的过程，即指保险人对被保险人的选择，保险人决定接受或拒绝投保人投保的行为。承保的基本目标是为保险公司安排一个安全和营利的业务分布与组合。商业医疗保险的承保与核保，尤其核保是保险公司经营管理中极为重要的一个环节，直接影响保险经营其他环节的运作。

2. **商业医疗保险理赔**　医疗保险理赔(settlement)是指被保险人发生医疗保险事故后，向保险公司报案并提出索赔申请，保险公司根据医疗保险合同约定及相关法律规定，进行审核认定后决定是否给付保险金及给付的行为。

医疗保险理赔由索赔(claim)过程与保险金给付过程两部分组成。索赔过程即被保险人发生了医疗事故，向保险公司报案，并提供相应的损失证据，保险公司理赔人员以保险合同和相关法律为依据，对被保险人或受益人的索赔请求进行审核，决定是否给付保险金。如给付保险金，应给付多少，这就是保险金的给付过程。

(三) 商业医疗保险的形式

1. **人身保险**　人身保险(personal savings insurance)是指以人的身体或生命(寿命)为保险标的的保险。当被保险人遭受不幸事故或因疾病、年老以致丧失工作能力、伤残、死亡或年老退休时，据保险合同规定，保险人对被保险人或受益人给付预定的保险金或年金，以解决其因病、残、老、死所造成的经济困难。

人身保险的保险责任范围包括死亡、残疾或医疗费用的支出，收入损失，或者保险期满等，根据给付保险金的条件向被保险人或受益人给付保险金。

2. **人寿保险**　人寿保险(life insurance)是指以人的生命为保险标的，人的生存或死亡为保险事件，当发生保险事件时，保险人按照合同规定向保险受益人给付保险金的一种保险业务。

基本险种包括死亡保险、定期生存保险和生死两全保险，年金保险等。人寿保险是人身保险的重要组成部分，而人寿保险中最早产生的，也是最基本的保障是死亡保险。目前，单纯的死亡保险(如终身死亡保险、定期死亡保险)已较少见，比较常见的是两全保险和年金保险。

3. **人身意外伤害保险**　人身意外伤害保险(简称意外伤害保险，accident insurance)是一种以被保险人因遭受意外伤害造成死亡或残疾为保险事件，履行保险金给付义务的保险业务，其保险期限一般为一年。

(1) 基本内容:投保人向保险人缴纳一定的保险费,当被保险人在保险期限内因意外事故为直接原因造成死亡或伤残时,保险人按照保险合同约定向保险受益人支付一定数量的保险金。

(2) 保障项目:包括死亡给付和残疾给付两项。由于意外伤害保险一般是附加险,保险责任扩至医疗费用给付和停工给付。在英国和美国,保险责任还包括因疾病造成死亡、残疾等损失的补偿,故又称之为意外伤害健康保险。

(3) 意外事故定义:在意外事故的种种定义中,伯克霍夫(Berckhoff)的定义较为著名。伯克霍夫认为意外事故是人(个人或集体)在为实现某种意图而进行的活动过程中,突然发生的、违反人的意志的、迫使活动暂时或永久停止的事件。事故的含义包括:

1) 意外事故是一种发生在人类生产、生活活动中的特殊事件,人类的任何生产、生活活动过程中都可能发生事故。

2) 意外事故是一种突然发生的、出乎人们意料的意外事件。由于导致事故发生的原因非常复杂,往往包括许多偶然因素,因而事故的发生具有随机性质。在一起事故发生之前,人们无法准确地预测在什么时候、什么地方、发生什么样的事故。

3) 意外事故是一种迫使进行着的生产、生活活动暂时或永久停止的事件。事故中断、终止人们正常活动的进行,必然给人们的生产、生活带来某种形式的影响。因此,事故是一种违背人们意志的事件,是人们不希望发生的事件。

4. 健康保险 健康保险(health insurance)是以人的身体为保险标的,当被保险人因疾病或意外事故而发生医疗费用的支出或造成收入损失,按照保险合同规定给予补偿的一种保险。我国现阶段的健康保险多用来补充在社会医疗保险中超过封顶线的高额医疗费用。按照中国保险监督管理委员会现行的分类办法,健康保险的基本险种包括疾病保险、医疗(费用)保险和收入保险。

健康保险特点:保险期限短(一般保险期限为一年)、保险责任广泛、保险费率计算复杂、规定有观察期和责任期限等。

三、疾病保险

(一) 疾病保险的概念

疾病保险(disease insurance)是以疾病作为保险金给付条件的人身保险。当被保险人所患疾病为保险责任范围内时,保险公司不考虑被保险人在实际诊疗中的医疗费用,按保险合同规定的保险金额给付保险金。疾病保险属于定额给付性的保险业务。疾病保险与医疗保险存在一定区别,疾病保险是给劳动者患病期间的生活费用的保障,而医疗保险是对劳动者的医疗服务提供必要的物质帮助。

疾病是指由于人体内在的原因造成的精神上或肉体上的痛苦或不健全。疾病保险中的可保疾病必须具备3个条件:即必须是明显的非外来原因造成的;必须是非先天性原因造成的;必须是非规律性的生活现象造成的。疾病保险的责任范围一般包括:①工资收入损失;②业务利益损失;③医疗费用;④残疾补贴;⑤丧葬费及遗属生活补贴等。疾病保险一般不包括因意外伤害所致的各项损失。

疾病保险主要以重大疾病保险(critical illness insurance)的形式运行,重大疾病保险是指被保险人在保险期限内被确诊患有保单规定的重大疾病或因疾病身故时由保险人一次性给付保险金的保险。重大疾病保险和寿险在保险给付上都属于定额给付性的保险,但是两者的给付条件不同,寿险产品一般是以被保险人的死亡为给付条件,而重大疾病保险的给付条件是被保险人被诊断出患有合同约定的疾病。

（二）疾病保险的特点

1. 以劳动力丧失为前提条件，一般具有医生的诊断说明，以此享受疾病保险的待遇。

2. 除职业病外，一般疾病与劳动没有直接的联系，所以疾病保险具有一定的福利和救济性质。

3. 疾病保险的目的在于在劳动者患病后促使其经过医疗康复尽快重返工作岗位。因此，疾病保险还具有维持劳动力简单再生产的性质。

四、失能收入损失保险

（一）失能收入损失保险的概念

失能收入损失保险又称残疾收入补偿保险、失能所得保险等，是指当被保险人因疾病或遭受意外事故而导致残疾、丧失全部或部分工作能力时，由保险人给付保险金以补偿被保险人失去收入或收入减少损失的保险。其中目前全残没有具体的定义，大多数学者对全残的定义是：如果被保险人在致残初期，由于残疾不能履行惯常的基本职责，则可以认定被保险人全残，被保险人可以按规定领取收入保险金。在致残后一个约定时期，通常为 2 年或 5 年，如果被保险人仍不能从事与其所受教育、训练或相关经验相当的任何职业，才可以认定为全残，并继续领取残疾收入保险金，直到保单规定的给付期满。失能收入损失保险一般可分为两类：一类指补偿因疾病而致残疾的收入损失；另一类是补偿因伤害而致残疾的收入损失。

（二）失能收入损失保险的特点

1. 失能收入损失保险以被保险人发生残疾为给付条件，导致被保险人残疾的原因必须是意外伤害或疾病，判断残疾有其特定的标准和方式。

2. 失能收入损失保险的保险金主要根据被保险人的选择，保险公司每周或每月提供同样金额的收入补偿。然而失能收入损失保险所提供的保险金，不一定能完全补偿被保险人因伤残而遭到的收入损失，它的给付限额低于被保险人在伤残以前的正常收入水平。

3. 失能收入损失保险的给付期限，是指保险公司支付保险金的最长时间，失能收入损失保险的保险金给付期限分为短期和长期类型。其中短期补偿是为了补偿被保险人在身体恢复前由于不能工作而造成的收入损失；长期补偿则是为补偿被保险人全部残疾而不能恢复工作的收入损失。

4. 失能收入损失保险采用两种方法来确定被保险人的残疾收入给付金额：即固定给付金额法和收入给付公式法。固定给付金额法通常适用于个人残疾收入补偿保险。在固定给付金额法中，当被保险人因疾病或意外事故造成残疾时，保险人按照保险双方事先在保单中约定的一个固定金额给付保险金。给付金额的约定主要取决于被保险人投保时的收入水平。在这种方式下，被保险人在残疾期间无论是否还有其他收入来源，保险人都要按照合同约定给付规定的残疾收入补偿保险金。收入给付公式法通常适用于团体残疾收入补偿保险。保险事故发生后，保险人根据被保险人的残疾程度，给付相当于被保险人原收入一定比例的保险金。长期团体残疾收入补偿保险给付比例通常在 60%~70%，团体短期保险的补偿比例通常会高一些。

五、护理保险

（一）护理保险的概念

护理保险在国外习惯称为长期护理保险，又称老年看护保险，保险人对于那些因年老、疾病或伤残导致生活无法自理或不能完全自理，而需要他人辅助全部或部分日常生活的被保险人（老人或伤残者）提供护理服务或经济保障的一种保险形式。

我国《健康保险管理办法》第二条规定：“本办法所称护理保险，是指以因保险合同约定的日常生活能力障碍引发护理需要为给付保险金条件，为被保险人的护理支出提供保障的保险。”

（二）护理保险的特点

1. **护理保险的保单** 所有护理保险保单都具有续保保证，可保证对被保险人续保到一特定年龄（如79岁），有的甚至保证对被保险人终身续保。保险人若在保单更新时提高保险费率，必须对同样风险情况下的所有被保险人一视同仁，不得针对具体的某个人。

2. **护理保险的保费** 护理保险的保费通常为平准式，即在保障期内年度保费平均分配，每一年的保费不相同。也有每年或某一期间固定上调保费者，其年交保费因投保年龄、等待期间、保险金额和其他条件的不同而有很大区别。护理保险一般都有豁免保费保障，即保险人开始履行保险金给付责任的60天、90天或180天起免交保费。

3. **保险金给付** 护理保险的保险金给付根据承保方式不同而不同，对于独立签发的护理保单，有3种方式可供选择：①设定最高给付额，规定保险人对被保险人的护理费用补偿不能超过划定的最高额度；②设立免责期，从被保险人开始接受承保范围内的护理服务之日起算，规定30天至180天不等的多种免责期；③设立护理保险金的给付期限。护理保险金的给付期限有1年、数年和终身等几种不同的选择，同时也规定有20天、30天、60天、90天、100天等多种免责期。例如选择20天的免责期，即从被保险人开始接受承保范围内的护理服务之日起，在看护中心接受护理服务的前20天不属保障范围。免责期愈长，保费愈低，终身给付保单则通常很昂贵。

4. **护理保险的除外责任** 除外责任一般包括各种精神疾病所导致的护理服务，但阿尔茨海默病不属于除外责任，若老年人投保前患有阿尔茨海默病则属于除外责任。护理保险合同中还涉及被保险人的条款有保费豁免条款、不没收价值条款、通胀保护条款，用来保护被保险人合法权益。

六、医疗意外保险与医疗责任保险

（一）医疗意外保险

1. **医疗意外保险的涵义** 医疗意外是指医务人员在医疗护理服务过程中，由于患者病情或体质的特殊性等不可抗力原因，而发生难以预见和防范的患者死亡、残疾或者功能障碍等不良后果的事件。由此可知，医疗意外强调是由无法抗拒的原因致使患者出现难以预料和难以防范的不良后果的情形。从客观角度出发，医疗意外给患者带来了损害事实，但这些损害是由不可抗力的原因产生的，医务人员难以预见和防范。所谓不可抗力，是指医务人员遇到某种不可抗拒的外力，医务人员以自身能力、环境和条件不能排斥和阻止损害后果的发生。所谓不能预见，是指医务人员没有预见，而且根据当时的条件、情况以及医务人员的技术能力也不能预见。如麻醉意外，无论是全身麻醉还是局部麻醉，在常规药量和常规操作的过程中，都有患者发生意外死亡的事件，等等。

医疗意外保险属人身意外保险，又称为意外或伤害保险。人身意外或伤害保险，是指投保人向保险公司缴纳一定金额的保费，当被保险人在保险期限内遭受意外伤害，并以此为直接原因造成死亡或残疾时，所产生的住院治疗费用，保险公司按照保险合同的约定向被保险人或受益人支付一定数量保险金的保险。

患者在医疗需求中不限定参保条件，当在医疗活动中产生医疗争议，若经法定鉴定机构确认属于医疗意外，则医疗机构免责，患者就不能从医疗机构获取赔偿。但承担医疗意外保险的保险公司（可以与承担医疗责任保险的保险公司相同或不同）需要根据医疗意外保险合同条款给予患者或患者家属符合规定的赔偿。

2. **医疗意外保险的特点**

（1）医疗意外具有可保风险的特征：保险制度中的可保风险具有如下特征：偶然性、意外性且有大量标的遭受重大损失的可能性。医疗意外是医方无法预料和防范的意外事件，在正常的医疗过程中存在着发生的可能性，具有客观性、偶然性、损害后果的严重性及不确定性等特征，医疗意外作为一种风险，符合可保风险的特征，属于可保风险的范畴。

(2) 有利于缓解医患矛盾：目前许多医疗法律风险争议大多由医疗意外引起。对于医疗意外，医疗机构按照法律规定不承担责任，但患方也无责；由于得不到补偿或救济，患者往往难以接受，导致医患矛盾加剧。医疗意外保险可使遭受意外的患者及时得到赔偿，为患者后续的治疗及康复提供物质上的帮助，从而能有效地缓解医患矛盾。将商业保险引入医疗业务中，通过市场机制，即让市场来调节、缓解医患矛盾，也是欧美国家的有益经验。

(3) 促进医药科技进步：保险制度从产生之初，其基本目的就在于风险分散、损失补偿，保障社会生活的安定和发展。医疗意外保险将医疗意外的风险分散于患方群体乃至整个社会，比单纯的医患双方分担风险的模式有更强大的消化医疗意外所造成损失的能力。虽然现代医学发展迅速，但尚未解决的医学难题依然很多，相对于社会和患者对医疗效果的期望来说，医疗技术和医者能力总是有限的，在诊疗护理服务过程中始终会存在医疗意外。医疗意外保险为医务人员探索开展新技术、新业务营造了制度环境与经济保障，减轻了医务人员将新技术、新疗法用于临床实践的后顾之忧，从而有利于促进医药科学技术进步，提升医药服务水平与质量。

（二）医疗责任保险

1. 医疗责任保险的涵义 医疗责任保险是指医疗机构与保险公司双方合作开展的医疗执业责任保险业务。投保人为医疗机构，保险公司负责赔偿医疗机构及其医务人员在诊疗护理工作中因过失造成患者人身伤亡或健康损害而应承担的经济赔偿责任。是分担医疗机构执业过程中医疗过失赔偿风险的一种社会分担机制。在发达国家早已作为法定保险制度普遍实行。医疗责任保险一般理赔的流程为案件受理、纠纷调解、审核赔案、理算赔款、支付赔款。

2. 医疗责任保险的特点

(1) 责任风险转嫁：医疗机构及其医护人员通过投保医疗责任保险，向保险公司缴纳一定金额的保险费，可将其经营管理和执业过程中的不确定风险转嫁给保险公司，即被保险人的民事赔偿责任可以通过医疗责任保险转化为保险责任，其风险转由保险公司承担，从而减少和转移医疗纠纷带给医院的压力，同时也为医院树立良好社会形象起到积极作用。

(2) 有利于医疗事故与医疗纠纷妥善解决：医疗事故与纠纷发生后，保险公司会确定保险责任并在最短的时间内给予相应赔偿。同时，作为第三方，保险公司通过参与事故的调查和调解，加强医患之间的沟通，有利于改善医患关系，维护医患双方的合法权益及医院的正常工作秩序，为创造良好的医疗秩序提供保障。

(3) 促进医学技术进步：医疗责任保险，能够减轻医务人员的后顾之忧，激发医务人员治病救人的主动性、创造性，为医务人员将新技术、新疗法用于临床实践创造条件，从而促进医学科学技术不断进步和发展，保障和增进人民健康。

(4) 防范和减少医疗事故发生：投保医疗责任保险是解决医疗纠纷的有效措施之一。防患于未然是保险的经营原则，保险公司要为医院提供配套服务，对医疗纠纷采取防范措施，以此促进和完善医疗机构规范化管理，为预防和减少医疗事故与医疗纠纷起到促进作用。

(5) 维护患者合法权益：医疗机构投保医疗责任保险，最终受益的是患者。通过保险公司的赔付，患者能够在最短时间内获得合法的经济赔偿，从而避免患者同医院产生不必要的纠纷，为维护患者合法权益提供了保障。

本章介绍以基本医疗保险制度为主体，基本医疗保险和补充医疗保险相结合的健康保险体系架构。重点介绍了基本医疗保险的概念、基金筹集与构成、费用支付方式、费用控制、服务管理等基本知识及我国医疗保险管理体制与发展历程；主要介绍城镇职工基本医疗保险、城镇居民基本医疗保险与新型农村合作医疗三个基本医疗保险制度的基本概念、具体内容及改革发展趋势；对国家公务员医疗补助、企业补充医疗保险、大额医疗费用补助、大病医疗保险、医疗互助保险等补充医疗保险的基本概念、主要内容及特点进行了简要介绍；对适应市场需求并稳步发展的商业健康保险，重点介绍了目前主要险种的内涵及基本特点。

（李绍华）

思考题

1. 试述基本医疗保险的概念及主体构成。
2. 试述补充医疗保险的主要形式。
3. 医疗保险费用支付方式有哪些？

第九章 长期照护服务保障体系

本章要点

1. **掌握** 长期照护、长期护理服务、长期护理保险的概念；长期照护服务保障体系的内涵。

2. **熟悉** 长期护理保险基金的基本原则、征缴对象、筹集模式；长期护理保险基金管理的原则、内容；长期护理保险的给付条件、方式；失能的定义及评定。

3. **了解** 长期护理保险制度与长期照护服务体系的关系；医养结合的类别；医养结合与长期照护服务的关系。

章前案例

材料一：

图 9-1 所示为 2009—2018 年我国 60 岁以上人口数量及比重。国际上通常把 60 岁以上的人口占总人口比例达到 10%，或 65 岁以上人口占总人口的比重达到 7% 作为国家进入老龄化社会的标准。我国已于 1999 年进入老龄化社会，而在 2009—2018 年的 10 年间，我国 60 岁以上人口数量及比重不断上升。60 岁以上人口数量从 1.67 亿人增长至 2.49 亿人，60 岁以上人口比重从 12.5% 增长至 17.9%，我国老龄化进程正不断加快。

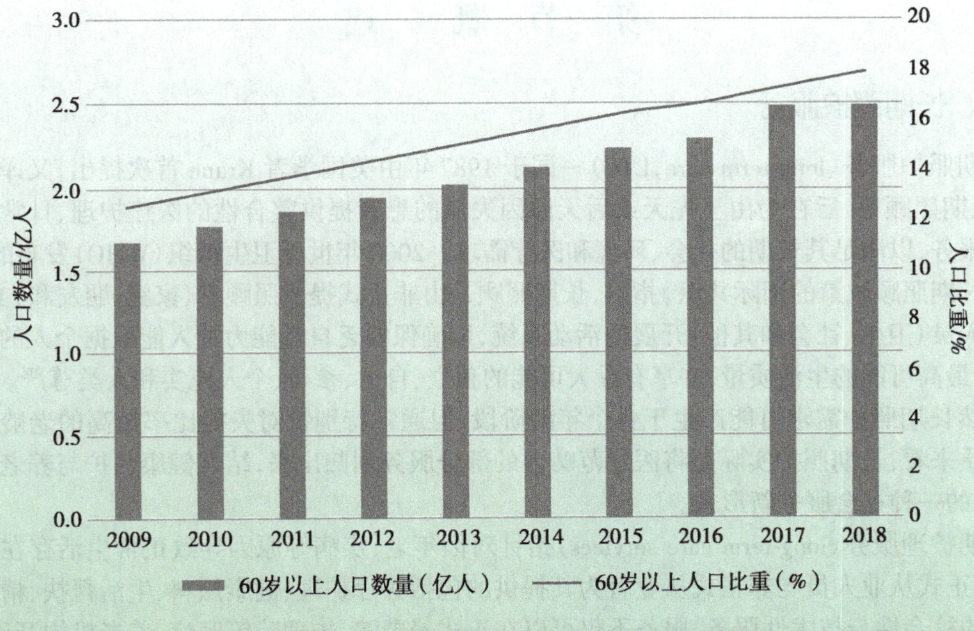

图 9-1 2009—2018 年我国 60 岁以上人口数量及比重

材料二:

秒针跳3下新增1老人,2025年将突破3亿

"我国人口老龄化形势严峻。一是老龄人口爆发式增长。2015年60岁以上老人2.22亿,占总人口16.1%,预计2025年突破3亿,秒针每跳动3下就新增1位老人。二是空巢、高龄老人增多。空巢老人已超1亿,80岁以上老人2 400万,尤以农村老人问题突出。三是老人健康状况堪忧。70%以上老人患有慢性病,失能、半失能老人近4 000万,老年痴呆患者约900万。"政协委员张世平用一连串数字,指出我国人口老龄化问题的日渐凸显。老龄人口迅速增长的同时,也面临着人口结构失衡,老龄化与少子化交织的问题。我国总和生育率约1.5,低于中等和高收入国家,养老问题已成为众多"四二一"家庭的隐忧。同时,"未富先老""未备先老"矛盾凸显。张世平建议,将长期护理保险纳入社保体系,实行弹性退休,完善分级诊疗,统筹养老保障制度和医疗体制改革,实现各项制度整合配套。(来源:申卉,廖靖文,赖伟行,等.我国人口老龄化形势严峻:全国政协委员建议将长期护理保险纳入社保体系.广州日报,2016-3-14.)

材料三:

中国启动长期护理保险制度15个城市纳入首批试点

2016年6月27日,人力资源和社会保障部发布了《关于开展长期护理保险制度试点的指导意见》(以下简称《意见》),在全国范围启动了长期护理保险制度的试点。首批包括上海、广州、青岛等15个试点城市。将会用1~2年的时间,探索为长期失能人员基本生活照料和医疗护理提供保障的社会保险制度,力争在2020年之前,基本形成适应我国社会的长期护理保险制度政策框架。

请阅读以上材料,思考并讨论:

长期护理保险是一种怎样的险种?未来它将给老年人生活带来哪些好处?

第一节 概 述

一、长期照护服务

长期照护服务(long-term care,LTC)一词于1987年由美国学者Krane首次提出,又译为长期护理、长期照顾等,旨在为由于先天或后天原因失能的患者提供整合性的医疗护理、日常照顾等社会性服务,以满足其长期的社会、环境和医疗需求。2000年世界卫生组织(WHO)发布的《建立老年人长期照顾政策的国际共识》指出,长期照顾是由非正式提供照顾者(家庭,朋友和/或邻居)和专业人员(卫生、社会和其他)开展的活动系统,以确保缺乏自理能力的人能根据个人的优先选择,保持最高可能的生活质量,并享有最大可能的独立、自主、参与、个人充实和人类尊严。

虽然长期照护需求可能产生于各个年龄阶段,但通常特别针对失能比率最高的老龄人口群体。本质来看,长期照护实际是将医疗范畴内的部分服务划归出来,结合健康照护与养老服务内容,形成的一种社会服务新形式。

长期护理服务(long-term care services)指针对因年老、疾病等原因导致正常生活存在障碍的人群,由正式从业人员与非正式从业者为其提供的包括医疗护理、健康照料、生活帮扶、精神慰藉等在内的社会性与技术性服务,服务不仅可以在正式养老院、护理院等医疗、养老机构开展,还可以在社区、家庭等非正式场所开展。

二、长期照护服务形式

（一）医疗机构住院照护

医疗机构住院照护主要针对重症失能老人，是指参保人病情较重、经重症监护室抢救或住院治疗病情已稳定，但需长期保留各种管道或依靠呼吸机等维持生命体征，需在二、三级医院专护病房继续接受较高医疗条件的医疗护理。

（二）护理机构照护

护理机构照护主要针对终末期及临终关怀老人，是指参保人长期患各种慢性重病、长年卧床、生活无法自理，需入住专业护理服务机构或具有医疗资质的养老机构接受长期医疗照护。

（三）社区巡护

社区巡护主要针对城乡参保居民，由护理服务机构（含一体化管理村卫生室）照护人员通过上门形式，提供巡诊照护服务，为常年患病卧床、不能自理的失能、残疾人群，提供上门护理、诊疗服务。

（四）居家医疗照护

居家医疗照护主要针对城镇职工，是指社区定点医疗机构照护人员通过上门形式，提供的长期居家照护服务，达到促进健康、维护健康及预防疾病的目的。

三、长期护理保险制度

世界范围内越来越多的国家正通过建立纳入社会保险制度体系内的第五大社会保险——长期护理保险制度，完善形成以长期护理保险制度为主体的老年长期照护服务体系，以积极应对人口老龄化环境下的国家职能转型和社会结构变迁。

长期护理保险（long-term care insurance，LTCI）也称为长期照护保险或“介护保险”，是指对参保人因为年老、严重或慢性疾病、意外伤害等原因导致身体上的某些功能全部或部分丧失，生活无法自理，需要入住医疗护理或康复机构接受长期的康复和护理，或在家中接受他人护理时支付的各种费用给予补偿的一种健康保险，或者说是提供护理服务费用补偿的一种保险。

长期护理保险制度是长期照护服务体系的组成主体和建设基础，形成完善有效的长期照护服务体系是我国长期护理保险制度的最终目标。其中长期照护服务体系应注重发挥对经济困难老年群体的兜底作用，利用社会化长期护理保险制度的建设形成多元化的长期照护服务供给市场，以满足各群体长期照护服务的多样需求。二者的本质均旨在更好的实现老年群体医疗、养老相关的长期照护服务供给，以满足老龄化社会环境下多样化、多层次的长期照护服务需求。

四、长期照护服务保障体系

长期照护保障范围广泛，长期护理保险制度是其中重要的组成部分。2016年民政部提出建立老年人长期照护保障体系的具体内涵是：重点保障失能、半失能老人的生活照料、康复护理、精神救济和安宁疗护等长期照顾服务。我国长期护理保险出发点就是解决资金来源问题，但是长期照护保障体系不仅只是融资部分。一个完整的长期照护服务保障体系，除了资金外，老年社会服务体系的完善才能保障长期护理服务的运行与落地。完整的长期照护保障体系应该包括长期照护资金保障（主要表现为长期护理保险制度）和长期照护服务制度，其中长期照护服务包括医养结合为主的服务的内容，即涵盖医疗护理、生活照护、康复服务。本书的长期照护服务保障体系包括长期护理保险和以医养结合服务为主的长期照护服务（图9-2）。

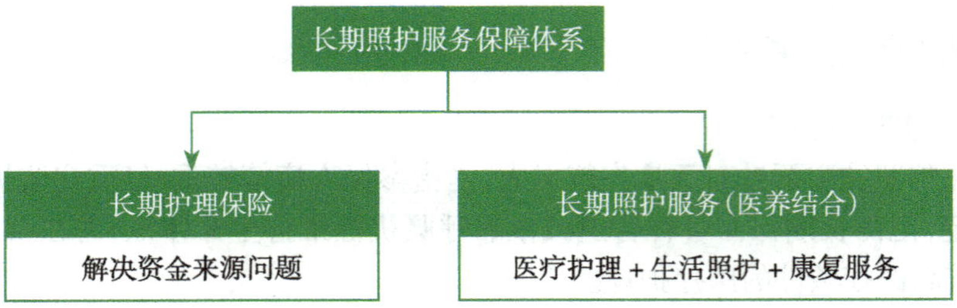

图 9-2 长期照护服务保障体系构成

第二节 长期护理保险制度模式

根据主要筹资来源不同，全球共有三类长期护理保险制度，一是来源于税收的福利模式，以奥地利、丹麦和瑞典等为代表；二是来源于个人缴费的长期护理商业保险模式，以美国和法国为代表；三是来源于企业缴费的长期护理社会保险模式，以德国、日本、韩国为代表。关于中国长期护理制度的选择，国内学术界已经达成共识。

一、福利模式

福利型的长期护理制度模式一般都是采用一系列的计划来满足老年人和永久性失能年轻人的长期护理需求，护理费用支出一般由中央政府和地方政府共同承担，通过财政预算扣减拨付，也有部分国家需要使用者支付一定比例或固定金额的费用，但大部分的责任由政府承担。管理上一般采取中央政府立法监管，地方政府具体执行、社会化管理的分散管理模式。

以英国、瑞典为代表的欧洲国家，最初对长期护理提供公共财政支持，实行全面的、免费的长期护理政策。20 世纪 70 年代后，发达国家经济发展的速度逐渐放缓、社会保障支出庞大，给公共财政和社会发展带来了沉重的负担。随后这些国家主张实行福利多元主义，社会福利供给的主体应该多元化，进行适度竞争，政府减少对市场的干预，护理责任由正式护理体系和非正式护理体系共同承担。20 世纪 80 年代，由于福利多元主义受到歪曲，社区护理成为应对经济困境、减少护理支出的推卸责任措施，福利不断下降，长期护理责任最终落到私人和非营利部门，几乎演变成完全的家庭护理。在人口老龄化的冲击下，长期护理需求和供给之间出现巨大缺口，造成护理者、被护理者和政府间的对立和冲突。

为了进一步优化和整合社会护理服务资源，进入 20 世纪 90 年代后，相关国家的政府引入准市场制度，继续发放长期护理补助和津贴，在医疗和社会护理的共担责任结构上进一步改革，建立一个公共与民间力量合作发展的完整架构，鼓励居家护理，并且提升使用护理服务者和其他相关人员的选择和自由度，令非营利部门、营利部门可以与公共部门公平竞争。在这种福利多元主义引导下，国民获得了更广泛的社会支持。

二、商业保险模式

长期护理商业保险与其他长期护理制度模式不同，它是一种契约，一般按照自愿的原则，对利益相关主体的权利和义务做出了明确的规定，属于商业医疗保险的一种。

20 世纪 50 年代，美国显现出人口老龄化的加速趋势。随着护理费用的不断上涨，在市场经济的推动下，1974 年美国商业保险公司推出世界上最早的长期护理商业保险产品，美国成为世界上第一个推出长期护理商业保险的国家。目前，约有 100 多家保险公司提供长期护理保险服务，产品类型上既有雇主购买的团体保险，也有个险保单；既有与医疗救治制度（Medicaid）衔接的伙伴计划（Partnership Programs），也有与住房反向抵押项目结合的长期护理项目。法国紧随其后，在

1985年推出了长期护理商业保险。

长期护理商业保险在美国和法国呈现出市场高度集中的特点。由于公共长期护理制度对商业保险市场产生了挤出效应，长期护理商业保险保费高昂等原因，其他国家的长期护理商业保险发展缓慢。虽然目前世界上长期护理商业保险在30多个国家开拓了市场，但是发展情况并不乐观，能占据的市场份额十分有限。

三、社会保险模式

长期护理社会保险通过制定法律来强制实施，这样可以降低逆向选择，不同收入和健康水平的人群都可以参加保险。在不同的国家，对参保对象的要求不同，通常具有国籍，年龄和收入的限制。制度运行采用现收现付制，费用由雇主和雇员共同分担，政府给予一定的财政补贴，除去社会保险缴费和财政补贴，一些国家还采用了税收作为支付的保障。在给付方面，多采用专业的评估机构按照客观的评估标准确定护理等级，多采用现金和服务相结合的方式给予赔付。对长期护理制度的监管依据审慎监管的原则，依靠专门机构和非营利组织，以保证监管的公平和高效。

人口老龄化给发达国家的财政支出带来巨大的压力，在此基础上，长期护理的社会保险模式应运而生。这种社会保险的萌芽，最初起源于荷兰，但是荷兰当时没有将长期护理制度从社会保险中剥离出来形成单独运行的保险项目，建立完整的制度体系。1995年德国颁布《长期护理制度法》，1996年7月起全面实行长期护理制度，成为世界上第一个采用长期护理社会保险模式的国家，由雇主和雇员双方每月各交工资的0.975%作为保险费，资金存入专门运营医疗保险基金的银行，并由医疗保险机构管理相关的行政和财政事务。

老龄化的不断加剧以及优厚慷慨的老年健康福利十年计划，给日本带来政治、经济、社会方面的无形压力，使得日本于2000年颁布《长期护理制度法》。作为一项独立的社会保险制度，其特点有四个：其一，保险的对象明确限定为老年人，其他年龄段的社会成员，即使有照护的需要，也不包括在内。其二，筹资模式是“保险＋福利”，即保险支出一半来自政府财政，另一半来自保险费，公民从40岁才开始缴纳保险费。其三，保险直接向被确认有需要的公民提供照护服务，有需要者也可以选择现金给付，但金额只有接受服务的费用的一半。其四，日本的长期照护服务目前主要由民间机构来提供，包括居家服务和机构服务。

自此，德国和日本成为长期护理社会保险模式推行的先驱，为全世界解决老年人的长期护理问题提供了范例。目前，世界上建立长期护理社会保险的国家主要有德国、日本、以色列、荷兰和韩国。

不同国家长期护理保险制度模式的共同点在于鼓励家庭护理。美国的长期护理商业保险经过多年发展，虽然规模有限，但在接受过护理服务的被保险人中有4/5选择的是在家中或社区接受护理。德国的长期护理社会保险也是“居家护理优先”，其在政策制定时对居家护理提供了更高的支付水平。日本长期护理保险的给付主要包括居家给付和住院给付，二者相比，居家给付范围更宽，涉及护理计划、居家护理给付的支出和用于购买辅助设备的支出，甚至用于危房改造的补贴。

第三节 长期护理保险实践

一、长期护理保险基金筹集

（一）长期护理保险基金筹集原则

1. 多方负担、责任共担原则 由国家、用人单位、个人等多方合理负担社会医疗保险基金，

Note

是由社会医疗保险的性质和特征决定的,也是我国筹集社会医疗保险基金应遵循的重要原则。2016 年 6 月,人力资源和社会保障部办公厅印发《意见》指出,试点阶段可通过优化职工医保统账结构、划转职工医保统筹基金结余、调剂职工医保费率等途径筹集资金,并逐步探索建立互助共济、责任共担的长期护理保险多渠道筹资机制。

多方负担长期护理保险基金既有利于开拓筹资渠道,增加基金来源,减轻国家和企、事业单位的经济负担,符合我国的国情和社会经济发展水平,又有利于增强参保个人医疗保险的责任感,减少资源浪费,体现了长期护理保险的权利和义务的一致性,促进了长期护理保险制度的不断完善与发展。

2. **以收定支,收支平衡、略有结余原则** 筹资标准需根据当地经济发展水平、护理需求、护理服务成本以及保障范围和水平等因素,按照以收定支、收支平衡、略有结余的原则合理确定。“以收定支”,是指在确定费率时要以当地人们的需求和消费水平为依据;“收支平衡”,是指长期护理保险筹集的基金要与长期护理保险的支出相符合,做到长期护理保险基金在一定时期内的平衡;“略有结余”是指长期护理保险基金在一定时期偿付参保人员的医疗保险待遇后有所结余,以应付突然的或重大的医疗风险。

3. **发展性原则** 长期护理保险基金的筹资要建立与经济社会发展和保障水平相适应的动态筹资机制,标准要随着社会生产力的水平以及社会发展状况的变化而变化,即筹资水平要始终保持在一个与当时社会发展状况、经济状况相一致的“适度区域”,因为一成不变的筹资水平将会对长期护理保险制度本身以及社会经济发展产生不良影响。

(二)长期护理保险基金的征缴对象

1. **企业缴纳** 从多数国家的情况看,企业是承担医疗保障最主要的供款责任人之一,企业为职工缴纳的医疗保险费用是企业人力成本的组成部分。社会医疗保险基金的水平越高,企业需要缴纳的费用就越多,企业的工人成本就越高,这不利于企业参与市场竞争和扩大再生产,企业将尽可能地减少劳动力的使用,用资本代替劳动。特别是劳动密集型的企业,劳动力成本在企业全部成本中的比重较高,企业用资本代替劳动的动力很大,而这对于劳动力资源丰富、就业压力较大的国家是十分不利的。因此,在劳动力资源丰富的发展中国家,医疗保险的水平不能过高。

在我国,企业也在社会保险体系中一直发挥着重要作用。企业在承担养老保险医疗保险等基本性社会保险的同时,一些企业已经建立了补充养老保险、补充医疗保险等险种。在政府适当扶持下,建立长期护理保险对于企业来说是事半功倍的。由于历史原因,中国雇员对企业的归属感十分强烈,而伴随着市场化运营飞速发展,雇员更倾向于企业的福利待遇。长期护理保险的实行,可以提高雇员对企业的信任度,提高其自身的工作效率,同时也增强企业的凝聚力。企业为参保的长期护理保险对象缴付一定数额的保险费用也是企业社会责任的体现。

2. **个人缴纳** 在我国,个人缴纳社会医疗保险费的多少,一般只取决于个人工资额的水平,而与劳动者个人的其他收入如业余收入、遗产收入、储蓄利息、股息、红利、中间中彩收入等无关。不管劳动者可能获得多少其他收入,社会医疗保险费只能按照一定比例在其工资中提取。在实践中,对于劳动者个人工资的筹集比例一般设有最低缴费线和最高缴费线。设定最低缴费线是为了保护低工资收入者,因为同一缴费率看似平等,但对于低工资收入者来说,其收入的减少,意味着对他们本来已经很困难的家庭都会产生很大影响。设定最高缴费线是为了体现激励机制的作用,体现社会的效率。如果所有劳动者都是按照同一费率缴纳社会医疗保险费用,那么,其劳动报酬越高,缴纳的保险费就越多,当缴纳的费用过多时,就会压制劳动者的生产积极性,导致社会效率的降低。为了保护劳动者的劳动积极性,社会医疗保险基金在个人缴纳部分往往确定个人缴费基数的上限,劳动报酬超过上限的部分不再缴纳。

长期护理保险是介于私人产品和纯公共产品之间的准公共产品,其具有排他性和非竞争性的特点。只有个人缴纳一定的金额费用，政府和企业的相继投入才是有意义的，否则只有政府和企业出资，必然会出现“搭便车”的现象，因此个人缴费是长期护理保险制度存在的一个必然条件。个人承担一定数额的保险费用，既有利于减轻国家财政的负担，也有利于提高雇员个人的社会保障意识、增强责任感。个人缴付保险费用也体现了权利与义务对等的原则。个人缴纳的费用将划入个人账户，采用多数人缴纳、少数人受益、风险共担的原则，缴费后，需要护理的符合条件的参保人，统筹账户按比例给予补贴。

3. **政府财政资助**　在当今的社会保障制度中，最主要的责任主体无疑是政府，作为社会保障责任主体的政府，不但要承担对社会救助、社会优抚、社会福利等事业直接拨款的责任，还要对社会保险基金给予适当的资助或补贴，并扮演最终责任主体的角色，对于社会医疗保险同样如此。在社会医疗保险的筹资过程中，政府同样也要承担它的相应职责。政府对社会医疗保险的资助或补贴，主要是通过税收政策、利率政策、财政政策、国家财政直接拨款。

长期护理保险具有准公共产品的特征，该特征决定了通过市场机制提供公共产品的方式不能准确反映资源的有效配置，从而形成效率损失。按照大多数法则，由国家组织实施长期护理保险，可以在全社会范围内组合成较大的社会保险集合体，从而可以分散风险，调剂保险金的余缺，又可以在全社会范围内或者较长时期内达到风险与利益的对称，因此政府应是长期护理保险职能的主导者。

4. **医疗保险资金结余的转移**　根据国家统计局数据，到2017年底，我国城镇基本医疗保险累计结余19 385.6亿元(表9-1)。医疗保险资金的结余，对我国医疗保险资金的管理运营、医疗保险制度的稳定发展产生非常不利的影响。一方面，资金结余使如何确保资金的保值增值成为难题，增加管理运营单位的压力；另一方面，资金的结余不利于我国医疗保险体系的健康发展，容易滋生许多问题，如资金没有充分利用引起的不满、资金挪用等。将医疗保险资金结余中的一部分转移到长期护理保险基金中，既可以充分利用资金，避免浪费，又可以减轻新增加的长期护理保险费用给政府、企业、个人三方造成的负担。

表9-1　2013—2017年我国各项医疗保险基金累计结余额/亿元

结余额	2013年	2014年	2015年	2016年	2017年
城镇基本医疗保险基金	9 116.5	10 644.8	12 542.8	14 964.3	19 385.6
城镇职工医疗保险基金	8 129.3	9 449.8	10 997.1	12 971.7	1 5851
城镇居民医疗保险基金	987.1	1 195.0	1 545.7	1 992.6	3 534.6

数据来源：国家统计局网站

除了以上四种主要渠道，还存在社会捐赠、福彩公益金划转、国有资产重组等方式(表9-2)。社会捐赠是由社会团体、经济团体和个人自愿向社会保障部门捐赠。在西方国家，个人进行慈善捐款是每个公民和家庭的基本义务，由此所募集的资金，也成了社会保险基金的重要来源之一。通过发行福利彩票募集资金，比一般形式的社会募捐或捐赠更容易调动公众的积极性。实现社会保险资金与调整国有经济战略布局相结合，通过产权市场出售、转让部分企业的国有资产，或通过国有股上市流通让出部分股权筹集社会保障资金，这是解决个人账户空账运转、弥补资金缺口的有效途径。

(三)长期护理保险基金的筹集模式

1. **现收现付制**　现收现付制是目前最普遍的社会保险基金的筹集模式，有100多个国家实行这种制度。现收现付制是指根据“横向平衡”原则，先做出当年需要支付的保险费用的测算，然后以收定支，按照一定的提取基数和比例向参加保险的企业(雇主)和员工收取。通常，社会保险基金的提取总额要略大于支付的数额，收支相抵，略有余额。

表 9-2 15 个国家试点城市长期护理保险筹资方式及标准

地区	筹资方式及标准
河北省承德市	财政、医保统筹基金、个人账户多元筹资；参保人员（含退休人员）上年度工资总额的 0.4%，由参保人员（含退休人员）个人负担 0.15%，政府财政补助 0.05%，城镇职工基本医疗保险基金负担 0.2%。
吉林省长春市	城镇职工：参加统账结合医疗保险的，从医保个人账户中划转 0.2%、统筹基金中划转 0.3%；参加住院统筹医疗保险的，从医保统筹基金中划转 0.5%； 城镇居民：从城镇居民基本医疗保险统筹基金中划转，30 元 /（人·年）
黑龙江省齐齐哈尔市	医保个人账户和医保统筹基金分别负担 30 元；60 元 /（人·年）
上海市	城镇职工：按照用人单位缴纳职工医保缴费基数 1% 的比例，从职工医保统筹基金中按季调剂资金； 城乡居民：从居民医保统筹基金中按季调剂资金
江苏省南通市	多元化动态筹资，其中财政补助 40 元，医保统筹基金 30 元，个人缴费 30 元；100 元 /（人·年）
江苏省苏州市	个人、医保基金、财政多元筹资，个人缴费不高于上年全体常住居民人均可支配收入的 0.2%；试点第一阶段，个人缴费部分暂免征缴，政府按 50 元 /（人·年）补助，职工医保统筹基金结余按 70 元 /（人·年）划转，城乡居民医保统筹基金结余按 35 元 /（人·年）划转； 城镇职工：120 元 /（人·年）；城乡居民：85 元 /（人·年）
浙江省宁波市	从职工医保统筹基金累计结余中先行安排 2 000 万元资金作为长护保险试点启动资金（试点期间个人及单位不缴费）
安徽省安庆市	个人、医保基金共同缴费，其中医保基金 20 元，个人缴费 10 元；30 元 /（人·年）
江西省上饶市	个人缴费、基金调剂、单位缴费、政府补助和社会捐助等相结合；个人缴纳每人 40 元；医保统筹基金划转每人 30 元；单位缴纳每人 30 元；100 元 /（人·年）
山东省青岛市	城镇职工：1. 按医保缴费基数总额 0.5%，从职工医保统筹基金中按月划转； 2. 按基本医保个人缴费基数 0.2%，从应划入在职职工本人医保个人账户的资金中按月代扣； 3. 财政补贴 30 元 /（人·年） 城乡居民： 按不超过当年居民医保筹资总额的 10%，从居民医保基金划转
湖北省荆门市	采取个人缴纳、医保统筹基金划拨、财政补助等方式筹集；80 元 /（人·年）（个人 37.5%+ 基金 25%+ 财政 37.5%）
广东省广州市	从职工医保统筹基金划拨；130 元 /（人·年）
重庆市	通过医保基金、个人缴费、财政补助等渠道筹集，接受企业、单位、慈善机构等社会团体和个人的捐助； 医保基金补助 60 元 / 人 / 年，职工医保参保人个人承担 90 元 /（人·年）；150 元 /（人·年）
四川省成都市	通过个人和单位缴费、财政补助以及社会捐助等方式筹资。试点阶段，通过划转城镇职工基本医疗保险统筹基金和个人账户、财政补助等方式筹资，单位和个人不再另行缴费
新疆生产建设兵团石河子市	通过个人缴纳、单位缴纳、划转医保统筹基金和个人账户基金、调剂职工医保费率，以及政府补助、扩展福彩体彩公益金收入、社会捐赠等途径进行筹集。

现收现付制的优点是:政府通过集中筹集资金,可以在投资管理中形成规模经济效益,利于政策制定和管理,降低投资管理成本,并可以避免通货膨胀等造成的基金贬值的风险。缺点是:强调政策干预,在具体业务管理中,易受制于政治压力,甚至产生渎职和低效率后果。此外,这种筹资模式缺乏长远规划,没有必要的储蓄积累,难以应付人口老龄化的危机。当社会保险待遇水平提高,缴费提取比例随之上升时,个人、企业、国家的负担会加重,甚至还将导致支付危机。

2. **完全积累式** 完全积累制是一种以"纵向收支平衡"为原则的筹资模式。所谓完全积累制就是指社会保障基金完全由参保对象在整个就业或参保时期或是在一个相当长的计划期内,采取储蓄的方式进行累积。

完全积累制的优点是:稳定性强,分散风险,企业和个人负担较小。社会成员为自己参加的社会保险缴费,不仅可以提高个人缴费的积极性,同时还可以实现自我保障,在人口老龄化高峰到来时不易引起代际冲突。完全积累制充分体现了基金的储备职能,使社会保险有了比较稳定的经济来源。缺点是:预算比较困难,收费率高,基金储备规模及增值压力大,容易受到通货膨胀的影响,必须确保累积资金的保值增值,否则风险比较大;互济性差,完全积累式的筹资模式不能改变那些终身收入低、年老劳动能力下降后的社会成员的困境,也很难抵御社会成员因长寿带来的风险。

3. **部分积累式** 部分积累制是一种兼容"横向收支平衡"和"纵向收支平衡"原则的筹资模式,是现收现付制和完全积累制的混合使用。这种筹资模式将社会保险基金的筹资分成两个部分,即社会统筹部分和个人账户部分。社会统筹部分采取现收现付制,保证当前开支需要;个人账户部分采取完全积累制,以满足将来开支的需要。

部分积累制的优点是:可在相当长的一段时间内保持基金的收支平衡,增强稳定性,比现收现付制抵御风险的能力强,比完全积累制给缴费者带来的压力相对小。灵活性强,基金不足时,可采取阶梯式保险费率来弥补,不必完全依靠准备金。缺点是:既受到利率、工资增长率、通货膨胀率等经济因素的影响,又受到人口因素变动的影响,收支平衡模型复杂,而且如果社会统筹基金与个人账户基金不严格执行分账管理的话,但社会统筹基金不能满足社会保险待遇发放需要时,就很有可能动用个人账户积累的基金支付社保待遇,这样将导致个人账户成为"空账",部分积累制实际上又变成了现收现付制。

二、长期护理保险基金的管理

(一) 长期护理保险基金管理原则

长期护理保险基金监管是指由国家监管机构、专职监管部门以及利益相关者对长期护理保险基金经办机构、运营机构和中介机构的管理过程及结果进行评审、认定和鉴定,以保证长期护理保险基金管理符合国家有关政策、法规,并最大限度地保障参保人的利益。

长期护理保险基金管理的首要目标就是基金安全。要保证基金安全,首先要保证长期护理保险基金专款专用,防止贪污、挪用和挤占;二是在基金支付过程中,要严格执行长期护理保险的相关规定,防止医疗保险欺诈;三是实现基金保值增值。因此,长期护理保险基金管理原则主要包括以下几个方面。

1. **集中管理,控制风险** 长期护理保险基金应集中统一管理,由专门的长期护理保险经办机构统一征缴、由各地的财政部门统一管理,统一运营,这样可避免多头管理造成的混乱,保证基金不被挪用。集中管理一方面符合保险大多数法则的原则,另一方面使基金抗风险能力增强,也是基金专业化管理的前提。

2. **部门协调,各行其责** 长期护理保险基金管理涉及不同的部门,每个部门都有自己的责任。长期护理保险管理部门主要是制定医疗保险补偿政策、法规,并对长期护理保险事业进行规划、调控、监督等。长期护理保险基金的运作通过长期护理保险业务来实现,由长期护理保险经办机构负责执行长期护理保险政策，依法独立行使职能，保持长期护理保险基金正常运行；财务部门负责建立长期护理保险基金专账，遵守长期护理保险基金财务要求，保证基金安全，同时配合其他部门进行费用查账、对账等工作。

3. **专款专用，收支两条线** 长期护理保险基金实行专款专用，任何地区、部门、单位和个人均不得挤占、挪用。按照长期护理保险基金财务管理和会计核算制度的规定，长期护理保险基金收支分开，实行两条线管理。基金的银行账户应设立收入户和支出户，两个账户应分开管理，分别做账，实现专款专用，专户存储。长期护理保险经办机构内部设立基金征缴部门，负责基金的征收，设立支出部门，负责医疗费用的审核支付。不得从基金中提取管理费用或运营费用。杜绝挪用、转移基金等违规行为，保证基金安全。

4. **量入为出，收支平衡** 长期护理保险方案要根据基金筹资额度和历年基金支出规模进行合理设计。长期护理保险基金的支出必须保证收支平衡，略有结余。既不能基金结余过多，使参保人的医疗待遇下降，也不能超支过多，带来基金风险。收支平衡是长期护理保险基金管理的首要原则，只有收支平衡，长期护理保险才能稳健运行。

5. **效率原则** 效率原则就是使有限的长期护理保险基金发挥最大的效益。随着筹资额度的增加，基金总量不断增加，随着时间的推移，资金本身价值也会发生变化。一方面基金本身固有的增值属性客观上要求资金做到保值和增值；另一方面，由于医疗服务的信息不对称和医疗技术的垄断性，以及参保人员医疗需求的无限性，过度医疗服务、医疗欺诈行为容易产生，客观上也要求对基金做到保值增值。因此在保证基金安全的前提上，开展基金的运营管理，保证长期护理保险基金合理利用，保证基金的保值增值，也是长期护理保险基金管理的重点和难点。

（二）长期护理保险基金管理的主要内容

长期护理保险基金管理从业务上讲，包括征缴管理和偿付管理；从财务上讲，包括基金的预算、决算；从风险上讲，包括基金运行分析、基金预警和相关的监督管理。

1. **基金征缴和稽核** 即根据长期护理保险相关条例法规，向单位、个人征收保险费。由于长期护理保险涉及按比例筹资，为了保证应保尽保，应收尽收，基金征缴管理还涉及参保和缴费基数的稽核。

2. **费用的审核和支付** 按照长期护理保险报销方案，审核参保人员接受的护理服务、发生的床位费、鉴定评估费以及服务项目范围内的基本生活照料费、医疗护理费等符合规定的费用。同时还要对长护定点机构是否遵循相关规定进行医疗稽核。

3. **财务管理** 按照现行的医疗保险法律法规，根据医疗保险基金的《财务制度管理办法和会计核算办法》对长期护理保险基金进行管理。目前，我国长期护理保险基金参照现行社会保险基金有关管理制度执行。

4. **风险管理** 在长期护理保险基金运行过程中，要及时进行分析，实施监控，一旦发现不安全的行为，基金可能出险时，查找相关原因并采取相应措施。长期护理保险基金的风险管理一般要求建立长期护理保险运行分析制度，尤其是费用分析制度，建立长期护理保险基金预警系统等。

费用分析可从费用增减与业务发展的相关性（同比、环比）、发生费用的板块（生活照料、医疗护理）、各项目费用合理性等维度进行分析。在建立预警系统时，则需要充分运用大数据，结合费用申报人的基础信息、既往疾病、医保数据、评估结果、费用申报等数据进行整合运用，形成一套逻辑性强且能够对基金支付的真实性、合理性进行有效预警的系统。

5. **监督管理** 对长期护理保险基金的监督包括内部监督和外部监督。内部监督指在长期护理保险基金的管理上，长期护理保险经办机构内部各部门建立起相应的制约和协调机制。外部监督包括行政监督、专业审计监督、人大组织监督、社会监督等。

目前越来越多的长期护理保险试点项目在实施过程中引入了第三方商业保险公司作为经办

服务提供方，在监督管理上可充分发挥商业保险公司的优势，为长期护理保险基金的监督管理提供技术和人力保障。

三、长期护理保险的给付

（一）长期护理保险的给付方式

1. **费用补偿型** 费用补偿型长期护理保险是在参保人满足给付条件的前提下，保险人根据长期护理引发的实际费用进行给付，给付金额以保单所约定的保险金额为限。这种给付方式将保险给付与实际护理费用挂钩，在一定程度上避免了参保人通过保险不当获利的行为。但是由于它只补偿由保单持有人自己支付的实际和合格的护理费用，而且这种护理只能由获得许可的提供者提供（如安养院），并且一旦发生护理费用，参保人要出具很多证明，所以它对理赔管理体系要求较高，对普通寿险公司和专业医疗保险公司而言，开发此类产品成本过大。

2. **定额给付型** 定额给付型长期护理保险是在参保人满足给付条件的前提下，保险人按保单约定的固定津贴额进行给付，而参保人实际发生的护理费用对给付金额不产生影响。这种给付方式较为简单，对保险公司理赔管理体系的要求相对较低，容易被消费者接受，但是容易引发参保人的道德风险。

3. **直接提供长期护理保险服务** 直接提供长期护理保险服务既不补偿参保人支出的护理费用，也不给付津贴，它是在参保人满足给付条件的前提下，保险人直接向参保人提供长期护理服务作为保险的给付方式。这种给付方式简化了参保人获得长期护理服务的途径，但对保险公司的保险服务能力有很高要求，对普通寿险公司而言，此类产品专业化要求很高。

我国的试点城市主要采用费用补偿型和定额补偿型两种给付方式。如青岛的支付办法为定额包干、超支不补，专护、院护、家护按床日定额包干，巡护按年定额包干。在保险待遇方面，不设起付线，职工报销 90%；一档缴费成年居民、少年儿童和大学生报销 80%；二栏缴费成年居民报销 40%（限巡护）。专护、院护、家护与其他医保待遇不得同时享受，巡护与门诊大病和统筹待遇可同时享受。南通的支付办法为机构护理实行床日定额包干，居家护理在支付封顶线以内据实结算。医疗机构护理床位报销 60%，另可同时享受基本医疗保险住院服务。养老机构护理床位报销 50%；居家护理服务项目按标准月限额支付。长春的支付办法为养老、护理机构实行床日定额包干，医疗机构实行按病种补偿。在保险待遇支付上，接受养老或护理机构护理的，不设起付线，职工和居民医保分别报销 90% 和 80%；接受医疗机构护理的，根据护理机构级别制定梯度化报销比例，职工医保报销比例比居民医保高 10%，可同时享受其他医保待遇。

（二）长期护理保险费用支付方式

1. **起付线方式** 起付线方式（deductible）又称为扣除保险，是指参保人发生护理费用后，首先自付一定额度的费用，超过此额度标准的费用才由长期护理保险经办机构支付。

该方式有以下特点：一是起付线以下的护理费用由被保险人个人负担或被保险人与其单位分担，增强了被保险人的费用意识，有利于减少浪费；二是将大量的小额护理费用剔除在长期护理保险支付范围之外，减少了保险结算工作量，有利于降低管理成本；三是小额费用由参保人个人负担，有利于保障高额护理费用。

该方式的难点在于起付线的合理确定，起付线的高低直接影响护理服务的利用效率和参保人接受护理的行为。起付线过低，可能导致参保人过度利用长期护理服务，不利于控制护理费用；起付线过高，可能超过部分参保人的承受能力，抑制其正常的护理需求，影响参保人参加长期护理保险的积极性，造成长期护理保险的覆盖面和受益面缩小。

2. **共同付费方式** 共同付费方式（cost-sharing）又称按比例分担，即长期护理保险机构和参保人按照一定的比例共同支付医疗费用，共同付费可以是固定比例，也可以是变动比例。为使共同付费方式更加完善，在实际操作中可采用变动比例自付或相应辅助办法。

该方式的特点：一是简单直观，易于操作，参保人可根据自己的支付能力恰当选择护理服务，有利于调节长期护理服务消费，控制护理费用；二是由于价格需求弹性的作用，参保人往往选择价格较低的服务，有利于降低长期护理服务的价格。

该方式的难点在于自付比例的合理确定，自付比例的高低直接影响参保人接受护理的行为。自付比例过低，对参保人的制约作用小，达不到控制费用的目的；自付比例过高，可能超越参保人的承受能力，抑制正常的护理需求。此外，对不同人群和不同收入状况采用同一自付比例，可能会出现不公平的现象。

3. **最高限额保险方式** 最高限额保险方式（ceiling）又称封顶线，该方法先规定一个护理费用封顶线，长期护理保险机构只支付低于封顶线的医疗费用，超出封顶线的医疗费用由参保人或由参保人与其单位共同负担。

最高限额保险方式的特点：一是在社会经济发展水平和各方承受能力比较低的情况下，长期护理保险只能首先保障享受人群广、费用比例低，各方都可以承受的长期护理服务，因而会将高额护理费用剔除在长期护理保险支付范围之外；二是有利于限制参保人对高额护理服务的过度需求，以及护理服务提供者对高额护理服务的过度提供。

《意见》中就长期护理保险保障范围提出“长期护理保险制度以长期处于失能状态的参保人群为保障对象，重点解决重度失能人员基本生活照料和与基本生活密切相关的医疗护理等所需费用”。重度失能所需的护理服务虽然发生概率小，但经济风险高，是所有护理服务中最需要保险的部分。因此，封顶线的确定需要综合考虑参保人的收入水平、长期护理保险基金的风险分担能力、护理情况等因素，需要通过建立各种形式的补充护理保险对超出封顶线以上的护理给予保障。

4. **混合支付方式** 由于上述的费用支付方式各有其优缺点，因此在实际操作中，往往将两种或以上的支付方式结合起来，形成优势互补，以更有效地促进长期护理保险需方合理的护理需求，控制费用过度增长（表 9-3）。

表 9-3 不同支付方式的优缺点对比

支付方式	优点	缺点
起付线方式	减少浪费，降低管理成本，保障高额费用的疾病风险	难以确定起付线高低
共同付费方式	有利于调节护理服务消费，控制护理费用，降低护理服务的价格	难以确定自付比例
最高限额保险方式	有利于抑制高额护理服务的过度需求与过度提供	对重度失能的参保人保障能力较弱

四、失能的定义及评定

失能评定结果是长期护理保险支付的重要标准。失能的表现形式有很多种，可以表现为身体失能（生活自理能力的缺失）、也可以表现为感官失能（视力、听力等方面受损），以及心智失能（缺乏认知能力）。

（一）日常生活活动

日常生活活动（activities of daily living，ADL）是指人们在每日生活中为照料自己的衣、食 、住、行，保持个人卫生整洁和进行独立的社区活动所必须的一系列的基本活动，是人们为了维持生存及适应环境而每天必须反复进行的、最基本的、最具有共性的身体动作群，反映了人们在家庭（或医疗机构内）和在社区中最基本的能力。日常生活活动是在童年期逐步形成获得，并随着实践而发展，最终趋于完善。这些活动对健康人来说是简单易行的，但对于病、伤、残者来说，则可能变得相当困难和复杂。残疾人若无力去完成日常生活活动,就可能导致自尊心和自信心的丧失,进而又会加重生活能力的丧失。

日常生活活动分为基础性日常生活活动(basic activities of daily living,BADL)及工具性日常生活活动(instrumental activities of daily living,IADL)。基础性日常生活活动主要反映较粗大的运动功能,常在医疗机构中应用。工具性日常生活活动主要反映较精细的功能,常在社区老年人和残疾人中应用。

基础性日常活动是维持人最基本生存生活所必需的每日反复进行的活动。它包括自理活动,如进食、梳妆、洗漱、洗澡、如厕、穿衣;功能性运动活动,如翻身、从床上坐起、转移、行走、驱动轮椅、上下楼梯等。工具性日常生活活动则是指人在社区中独立生活所需要进行的关键性的较高级的技能。它包括交流活动,如打电话、阅读、书写、识别环境标志;家务劳动活动,如购物、备餐、洗衣、使用家具;娱乐活动,如下棋、摄影、旅游等。

基础性日常生活活动常用的评定方法主要有 Barthel 指数、Katz 指数、PULSES、Kenny 指数,本章着重介绍 Barthel 指数。工具性日常生活活动常用的评定方法主要有 FAQ 功能活动问卷、RDRS 快速残疾评定量表。

1. 基础性日常生活活动评定方法 Barthel 指数(the Barthel index of ADL)是美国康复治疗机构常用的一种 ADL 评定方法。Barthel 指数评定简单、可信度、灵敏度较高,是应用较广、研究最多的一种 ADL 评定方法。主要适用于检测老年人治疗前后的独立生活活动能力变化,反映了老年人需要护理的程度,适用于患有神经、肌肉和骨骼疾病的长期住院的老年人。

Barthel 指数记分为 0~100 分,是通过对进食、洗澡、修饰、穿衣、控制大便、控制小便、用厕、床椅转移、平地行走及上楼梯 10 项日常活动的独立程度打分的方法来区分等级的。100 分表示患者基本的日常生活活动功能良好,不需他人帮助。0 分表示功能很差,没有独立能力,全部日常生活皆需帮助。根据 Barthel 指数记分将日常生活活动能力分成良、中、差三级,大于 60 分为良,有轻度功能障碍,能独立完成部分日常活动,需要部分帮助;60~41 分为中,有中度功能障碍,需要极大的帮助方能完成日常生活活动;小于等于 40 分为差,有重度功能障碍,大部分日常生活活动不能完成或需他人服侍。

2. 工具性日常生活活动常用的评定方法

(1) FAQ 功能活动问卷:功能活动问卷(the functional activities questionary,FAQ)源于研究社区老年人独立性和轻症老年痴呆,评定内容为 10 项,每方面分为 4 个功能等级,分别评为 0~3 分,各项评分相加后得到总分。FAQ 评定分值越高代表障碍程度越重,总分正常标准为低于 5 分,大于等于 5 分表示该患者在家庭和社区中难以独立。

(2) RDRS 快速残疾评定量表:快速残疾评定量表(rapid disability rating scale,RDRS)主要用于住院和社区中生活的患者,对老年患者尤为适宜,最高分为 54 分,最低分为 0 分。

(二)认知能力障碍

有些人尽管具备基本生活能力,但仍无法安全独处。随着老年人老年痴呆症发病率的增加,有保险公司推出把因智力损伤(如老年痴呆症)引起的长期护理纳入给付范围的长期护理保险产品,并设立了一种针对护理需求的认定办法作为判断保险给付的条件,其通常表现形式是专业的医疗诊断加上专业智力和行为能力测验。

(三)《关于功能、残疾和健康的国际分类》

《关于功能、残疾和健康的国际分类》(international classification of functioning,disability and health,ICF)又称国际功能分类,是由世界卫生组织在 2001 年 5 月 22 日第 54 届世界卫生大会上正式命名并在国际上使用的分类标准。ICF 作为国际分类家族(family of international classification,FIC)的一员,其总目标是提供一种统一和标准的语言和框架来描述健康状况以及与健康有关的状况,使全球不同学科和领域能够针对某一健康或保健情况进行交流。目前,荷兰主要采用ICF对一个人的功能、残疾情况进行分类，进而确定其长期护理需求。

ICF由两大部分组成，第一部分是功能和残疾，包括身体功能和身体结构、活动和参与，第二部分是背景性因素，主要指环境因素和个人因素（图9-3）。ICF运用了字母数字编码系统对每一项进行编码，字母b、s、d和e分别代表身体功能、身体结构、活动和参与以及环境因素，因而可以对广泛的有关健康的信息进行编码（如诊断、功能和残疾状态等），为临床提供一种统一和标准的语言和框架来描述患者的健康状况和与健康有关的状况；同时，运用这种标准化的通用语言可将不同研究、不同国家和不同时间点的数据进行比较，也可以使全世界不同学科和领域能够相互进行交流。因此，ICF既是功能和残疾的标识、测度标准，是功能度量化（测量）的工具，也是促进学科及领域之间交流合作的重要媒介。

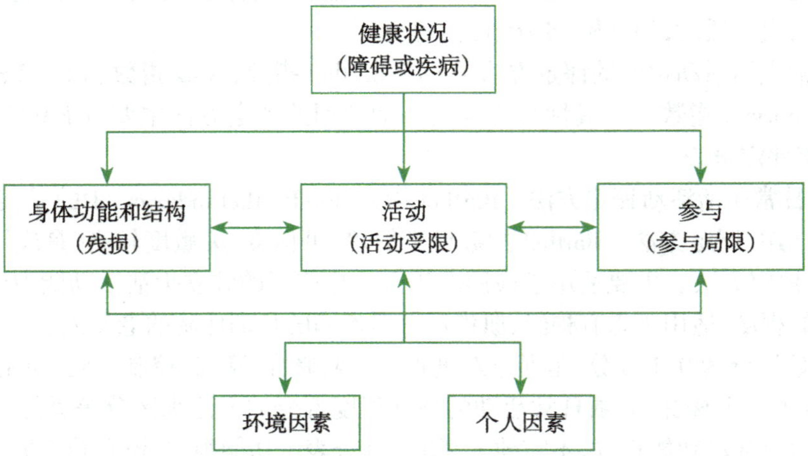

图9-3　ICF理论模式图

身体功能（body function）指身体各系统的生理或心理功能。身体结构（body structure）指身体的解剖部位，如器官、肢体及其组成部分。身体功能和身体结构是两个不同但又平行的部分，它们各自的特征不能相互取代。活动（activity）是由个体执行一项任务或行动。活动受限指个体在完成活动时可能遇到的困难，这里指的是个体整体水平的功能障碍（如学习和应用知识的能力、完成一般任务和要求的能力、交流的能力、个体的活动能力、生活自理能力等）；参与（participation）是个体参与他人相关的社会活动（家庭生活、人际交往和联系、接受教育和工作就业等主要生活领域，参与社会、社区和公民生活的能力等）。参与限制是指个体的社会功能障碍。

ICF还列出了与这些概念有相互作用的背景因素，包括环境因素和个人因素。环境因素包括某些产品、工具和辅助技术，其他人的支持和帮助，社会、经济和政策的支持力度，社会文化等。有障碍或缺乏有利因素的环境将限制个体的活动表现；有促进作用的环境则可以提高其活动表现。个人因素包括性别、种族、年龄、健康情况、生活方式、习惯、教养、应对方式、社会背景、教育、职业、过去和现在的经验、总的行为方式、个体的心理优势和其他特征等。按照这种方式，它使处于不同文化背景下的不同使用者在各个领域，就个体“功能、残疾和健康情况”分类和记录方面而言有一个共同工具。这个模式把健康状况、功能、残疾以及背景因素表述为双向互动的统一体系。

ICF采用0~4分的分级方法表述问题的严重程度，但是分级范围不是平均分配。分级方法是：

0——没有问题（无、缺乏、可以忽视等，0~4%）

1——轻度问题（轻、低等，5%~24%）

2——中度问题（中等、较好等，25%~49%）

3——严重问题（高、极端等，50%~95%）

4——全部问题（最严重、全部受累等，96%~100%）

8——无法特定(当前信息无法确定问题的严重程度)

9——无法应用(不恰当或不可能使用)

(四) 长期护理保险评估流程

长期护理保险评估流程一般包括申请、评估、告知、再评估四个板块,根据实际情况不同,具体流程也不一样。

德国、荷兰、日本、韩国均委托第三方机构进行长期护理保险评估。以日本为例,申请人提出申请后,调查员到申请人家中进行初级评估,将数据输入计算机中,由计算机自动输出评估结果,确定申请人是否具有照护需求及需求程度。然后,护理认定审查会委托主治医生对申请人进行健康审查,并给出意见。由市町村护理认定审查会(约5名专家组成)进行复核确认是否获得受益资格,并对申请人需要接受的护理等级作出区分。护理士制定护理服务计划后,申请人就可以在家里或者通过护理设施享受到介护保险制度提供的各种护理服务。(图 9-4)

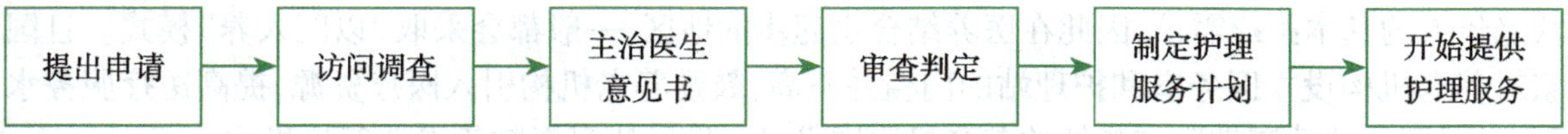

图 9-4 日本介护保险评估流程图

国内试点以广州市为例,广州长期护理保险评估程序包括办理登记、提出申请、机构初评、现场评估、集体审评、结果公示、结果告知、复查评估八个流程(图 9-5)。

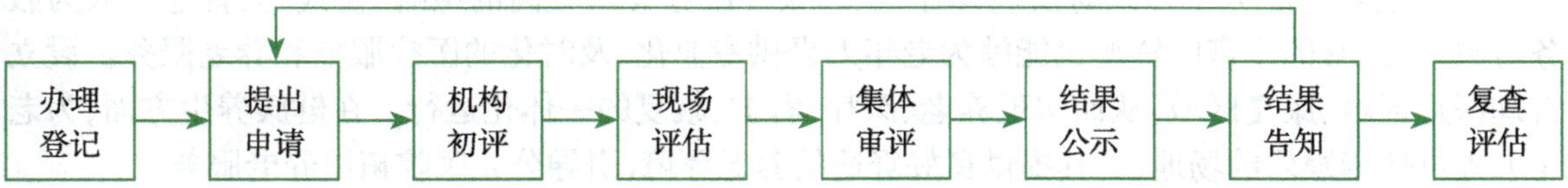

图 9-5 广州市长期护理保险评估流程图

评估流程在长期护理保险实践中扮演着重要角色,是决定参保人是否具备享受长期护理保险待遇资质的核心环节。在流程的设计上,多体现为分级作业,可以保证评估结果的公正、客观、权威,同时能在一定程度上节约评估资源以及培养评估队伍。以广州市评估流程为例,机构初评、现场评估、集体评审三级评估体系的建立,实现了逐级审核把关,使工作得以高效开展,在实际运行中取得较好效果。

第四节 医养结合与长期照护服务

面对我国严峻的人口老龄化形势、养老机构难以满足入住老年人的医护需大型医院难以提供细致的养老服务、中小型医疗机构资源闲置等困境,国务院于 2013 年出台《关于加快发展养老服务业的若干意见》,提出要推动医养结合发展,探索医疗机构与养老机构合作新模式。医养结合养老模式是在重新审视养老服务内容之间的关系之后,将老年人健康与医疗服务放在更加重要的位置,以区别传统的单纯为老年人提供基本生活需求的养老服务,成为长期照护服务的主要形式。

医养结合养老模式主要涵盖五个方面的元素。一是服务的提供方,具体包括老年公寓、护理院、各级医院、社区卫生服务中心和社区居家养老服务中心等。二是服务的对象,医养结合养老服务重点面向生活不能自理的老年人,主要包括残障老年人、慢性病老年人、易复发病老年人、大病恢复期老年人及绝症晚期老年人等。三是服务内容,“医养结合”服务不仅仅提供日常生活照料、精神慰藉和社会参与，更为重要的是提供预防、保健、治疗、康复、护理和临终关怀等方面的医疗护理服务。四是服务方式，主要包括机构医养结合、居家医养结合、社区医养结合。五是管理机制，即对“医养结合”养老模式的管理及相关政策制度。

一、机构医养结合

机构养老目前主要分为两类——“以医入养”和“以养入医”，养老机构和医疗机构加强合作，资源优化配置，“以医入养”即医院自行建立养老机构，这种养老机构通常建立在医院内部，在技术上得到医院的支持，是医养结合四种模式中最为常见的模式。“以养入医”是指支持原有医疗卫生机构提供养老服务，即以养老资源助力医疗机构。

1. **养老机构中增设医疗服务** “以医入养”是指在原有的养老机构中增设医疗服务，即将医疗资源注入养老机构内。目前养老机构数量较多，许多养老机构具有优良的环境，这都为医疗资源的注入提供了很好的现实基础。此外，在养老机构内部提供医疗服务成本较低，而且能满足多数老年人的基本医疗需求，因此在医养结合刚起步的地区，一般都会采取“以医入养”模式。且国家对养老机构设立医务室和护理站的门槛并不高，鼓励养老机构引入医疗资源，提高医疗服务水平。另外，有关政策鼓励有条件的养老机构增设老年医院康复医院等专业医疗机构。

2. **医疗卫生机构提供养老服务** 现阶段，我国的医疗机构只要自身有条件就能够开展养老护理服务。同时，随着公立医院改革的发展，原有的医院、医疗服务中心也可以发展成为康复医院或者护理医院，从而为周边的居民提供更为完善的养老医疗服务。不但化解了医院的生存危机，而且建立了全新的机构养老模式，为社会缓解养老压力提出了新思路、新方法和新出路。医疗机构开展养老服务主要以对疾病诊疗、疾病康复服务要求较高的患病、伤残、失智老年人为服务对象，所拥有的丰富的资源也能够为老年人提供专业化、及时化的医疗服务和养老服务。设立自理医疗区域、康复区域，从而实现养老、医疗、看护、康复的一体化运行。在健康养生方面，为老年人提供休闲娱乐的场地，为其提供良好舒适的养老环境，引导公立医院拓展养老服务。

二、居家医养结合

居家养老是居家养老和社区照料相结合的一种形式，以家庭为养老场所，以社区服务网络为依托，以上门服务和社区日托为主，政府、社会、家庭和个人共担资金来源，积极调动社会力量共同参与。

三、社区医养结合

社区养老是指通过社区的卫生服务网络，为社区老人提供医疗服务。这一模式主要针对居家养老以及社区养老的老人，由社区卫生服务人员发起“送医”活动，为需要医疗服务的老人提供上门医疗服务。社区医养结合的服务内容主要有建立健康档案、提供体检、健康指导、对慢性患者进行随访等。

医养结合是颇具中国特色的概念，根植于老年群体日益增长的整合性健康养老服务需求，以及医疗卫生服务和养老服务体系相对独立运行的现实中。近年来，我国许多地区都对医养结合模式进行了探索，但普遍面临一些困境。“医”和“养”的边界尚未厘清，内涵及外延都各有不同层次的划分。购买服务的边界不清晰，给医保基金的可持续运行带来较大压力，使得医养结合在筹资方面缺乏有力的资金保障。长期护理保险的诞生为解决医保制度的财务不可持续问题提供了新的出路，将原有医保制度支付的部分康复、护理服务划归社会服务性质的康复、护理服务，由相对独立于医保的长期照护保险支付，从而达到降低服务成本的目的。

长期照护服务保障体系是一项全新的体系，在国外实施的时间不长，国内也没有成熟的经验可循，标准体系建设还相对稚嫩，这中间既有国际标准适用性和本土化的问题，也有部门职能交叉和标准衔接互认的问题，还有专业的评审机构和评审人员等第三方机构建设的问题，这些都需要加大探索力度。由于我国不同地区的具体情况不同，在长期护理保险推行初期即建立全国性标准并不现实，在现阶段由各地区针对当地具体情况制订本土化长期护理制度是合适的，但重点发展方向及关键环节是统一的。积极支持和鼓励长期护理体系发展，并在政策上设计有针对性的措施来促进居家社区护理和家庭内部护理服务的提供，应该是我国长期护理服务供给的方向。

（周尚成）

思考题

1. 简述长期照护服务保障体系的构成。
2. 长期护理保险基金的筹资方式主要有哪些？你认为采取哪种方式比较适合我国目前的基本国情？
3. 结合实际，谈谈目前我国长期护理保险基金筹集中存在的问题以及解决问题的途径。
4. 试了解国外长期护理保险制度的发展情况及对我国建立长期护理保险制度的启示。
5. 试述不同医养结合养老模式的特点。

第十章 医疗救助体系

本章要点

1. **掌握** 医疗救助概念;基金筹集方式;医疗救助对象确定依据;救助内容。
2. **熟悉** 医疗救助标准确定和费用测算办法;医疗优抚内容与原则。
3. **了解** 社会慈善参与医疗保障方式。

章前案例

湖北五峰县农民顾某,31 岁,罹患急性胰腺炎、糖尿病,病情十分严重,在重症监护病房治疗,花去医疗费 19 万元。尽管他参加了城乡居民医疗保险,但由于大医院报销比例较低,同时部分费用属于补偿服务包外,顾某仍需自付费用 10 万元,家庭陷入极度贫困。出院后民政部门通过医疗救助给予其 4 万元救助金,慈善自费医疗费用补助 1 万元。

顾某不属于低保户这类经济贫困对象,为什么还能够享受到医疗救助?为什么经医疗救助后顾某经济负担还是很重?慈善医疗救助如何发挥补充保障作用?

我国基本医疗保险坚持低水平广覆盖原则,为了尽可能减轻居民疾病经济负担,减少因病致贫和因病返贫现象,我国针对经基本医疗保险补偿后自付费用较高的患者通过大病医疗保险进一步降低其自付医疗费用。但是对于收入相对低下的人群或者身患重病,疾病经济负担较重的人群,自付医疗费用仍然会导致这些居民致贫或者放弃治疗,影响全民健康覆盖目标和全面脱贫目标的实现。我国通过不断健全医疗救助制度,针对这些经济贫困和健康贫困的人群进行专项经济支持,通过医疗救助进一步缓解因病致贫和因病返贫,保障贫困人口享有基本医疗卫生服务。

第一节 医疗救助概念与基金筹集

一、医疗救助概念和性质

医疗救助体系既是医疗保障体系重要组成部分,又是社会救助体系的重要内容。医疗救助与社会救助的其他方面、医疗救助与医疗保险之间都不可相互取代,只有共同发展,才能保障"人人享有基本医疗卫生服务"目标的实现。

(一) 社会救助概念与内容

社会救助是当公民难以维持最低生活水平时,由国家和社会按照法定程序和标准向其提供保证最低生活需求的物质援助的社会保障制度。社会救助与社会保险、社会福利共同构成了社会保障体系,社会救助制度是当前绝大多数国家保障公民生存与发展基本权利的政府公共管理行为。

社会救助内容十分广泛，国外的社会救助涵盖了生活救助、医疗救助、住房救助、教育救助、儿童营养补助、食品券补助、法律援助等。中国的社会救助除了最低生活保障外，还包括城乡医疗救助、灾民救助、五保户供养，城市的流浪、乞讨人员的救助以及教育救助、司法援助、住房救助等专项救助，只针对特定条件下的人和家庭实施。

最低生活保障制度保障人最基本的生存权。医疗救助制度保障贫困人群和贫困边缘人群在发生疾病经济风险时，能够不因支付能力限制而使医疗服务可及性受阻，另外要阻断因病致贫返贫的恶性循环链，保障贫困人群的生存权和健康权。医疗救助的这些作用是生活救助和其他专项、临时救助制度无法发挥和取代的，医疗救助的长期性、复杂性、与其他制度密切相关性导致医疗救助没有社会救助范畴内其他救助相对容易实现。全面、完善的医疗救助制度对于健全社会救助体系具有重要意义。

（二）医疗救助概念

医疗救助（medical financial assistance）指政府通过提供财务、政策和技术上的支持，对贫困人群或妇女儿童、老年人、残疾人等脆弱人群中因病而无经济能力进行治疗的人群，或者因支付数额庞大的医疗费用而陷入困境的人群，实施专项帮助和经济支持，使他们获得必要的卫生服务，以维持其基本生存能力，改善目标人群健康状况的一种医疗保障制度。医疗救助制度特点在于它是以政府主导，社会力量广泛参与的，为贫困人群或因支付数额庞大的医疗费用而陷入贫困的人群提供救助，旨在帮助恢复健康，缓解疾病对家庭生计造成的负担，体现了对公民健康权的保护。

医疗救助体系从救助对象分类，既包括针对贫困人群、妇女儿童、老年人、残疾人等脆弱人群的重点医疗救助，也包括针对因支付数额庞大的医疗费用而陷入健康贫困人群的重特大疾病医疗救助。从救助频次分类，既包括对达到确定救助对象标准的连续多次医疗救助，也包括针对因突发疾病造成较大疾病经济负担的单次临时救助。

医疗救助与医疗保险一起构成医疗保障体系的重要组成部分。医疗保险讲求权利与义务的对等，必须先缴费才能受益。另一方面，医疗保险为了防范道德风险和基金风险，设置了补偿的起付线、共付比和封顶线，受保障水平限制而造成一部分贫困人群和贫困边缘群体即使被医疗保险制度覆盖，也无法承受自付费用，致使他们无法获得必要的医疗卫生服务，或者因病致贫。医疗救助是社会医疗保险的补充，它解决了医疗保险由于制度性质和基金能力限制无法解决的问题。

二、医疗救助的功能与意义

医疗救助是医疗保障制度的重要组成部分，医疗救助不仅具有社会功能，还有经济功能。

（一）促进社会公平

在公平和效率两个方面，社会救助更多从公平角度考虑，医疗救助具有稳定的社会功能，具体反映在以下几个方面。

1. **有利于医疗卫生服务的机会公平** 机会公平就是要使医疗卫生服务产品在不同地区不同人群中得到合理的分配，每个需要基本医疗服务的人都能够得到满足。一个健全的医疗救助体系，能够使那些虽然有医疗保险覆盖但仍无力支付自付或其他相关费用的弱势群体及时得到医疗卫生服务，保证基本医疗服务的可及性。

2. **有利于医疗卫生服务的结果公平** 医疗卫生服务中的结果公平包括健康和收入分配两个方面。医疗救助部分解决了贫困人群医疗费用负担，由于贫困导致的无钱就医情况得到了缓解，促进了健康公平。同时，对贫困人员给予的援助，保障了他们能够得到一定质量的卫生服务，有利于居民健康水平改善，从而间接地改善了居民收入分配公平。

（二）提高社会效率

医疗救助不仅符合公平原则，而且符合效率原则，具体表现为以下几点。

1. 维持劳动力再生产 医疗救助对劳动者特别是对贫困人群的身体健康、家庭经济生活稳定以及恢复和保护劳动力方面都起着重要作用，从而维持劳动力的社会再生产。

2. 合理分配卫生资源 对贫困人群实施医疗救助，不仅可以缓解他们的收入压力，也能给全社会带来更高的健康状况的边际效用，所以有效的医疗救助不仅可以保证卫生服务的可及性，促进健康公平，还能在一定程度上提高有限卫生资源的配置效率。

（三）维护社会稳定的重要条件

政府和社会对贫困人群实施专项帮助和支持，使经济贫困、遭遇不幸的居民能维持基本生活水平、享有基本卫生服务、满足基本健康需求，可以消除社会成员的不安全感，减少社会发展的不和谐因素，维护社会的稳定。

（四）人权保护的重要内容

健康是公民生活幸福的基本保障，获得医疗救助是公民的基本权利。世界各国政府十分注重人权保障，把公民的生存权、民主政治权利和社会生活权利纳入法律和政府职责中。对贫困人群进行医疗救助是各国政府人道和人权的充分体现。

三、医疗救助筹资原则与国际经验

狭义的医疗救助筹资（the financing of medical financial assistance）指医疗救助资金从哪些渠道筹集资金，筹集多少资金；广义的筹资还包括资金的分配和使用。医疗救助筹资的合理有效是医疗救助顺利开展的基础和保证。

（一）医疗救助筹资原则

医疗救助特性决定了其资金筹集不同于医疗保险，应坚持政府在医疗救助筹资中的主体地位。医疗卫生领域单纯依靠市场机制，会造成贫困人群无法接受必要的基本医疗卫生服务，必须加强政府作用。政府有责任保障公民的基本人权，而健康权、生存权属于基本人权。对患者进行救治，对贫困人群进行医疗救助，是人道和保障人权的充分体现。从保障公民基本人权与维护社会稳定方面来说，政府对医疗救助基金筹集具有不可推卸的责任。世界各国的经验也表明，医疗救助基金以政府筹集为主，辅以多种途径、多种方式吸纳社会各界资金投入医疗救助事业。

（二）国际医疗救助筹资经验

根据医疗救助性质，世界各国医疗救助筹资均以政府筹资为主，不同层级政府财政在不同国家负担的比例有所不同。

英国以财政预算安排国民健康保险支出，包括医疗救助。德国医疗救助采用的形式是由政府资助其享受医疗保险待遇，如失业者的医疗保险费由劳动局支付，养老金领取者的医疗保险费由养老保险机构承担。美国医疗救助制度的所有费用都由联邦政府和州政府共同承担。资金来源主要是政府的财政预算，也包括社会募捐和特别捐税补助，但政府的财政支持是社会医疗救助资金的最主要来源。

医疗基金是新加坡政府为帮助贫困人群支付医疗费用而特别建立的一种捐赠基金，为那些尽管有医疗储蓄和医疗保护仍不能支付医疗费用的人提供最后的帮助。每家公立医院都设有由政府任命的医院医疗基金委员会，负责审批申请并发放基金。 对于贫困人群，菲律宾中央政府与地方政府共同为其支付保险费用。但根据地方经济状况不同，中央政府与地方政府共享的保费率有所不同。

国际援助是发展中国家和相对落后国家医疗救助重要的筹资来源之一。许多国家政府和社会团体采取了不同的形式对贫困地区及贫困人群予以援助，国际医疗援助是其中一种形式。

尽管各国及地区政治、经济和文化存在一定差异，各国医疗救助制度不同，但在医疗救助筹资上都呈现出以下特点：都体现了政府主体责任，资金的来源主要是政府的财政预算，依靠政府筹资解决困难人群的医疗保障问题，如美国 2009 年在弱势人群救助项目方面的政府投入就达到

3 739 亿美元，占美国卫生总支出的 15%；中央政府财政投入与各地经济发展水平相联系，如美国联邦医疗救助百分比由各州人均收入水平决定，菲律宾资助参保费率与地方经济状况挂钩，有效减少了各地由于经济水平不平衡可能带来的各地区筹资水平不平衡问题；医疗救助资金筹资渠道多样化，除政府财政投入外，医疗救助资金还可从社会募捐和特别捐税补助获得，弥补了单一渠道可能带来的不稳定和不充足问题。

四、中国医疗救助筹资渠道

中国医疗救助基金来源：①地方各级财政每年根据本地区开展医疗救助工作的实际需要和财力状况，在年初财政预算中合理安排用于医疗救助的资金；②每年从彩票公益金中按照一定比例或一定数额提取用于医疗救助的资金；③鼓励社会各界自愿捐赠用于医疗救助的资金；④医疗救助基金形成的利息收入；⑤按规定可用于医疗救助的其他资金。

（一）政府筹资

1. **中央筹资** 中央财政根据各省财政能力情况，确定补助数额，分别下拨。通过专项转移支付方式保证了医疗救助资金的数量和可持续性。

2. **地方省、市、区（县）各级筹资** 地方财政筹资方式可分为以下 3 种模式。

一是各区县财政部门根据上年度末享受低保待遇的人数，按照每人每月城市最低生活保障标准的一定比例安排医疗救助资金，如部分地区按城市最低生活保障标准 15% 的比例筹资。这种按比例投入的方式，能够保障医疗救助资金随经济发展后最低生活保障资金的增长而同步增长，相对于其他定额投入方式更适应医疗救助发展。

二是各级地方政府按总人口或按每医疗救助对象每人若干元的标准列支医疗救助预算资金。如某地区按总人口每人 1 元的标准列支医疗救助预算资金，这种模式把筹资标准机械地界定为按人头投入，缺乏必要的自然增长机制，不能满足随经济发展而扩展救助对象，如重特大疾病医疗救助或提高救助水平的需要，医疗救助资金供需矛盾将日益尖锐，势必影响医疗救助发展。

三是按照贫困人群疾病需求安排救助资金。按照每人救助水平和救助人数推算资金需求，这种从救助需求角度出发确定筹资额度的模式能够在事先保证医疗救助水平情况下进行预测，不仅能有效提高资金使用效率，降低救助基金风险，同时还能保证医疗救助资金随经济水平和医疗费用的增长、医疗救助对象的扩大、医疗救助水平的提高同步增长，是最为科学的方式。

3. **各级财政投入比例根据各地社会经济情况不同有所差异** 大部分地区根据基层政府财政能力不同，上级财政实行不同的补助标准。对享受一般转移支付的县（市）和实际人均财力相当于一般转移支付县水平的县（市），省级财政补助资金通过专项转移支付形式补助给有关县（市），补助水平高于其他县（市）。这种模式通过专项转移支付提高了基层财政的医疗救助筹资能力，能够保证医疗救助的可持续发展。

但部分省在省内遵循同样的省、市、县筹资比例。由于中国省内各地、县经济水平和财政能力差异很大，这种统一的筹资比例加大了财政能力相对低下的市、县的财政负担，不能有效保证基层政府医疗救助筹资的及时到位，影响了医疗救助的可持续发展。

（二）彩票公益金

由于政府财政能力限制，从目前相对稳定的彩票公益金中拿出一定比例的资金投入到医疗救助中，能够扩展医疗救助筹资渠道，提高医疗救助基金规模，弥补政府财政能力的不足。在有稳定彩票公益金的地区，该筹资方式是政府筹资渠道外一个相对稳定的渠道。

（三）社会各界捐助金

相对前两种渠道，该筹资方式缺乏稳定性，但在前两者相对不足的情况下能够起到一定弥补作用。比如部分地区医疗机构自愿减免医疗费用，设立贫民医院、爱心医院，发动社会力量资助、媒体义务宣传;部分地区协调市慈善总会和区县慈善机构,从募集资金中安排一定比例用于慈善医疗救助;部分地区还积极引导和支持红十字会和慈善协会等社会团体以各种形式参与医疗救助工作。

五、建立稳定和制度化的财政资金渠道

(一) 中央政府要在医疗救助中发挥投资主体的作用

只有中央政府在社会福利领域中发挥积极的资源配置作用,才能保证医疗救助制度的建立和健全,如果单纯依靠地方政府的财政和经济能力,则不仅不能最终建立起一个有效的可持续发展的医疗救助制度,势必还会导致更大程度的区域发展差异,对中国的协调发展形成障碍。

(二) 中央的转移支付要以政策激励为导向

中央的财政转移要从补贴转向政策激励的方式,即通过中央转移支付激励地方政府提供配套资金。在确保贫困地区能够建立起医疗救助制度基础上,鼓励经济发达地区建立更高水平的各种社会保障制度。

(三) 加大各级财政投入力度,进一步提高医疗救助水平

中央要加大医疗救助的支出,特别要加大对中西部地区的救助资金补助。地方各级政府也要克服全部依赖上级政府的"等靠要"思想,应按照医疗救助的实际需求,调整财政支出结构,加大医疗救助资金的投入,特别是省级财政应安排医疗救助资金,确定各区(市、县)财政支出中多大的比例投入医疗救助基金,确定其下限,然后根据当地救助对象需求确定救助资金需求,不足部分由上级财政转移支付解决,上级财政能力有限的由中央转移支付解决。

(四) 多方筹措资金,扩大资金来源

在筹资机制上,以政府投资为主,同时充分利用民间力量多方筹集医疗救助资金,包括社会筹集、国际援助、发行福利彩票等。应发动全社会的力量,将非政府组织(如慈善机构)参与社会捐赠和发行福利彩票等手段制度化与规范化,实行宽松的支持性政策,减少不必要的行政干预。另一方面还要在税收方面予以支持,如可以实行纳税人收入中愿意捐赠医疗救助金的实行税前征收并免征个人所得税等优惠政策,必要时也可以发行医疗救助彩票等扩大医疗救助资金来源。

第二节 医疗救助对象确定及管理

一、医疗救助对象确定方法

医疗救助制度是医疗保障制度和社会救助制度的重要组成部分,所以医疗救助对象(medical financial assistance object)也应具备两种制度的特点,定位于医疗弱势人群。

医疗弱势人群指由于经济原因无法获得基本医疗服务的一类人群。鉴于医疗救助对象具有经济性和疾病性的双重特性,在界定时,国际上通常采取贫困线外推法和医疗需求定位法来确定医疗救助对象。

(一) 贫困线外推法

贫困线外推法主要从经济角度来界定医疗救助对象。贫困可分为绝对贫困和相对贫困,绝对贫困是指收入无法维持生存所需基本生活资料的人群,通常包括衣、食、住几个方面,界定时一般采取的是生物学方法;相对贫困引用的是一种不平等概念,即缺乏大多数人所消费的物品的人是贫困者,通常通过收入比例法界定,也可以被称为低收入人群。

国际上确定贫困线外推比例有两种方法,一是基本医疗服务测算法;二是低收入人群估算法。基本医疗服务测算法运用卫生经济学方法,将某种基本医疗服务的发病率 × 平均费用 × 报

销比例，得到某种基本医疗服务的个人承担费用，然后将各种基本医疗服务的个人承担费用相加，得到整个基本医疗卫生服务的个人承担费用，最后加上贫困线标准，就是医疗救助标准，该方法较复杂。

低收入人群估算法则相对简便，可以参考国家统计年鉴中将人群按收入排序，把最低的20%作为低收入人群。低收入人群由于受到家庭预算约束，生活开支必然只能满足各项基本需要，医疗支出也如此。该方法利用低收入人群的平均医疗支出直接作为基本医疗服务的个人承担费用，加上贫困线标准，就是医疗救助标准。

贫困线外推法是以经济条件来界定医疗救助对象，是医疗救助对象界定的基础方法，但有可能将那些收入高于救助标准、但因患重大疾病而暂时性返贫的人群，以及一些特殊医疗需求的人群遗漏。所以贫困外推法应该与以疾病需求为基础的救助对象界定方法（比如医疗需求定位法）联合采用。

（二）医疗需求定位法

医疗需求定位法从目标定位原则中衍生而来，可以被理解为从医疗需求的角度确定受益者资格的方法。医疗需求定位法的本质是指把有限的福利资源分配给最需要的人群，即选择"最需要"的人群的过程。

医疗需求定位法主要包括以下3类方法：

第一种，类别定位。类别定位是指根据年龄标准、收入水平、就业状况、家庭类型、子女年龄、健康状况等来定义不同的类别，如老年人、低收入者、失业者、单亲、未成年子女、残疾人等。在此基础上有针对性地分配福利资源。类别定位通常不单独使用，而是与其他定位方法联合使用。

第二种，"需要"定位。"需要"定位通常与类别定位结合使用来确定目标人群（如需要抚养孩子的寡妇，身有残疾的失业者）。

第三种，"社区提名法"。即由社区以当地民众认为是公正、公平的方式鉴别出适当的医疗救助受益者。

在医疗救助对象界定中，常运用这3种方法，从医疗需求角度，在人口学或年龄标准或家庭规模等方面进行分类，将经济因素无法界定出来的对基本医疗卫生服务有需求的人群定位出来。

事实上，在操作中贫困线外推法和医疗需求定位法往往联合使用，如首先确定申请人属于哪个类别，然后依据其所在类别进行家庭收入支出调查；或者对申请人的特殊需要（因身有残疾而产生的额外开支）另外进行更为详细的调查；或者在家庭经济情况调查基础上，通过社区居委会和居民代表讨论选出某些特殊困难人群。因此，在医疗救助对象的界定中，这两类方法通常混合使用以更准确地将医疗弱势人群界定出来。

二、国际医疗救助对象界定方法及界定情况

（一）美国

美国医疗救助对象由联邦政府和州政府共同确定，遵循强制性和选择性原则，即由联邦政府规定强制覆盖的人群，各州在此基础上可以根据情况灵活控制受益人群范围。美国医疗救助对象主要包括5类人：一是（美国）对有子女家庭补助计划（Aid to Families with Dependent Children，AFDC）和补充保障收入计划（Supplemental Security Income，SSI）的救助对象。AFDC是救助有抚养儿童负担家庭计划，主要救助贫困的单亲家庭和有一方失业的双亲家庭；SSI是补充保障收入计划，旨在救助穷人、盲人和残疾人。这两个救助计划的救助对象是医疗援助的主要对象。二是低收入家庭的小孩和孕妇。三是低收入的医疗照顾对象，包括低收入的老年人和残疾人。四是有较大医疗开支的人，尽管这些人的收入远远高于医疗救助的标准。五是接受机构护理的人。医疗救助法规定，各州可以将收入超过SSI标准300%、正在接受机构护理的人纳入医疗救助范围。按照美国联邦法律，前面3类人各州必须予以救助，后面两类人各州可以有选择地进行救助。

(二) 韩国

救助对象为3类:无家可归者,无职业靠家庭提供生活来源者,因病需支付高额医疗费或个人收入低于国民人均收入25%的人。

(三) 英国

英国医疗救助总原则是:有能力承担费用者必须自己支付,没能力承担费用的可以获得救助。判断人们的支付能力除了收入标准外,还考虑居民的健康状况,一般久居护理之家的患者可享受救助的资产上限最高,老年人其次,其他人最低。英国医疗救助的对象主要是:老年人、身体欠佳者、享受任何一项政府津贴者、税收抵免者、低收入者。

(四) 德国

德国社会医疗保险的宗旨是"高收入帮助低收入,富人帮助穷人,团结互助,社会共济,体现公平"。在这种互助共济的体系下,德国的医疗救助主要保障加入社会医疗保险有困难的人群,包括一般低收入家庭和贫困家庭,对于贫困人群以及高龄、残疾、生育等特殊需求者,政府的医疗救助标准比普通人群高50%,甚至能够免除个人自付的医疗费用。投保人的收入一旦超过一定水平,就将其从原来的救助名单中排除。

(五) 澳大利亚

澳大利亚政府对低收入人群有特殊政策,一是低收入人群可免缴医疗照顾税,二是在药品津贴计划中,低收入人群自付的数额少于一般人群。澳大利亚对医疗救助对象的界定虽然主要是根据收入,但划分方法与其他国家不同,采取的是"阶梯式"的界定方法。大多数国家的做法是确定医疗救助标准后,规定平均收入在标准之下的人群为医疗救助对象,可以享受该福利待遇;标准之上人群则无法获得医疗救助。但实际上那部分生活状态接近但刚好高于标准的人群,面临的疾病风险程度与低于标准的人群相差不大,但由此却丧失获得医疗保障的机会。"阶梯式"的界定方法一改这种截面方式,采取过渡式,即将分界线改为一段区间,在这段范围内,根据平均收入的由低到高,给予不同的医疗救助补偿水平,使医疗救助标准附近(高于)的人群不至于因为标准的划分受到有欠公平的对待。

(六) 泰国

泰国医疗保障制度中对公务员、国营企业职工、僧侣、60岁以上老人、12岁以下儿童、残疾人和穷人,实行免费医疗。对贫困线以下的农民(单身月收入200泰铢以下,或家庭月收入2 800泰铢以下者)实行免费医疗制度,由政府发放免费医疗许可证,受益者占农村人口的14%。

(七) 智利

智利对贫困人口的医疗救助采用政府和社会其他人群联合补贴方法,体现了互助共济。政府按收入将人口从低到高分成5类人群。最高收入人群,一般参加私人保险,其余4类人群一般参加公立保险。最低收入人群不交保险费,所享受的卫生服务费用全部来源于公共资金。次低收入人群交一定比例的保险费,不足部分由中收入和次高收入两个人群在公立卫生系统中支付补足。

(八) 菲律宾

菲律宾从法律角度确保了贫困医疗救助的地位。根据菲律宾法律,国家应该优先保证患者、老年人、伤残人士以及妇女与儿童的需要。国家政策将确保向穷人提供免费医疗。

国际医疗救助对象的界定大部分是定位于医疗弱势人群,既考虑人群的经济性,又都注重人群的医疗需求,这些国家除了考虑贫困人群及贫困线的拓展外,还十分关注一些特殊人群的医疗需求。绝大多数国家将老人、残疾人和妇女儿童作为独立的类别,纳入医疗救助对象;部分国家将有大额医疗费用开支的人群纳入救助范围,如美国、韩国等;个别国家根据本国的情况,纳入一些比较特别的人群,如韩国纳入无家可归者、泰国纳入僧侣等(表10-1)。

表 10-1 各国医疗救助对象界定一览表

国家名称		医疗救助对象	界定原则	
			经济原则	医疗需求原则
发达国家	美国	1. SSI 援助对象:穷人、盲人和残疾人 2. AFDC 援助对象:贫困的单亲家庭和有一方失业的双亲家庭;低收入家庭的小孩和孕妇及医疗照顾对象 3. 有较大医疗开支的人 4. 收入超过 SSI 标准 300%,正在接受机构护理的人	是	是
	韩国	1. 无家可归者 2. 无职业靠家庭提供生活来源者 3. 因病需支付高额医疗费者 4. 个人收入低于国民人均收入 25% 的人	是	是
	英国	1. 老年人、身体欠佳者 2. 享受任何一项政府津贴者、税收抵免者 3. 低收入者	是	是
	德国	1. 加入医疗保险有困难的人群 2. 一般低收入家庭和特殊困难家庭 3. 高龄、残疾、生育等特殊需求者	是	是
	澳大利亚	低收入人群	是	否
发展中国家	泰国	1. 僧侣 2. 60 岁以上老人、12 岁以下儿童、残疾人 3. 穷人(贫困线以下的农民)	是	是
	智利	收入最低的 20% 人群	是	否
	菲律宾	1. 患者、老年人、伤残人士 2. 妇女与儿童 3. 穷人	是	是

由表 10-1 可见,除了澳大利亚和智利外,其他国家在界定医疗救助对象时兼顾了经济原则和医疗需求原则。

国外许多国家往往需要由希望获得救助的公民提出申请,经过批准后成为医疗救助对象。如新加坡医疗救助对象由政府在医院设立的由社会工作志愿者和社区工作人员组成的医疗救助基金委员会确定,希望获得救助的患者需首先向该委员会提出申请,委员会则根据援助准则和申请者的经济状况进行调查,以决定是否进行援助及援助的金额。受中国经济和文化环境制约,中国公民自主申请意识较薄弱,这种模式不完全适合中国。

三、中国医疗救助对象界定

(一) 确定适宜的常规医疗救助对象

中国将低保对象列入医疗救助对象,既充分考虑了中国的国情,也考虑了地区之间发展不平衡和差异,同时也考虑了低保对象在医疗救助方面的特殊需要。低保对象的人员组成主要是“三无对象”、五保户、失业人员以及特困职工及其家属。

(二) 适度纳入低保边缘人群

从经济水平测量,低保对象确属“贫困人群中最困难的人员”,由于中国低保制度本身存在标准偏低、未考虑家庭结构与规模、低保户额外享受各种非货币补贴等制度上的不足,使人均收入在低保标准之上,但收入较低的家庭处于双重弱势地位,成为医疗救助的边缘户。因此,可以运用贫困线外推法扩大中国医疗救助对象，低收入家庭和低保户可以实行分类救助，避免“悬崖效应”，降低制度内外不公平。

国内学者经过恩格尔法和马丁法的科学验证，在中国现阶段的社会经济水平下，低收入家庭的界定标准可以用各地区低保标准的150%~200%来确定。从人口学角度考虑还应优先低收入家庭60岁以上的老年人、儿童和丧失劳动能力的残疾人。这些人群由于自身生理上的弱势，对医疗服务的需求大于一般人群。

（三）重大疾病医疗救助对象应把经济贫困和健康贫困有机结合起来

在目前中国基本医疗保障制度不完善和基本医疗救助水平较低的情况下，无论属于日常医疗救助对象还是非日常医疗救助对象，在患重特大疾病，可能发生灾难性卫生支出，将影响到患者医疗服务可及性和生活质量时，均应该对其进行重大疾病医疗救助（medical financial assistance of serious diseases）。重大疾病医疗救助是适应中国国情的必要的医疗保障制度的补充形式。确定重特大疾病救助对象不仅要考虑人群的疾病特征，还要考虑对象的收入特征，因此需要大量的基线调查数据，操作起来成本较高，对地区的人口学信息系统有较高的要求。

（四）医疗救助对象动态性原则

根据贫困人口的贫困状况，每年或定期对贫困救助对象资格进行审核，把脱贫人口和低保边缘家庭及时取消或纳入救助对象，定期重新界定贫困人群，实现对救助对象的动态、科学管理。同时随着医疗救助资金的不断增加，可以逐步扩大医疗救助对象覆盖范围。

第三节　医疗救助内容

医疗救助内容不仅包括对救助对象医疗费用进行费用救助，而且还包括政府直接举办特定医疗机构，对特定人群提供免费或低价格的医疗服务。如中国部分城市建立“惠民医院”，对救助对象在惠民医院或当地所指定的医院就诊或住院给予一定的优惠或减免，以低于服务成本的价格为贫困人群提供低费用的医疗服务。

在医疗救助运行过程中，基金筹集和费用救助是两大主要环节。医疗费用救助指医疗救助管理机构作为主要付费方，对贫困人群就医时所发生的医疗费用，根据既定的救助方案给予部分或全部的补助，以减小贫困人群的疾病经济负担，促进其卫生服务的可及性。医疗费用救助直接影响医疗救助过程中各方利益，因此需要对医疗救助内容、救助标准及救助方式等进行探讨。

一、确定医疗救助内容基本原则

（一）托住底线原则

按照救助对象医疗费用、家庭困难程度和负担能力等因素，科学合理制定救助方案，确保其获得必需的基本医疗卫生服务，救助水平与经济社会发展水平相适应。

（二）统筹衔接原则

加强与基本医疗保险、城乡居民大病保险、疾病应急救助及各类补充医疗保险、商业保险等制度的有效衔接，形成制度合力。加强与慈善事业有序衔接，实现政府救助与社会力量参与的高效联动和良性互动。

（三）救助有效性原则

满足救助对象最基本的医疗服务需求，基本医疗服务包确定应遵循3个原则。首先，应保证救助对象实现基本健康；其次，基本医疗服务应事实上已为社会绝大多数成员享有，少数社会成员仅因为贫困未能获得；再次，基本医疗服务应是政府有能力承诺提供的服务。同时应充分考虑救助人群的特殊性，救助标准应适宜其特殊性，能够促进救助对象真正获得救助。

（四）动态调整原则

救助内容和标准应随着救助对象医疗服务需求、经济发展和医疗保险服务包的变化而进行相应调整。

二、国际典型国家医疗救助内容与标准

医疗救助是多层次医疗保障体系中的最后一道屏障，功能定位的不同决定了医疗救助内容和标准应不同于医疗保险，但必须和医疗保险有效衔接。

（一）典型国家医疗救助内容分析

1. **资助救助对象参保** 单纯依靠医疗救助制度解决贫困人群因病致贫的问题是不可能的。医疗救助在医疗保障体系中起兜底作用，即救助对象在获得医疗救助之前必须还有其他渠道或制度为其分担费用，否则很难保证其获得充足和公平的救助。因此有限的医疗救助基金应首先资助居民参加其他形式的医疗保障制度，保障救助对象能够和其他居民一样享受到社会医疗保障制度的照顾，保障健康公平。

2. **医疗费用救助** 为了提高救助对象对住院服务的可及性，医疗救助应针对居民医保报销后的个人自付费用进行救助。不仅救助住院服务，还应救助门诊服务。不救助门诊不利于鼓励贫困人群预防和早期治疗的行为，进而不利于政策目标的实现。救助对象经济承受能力低下，对于门诊服务特别是医疗费用水平较高的慢性病和门诊大病服务也难以承受，对于这些门诊能够解决的疾病诊疗过程，通过减轻救助对象的医疗费用负担，提高门诊服务可及性，可以防止或延缓疾病进展，在一定程度上控制患者住院费用，减轻患者负担、医疗保险基金和医疗救助基金负担。因此医疗救助服务包不应该仅限于住院救助，而且有必要覆盖门诊服务，特别是门诊慢性病和大病服务。

（二）典型国家医疗救助标准分析

合理的救助水平是关系医疗救助效果和持续性的核心。由于救助资源的有限性导致救助水平不能过高，但如果救助水平过低，则起不到提高贫困人群医疗服务可及性的目的。国际上医疗救助往往不设起付线和封顶线，调节和控制救助水平往往通过救助比例或者固定的救助额度来实现。很多国家还开展了分类施救，即对不同类型的医疗救助对象给予不同的救助标准，支付能力越低下的医疗救助对象，救助标准越高。

一些国家或地区实行固定救助比例，即只要在救助范围内，就给予固定比例的救助额度；部分国家或地区实行分段分类不同救助比例，即根据救助对象个人自付医疗费用给予不同的救助比例，或者根据救助对象贫困程度给予不同的救助比例。这些国家或地区为了减少灾难性卫生支出，往往遵循居民自付费用段越高，救助比例越高的做法，以真正减轻高费用段患者的经济负担。作为基本医疗保障制度的有效补充，在确定救助比例时，这些国家地区往往在基本医疗保险制度共付比例基础上确定，保证救助对象最终能够承受自付医疗费用，能够对基本医疗卫生服务可及。

（三）典型国家医疗救助内容和标准介绍

1. **国家医疗保险体系国家** 英国、加拿大等国家及地区特定的老年人、低收入者、残疾人、失业者等贫困人群，除了能享受一般人群的免费医疗服务外，还能免除一些需个人自付的处方费、牙医费、视力检查费、配镜及修理费、接受治疗的路费、部分麻醉和手术材料费等。

澳大利亚患者无需通过财力审查即可享受医疗保障。患者在公立医院就诊免费，在私立医院就诊时个人只需负担门诊费用的15%和住院费的25%，而且个人实际负担的医疗费用超过一定的金额后，就可以享受免费待遇。

2. **社会医疗保险体系国家** 社会医疗保险体系下的医疗救助主要是通过对贫困人口实行公共补贴，使得贫困人口能够纳入社会医疗保险，与社会其他人群实现互助共济。这种模式较为普

遍,发达国家中德国和法国是典型的代表,发展中国家则以智利和哥伦比亚为代表。

德国医疗救助实行政府资助参加社会医疗保险和在其就医时减免自付费用相结合的方式进行,并实行分类救助。德国医疗费用自付多少与个人的收入相关,政府要求疾病基金为需救助对象免除自付费用或设立自付费用的最高限额。法国特殊疾病患者医疗费用的共付资金能够减免。年税收入低于 6 600 法郎的人不需支付参保费用,但需承担共付金额,但贫困人群的自付部分通常由政府财政预算补偿,自愿医疗保险也为低收入人群提供一定经济补偿。智利的贫困人群可以不必向医疗保险机构缴纳保险费,向贫困人群提供医疗服务的全部费用都由公共资金承担。

3. **商业医疗保险体系国家** 美国政府担负老年人和贫困人群医疗服务的责任,目前美国政府有两大公共健康项目 ME(Medicare)和 MD(Medicaid)。ME 是老年人健康保险项目;MD 是贫困人群医疗救助项目,联邦政府规定 MD 必须提供住院医疗服务、门诊服务、护理服务,向 21 岁以下人群提供早期和定期扫描、诊断和治疗服务等。不同州还提供一些诊所服务、护理服务以及牙科保健等方面的服务。在费用补助方面美国政府对贫困者取消起付线和共付费用。

4. **储蓄医疗保险体系国家** 为了对那些尽管有医疗储蓄仍不能支付医疗费用的人提供最后的帮助,新加坡先后推出了医疗基金、老年保护和老年残疾资助。救助的方式主要是通过资助其参保或对其难以自付的费用给予补助,政府对低收入者到特定医疗机构和特定等级病房就医予以补贴。

5. **其他国家** 菲律宾优先保障老年人、伤残人士、妇女和儿童的医疗需要,并确保向贫困人群提供免费的医疗卫生服务,包括免费的门诊医疗服务。由中央政府与地方政府共同为贫困人群支付参加医疗保险的费用以及医疗费用。

巴西实行全民免费医疗制度和私人健康保险制度。居民包括贫困人群到任何一家公立医疗机构就诊、体检或申请其他预防性服务均免费。医院的所有开支由政府承担,政府根据医院的工作量,按病种成本核定所需的运营费用,按期拨付。此外,政府还规定私立医疗机构每年必须向中低收入者提供一定数量的免费服务。

三、医疗救助与基本医疗保险制度衔接

尽管各国因政治、经济和文化差异,选择了不同的医疗保障模式,但都针对贫困人群制定了医疗救助政策,同时十分重视医疗救助制度与其他医疗保险制度的衔接,包括保障内容、方式和服务管理等各方面,期望通过发挥不同类型医疗保障制度的合力,保障全体居民获得公平可及的基本医疗卫生服务。

(一) 衔接的最低层次——资助救助对象参加基本医疗保险

这是确保救助对象从制度中受益的基础条件和必要条件。如果这一层次衔接不充分,会影响救助对象从基本医疗保险制度中获益的程度。所以世界上很多国家在医疗救助制度设计和资金分配时,尽量保证贫困人群能够参加基本医疗保险制度。

(二) 住院服务衔接

世界上许多国家对应基本医疗保险制度的起付线、共付比,从两个层次实现医疗救助制度与住院服务衔接。

1. **降低或取消起付线** 医疗保险制度为了防止参保居民过度利用医疗服务,设置了起付线。但起付线往往阻碍了贫困人群利用住院服务,反而使高收入人群从制度中获得更多的收益。所以,为了提高救助对象对住院服务的可及性,医疗救助通过制度衔接降低或取消基本医保的起付线。

2. 医疗保险补偿后,医疗救助针对医疗保险补偿后的个人自付费用进行救助。

(三) 门诊服务衔接

世界上许多国家除了住院服务衔接外,还对救助对象的门诊慢性病和门诊大病费用在医疗

保险补偿的基础上再给予救助，提高救助对象抗风险能力。

四、中国医疗救助现状与发展趋势

（一）医疗救助现状

医疗救助作为我国多层次医疗保障制度体系重要组成部分，是一项托底保障困难群众基本医疗权益的制度安排，其保障能力稳步提升，惠及更多贫困人口。2016年我国城乡医疗救助资金总支出为332.3亿元，共计救助人次8 665.7万，人均救助水平为383.5元。其中，资助参加基本医疗保险5 560.4万人，支出资助参加基本医疗保险资金63.4亿元，资助参加基本医疗保险人均补助水平113.9元。2016年实施住院和门诊医疗救助2 696.1万人次，支出资金232.7亿元，住院和门诊人次均救助水平分别为1 709.1元和190.0元。

1. 医疗救助对象从经济贫困对象扩展到健康贫困对象 同步实施日常救助和重大疾病医疗救助。最低生活保障家庭成员和特困供养人员是我国日常医疗救助的重点救助对象。同时逐步将低收入家庭的老年人、未成年人、重度残疾人和重病患者等困难群众（以下统称低收入救助对象）纳入救助范围。

各地还适当拓展重特大疾病医疗救助对象范围，积极探索对发生高额医疗费用、超过家庭承受能力、基本生活出现严重困难家庭中的重病患者（以下称因病致贫家庭重病患者）实施救助。在各类医疗救助对象中，重点加大了对重病、重残儿童的救助力度。

《中共中央国务院关于打赢脱贫攻坚战的决定》部署将农村建档立卡贫困人口全部纳入重特大疾病医疗救助，制度覆盖范围进一步扩大。

2. 救助形式多样化

（1）资助参保参合：对重点救助对象参加城乡居民基本医疗保险的个人缴费部分进行补贴，特困供养人员给予全额资助，最低生活保障家庭成员给予定额资助，保障其获得基本医疗保险服务。

（2）实施门诊救助：目前门诊救助实施不够规范，许多地区仅对重点救助对象实行门诊定额救助。

（3）完善住院救助：重点救助对象在定点医疗机构发生的政策范围内住院费用中，对经基本医疗保险、城乡居民大病保险及各类补充医疗保险、商业保险报销后的个人负担费用，在年度救助限额内按不低于70%的比例给予救助。

（4）全面开展重大疾病医疗救助

1）扩大了救助对象：各地对低保户这类重点救助对象和低收入救助对象经基本医疗保险、城乡居民大病保险及各类补充医疗保险、商业保险等报销后个人负担的合规医疗费用，直接予以救助；对于因病致贫家庭通过重特大疾病医疗救助进行经济支持，这些其他救助对象负担的合规医疗费用，先由其个人支付，救助申请批准后，对其予以救助。合规医疗费用主要参照当地基本医疗保险的有关规定确定，或参照城乡居民大病保险的有关规定确定。

2）合理确定救助标准：综合考虑患病家庭负担能力、个人自付费用、当地筹资情况等因素，分类分段设置重特大疾病医疗救助比例和最高救助限额。原则上重点救助对象的救助比例高于低收入救助对象，低收入救助对象高于其他救助对象；同一类救助对象，个人自付费用数额越大，救助比例越高。对重点救助对象全面取消了救助门槛；对因病致贫家庭重病患者设置了起付线，对起付线以上的自付费用给予救助，很多地区对因病致贫家庭重病患者起付线设置过高，救助比例偏低。

（二）医疗救助发展趋势

我国医疗保障局的成立为医疗保障体系发展，特别是医疗救助与其他制度衔接，共同发挥制度合力，实施精准健康扶贫创造了条件。

1. 健全筹资机制 各地要根据救助对象数量、患病率、救助标准、医药费用增长情况，以及基本医疗保险、城乡居民大病保险、商业保险报销水平等，科学测算医疗救助资金需求，加大财政投入，鼓励和引导社会捐赠，健全多渠道筹资机制。县级财政要根据测算的资金需求和上级财政补助资金情况，合理安排本级财政医疗救助资金，并纳入年度预算。省级和地市级财政应加大对本行政区域内经济困难地区的资金补助力度。中央财政在分配医疗救助补助资金时，将进一步加大对地方各级财政筹资情况的考核力度。各地应根据年度筹资情况及时调整救助方案，提高资金使用效益。

2. 重特大疾病医疗救助和门诊救助将进一步规范 应把经济贫困和健康贫困有机结合起来，加快医疗救助家庭收入认定信息系统建设，依据家庭成员的收入、住房等家庭经济状况，综合考虑家庭经济困难程度及疾病负担作为重特大疾病医疗救助对象纳入标准。对于重特大疾病医疗救助对象的认定可不设置统一的起付线，而是根据患者自付费用占收入比重动态调整起付线标准，保证实际疾病经济负担较重的患者能够得到大病救助，提升重特大疾病救助的针对性。应降低重特大疾病医疗救助起付线，提升救助比例，遵循循序渐进原则，逐步拓宽大病患者合规费用的救助范围。可以与大病医疗保险实行一致的救助范围，对大病救助对象的合规自付费用均予以一定比例救助，提高联合保障效应，提高重特大疾病救助对象救助水平。

门诊救助重点应是因患慢性病需要长期服药或者患重特大疾病需要长期门诊治疗，导致自付费用较高的医疗救助对象。卫生部门已经明确诊疗路径、能够通过门诊治疗的病种，可以采取单病种付费等方式开展门诊救助。为缓解患者疾病经济负担，应把大病患者门诊自付费用纳入大病医疗救助范围。各地区根据实际情况可以选择不同纳入形式，一是把门诊和住院自付费用一起打包纳入救助范围，制定救助比和年封顶线；二是门诊和住院分开，分别制定不同的救助比和年封顶线。

3. 健全“一站式”即时结算机制 做到医疗救助与基本医疗保险、城乡居民大病保险、疾病应急救助、商业保险等信息管理平台互联互享、公开透明，实现“一站式”信息交换和即时结算，救助对象所发生的医疗费用可先由定点医疗机构垫付医疗救助基金支付的部分，救助对象只支付自付部分。结合医保异地就医工作的推进，积极探索重特大疾病医疗救助异地就医管理机制。

4. 加强与相关医疗保障制度的衔接 共同做好重特大疾病医疗救助与基本医疗保险、城乡居民大病保险、疾病应急救助、商业保险的有效衔接，确保城乡居民大病保险覆盖所有贫困重特大疾病患者，帮助所有符合条件的困难群众获得保险补偿和医疗救助。加强重特大疾病医疗救助与疾病应急救助制度的高效联动，将救助关口前移，主动对符合条件的疾病应急救助对象进行救助。

第四节 医疗优抚

一、医疗优抚概念与功能

（一）社会优抚的概念与内容

社会优抚制度是指国家、社会、群众依照法律、政策的有关规定，对社会优待对象在政治上、经济上给予优厚待遇的制度。我国宪法规定，国家和社会应保障残疾军人的生活，抚恤烈士家属，优待军人家属。

我国社会优抚对象主要包括现役军人、残疾军人、退伍军人、烈士及其家属。需要强调的是，根据《中华人民共和国警察法》规定，人民警察因公致残的，与因公致残的现役军人享受国家同样的抚恤和优待；人民警察因公牺牲或者病故的，其家属与因公牺牲或者病故的现役军人家属享受国家同样的抚恤和优待；人民警察享受公务员待遇。本章节以军人为例介绍社会优抚与医疗优抚。

总体而言，军人优抚包括 3 个方面。

1. **死亡抚恤** 死亡抚恤是国家依法对死亡的现役军人的家属，提供一定资金保障其生活水平的优抚保障项目。死亡抚恤的对象，一是革命烈士遗属，二是因公牺牲军人遗属，三是病故军人遗属。按规定，现役军人死亡，根据死亡性质、本人死亡时的工资收入和本人获得功勋级别，由县级人民政府民政部门发给其遗属一次性抚恤金。

2. **伤残优抚** 伤残优抚是现役军人因战、因公或因病致残，根据丧失劳动能力的程度，由国家给予资金及物质援助的优抚保障项目。根据现役军人的伤残性质确定为因公因战致残和因病致残两种，因战、因公致残，残疾等级被评定为一级至十级的，享受抚恤；因病致残，残疾等级被评定为一级至六级的，享受抚恤。

3. **社会优待** 优待是国家和社会按照立法规定和社会习俗，对现役军人、退役军人及家属提供保证一定生活水平和生活质量的资金及服务的优抚保障项目。如符合一定条件的军属在医疗、入学、入托、就业、住房、参军、贷款和救助方面均享有相当的优待。

（二）医疗优抚概念

医疗优抚（medical special care）是社会优抚制度的重要组成部分，指在基本医疗保险和医疗救助的基础上，根据现役军人、退役军人和其家属对国家和社会的贡献，给予优抚对象相应的额外医疗服务优惠和照顾。

医疗优抚是医疗保障体系的组成部分，是基本医疗保险制度和医疗救助制度的补充。医疗优抚保障既具有一般医疗保障共同的基本属性，又具有自身的特殊性。与其他类型的医疗保障相比，有其自身的特点：

1. **运行机制的强制性** 优抚保障代表了一种国家意志，优抚工作体现为政府行为，具有强制性，《宪法》《兵役法》《军人抚恤优待条例》中都有这方面的明文规定。

2. **保障对象的专门性** 优抚对象是对国家和民族有特殊贡献的人和他们的家属。这些对象为维护国家民族利益，保护国家和民族安全，牺牲个人利益，影响个人发展或利益需求。因此，国家要给予这些对象以专门的医疗保障。

3. **保障待遇的特殊性** 相对于一般社会成员，优抚对象对国家和社会的贡献和牺牲较大，因此，国家对他们实施较为优惠的保障标准，保证其医疗保障水平高于一般社会成员的医疗保障水平。

4. **保障程度的层次性** 优抚对象对国家和社会的贡献大小不同，军人平时在部队的表现也不一样，要根据不同情况制定不同的医疗优抚标准，实行不同层次的医疗保障。

（三）医疗优抚的功能与意义

1. **维持社会稳定** 有效实施医疗优抚保障制度，使军人在遭受疾病、伤残等风险时，能及时得到有效的医疗帮助，消除其后顾之忧，进而增强军队的吸引力、凝聚力，提高军队战斗力，维护军队稳定和国家的安全。

2. **补偿与恢复** 医疗优抚保障的补偿作用，是指为遭遇医疗风险损失的军人提供相应的资金补偿。医疗优抚保障的恢复作用，指恢复遭遇风险的军人及其家庭成员的正常生活秩序。保障和恢复军队劳动力是国家安全再生产顺利进行的保证。医疗优抚保障在保护军事劳动者的身心健康、家庭生活的稳定、恢复军队劳动力上具有重要作用。

3. **激励与促进** 医疗优抚保障的激励作用，是指在激励军人安心服役、献身于国家安全和社会稳定事业方面具有重要的作用。对军人给予医疗优抚保障，有助于军人恢复健康，促进军事劳动力再生产，最大限度地调动军人的劳动积极性，解除后顾之忧，提高军队稳定性和国家的安全系数。

二、医疗优抚对象

医疗优抚对象即社会优抚对象，是由国家有关立法和政策来确定的。其对象是为革命事业和保卫国家安全做出贡献和牺牲的特殊社会群体，是国家和社会的功臣。由于各国政治背景和社会发展水平不同，对医疗优抚对象的规定范围也有所不同。

在我国，医疗优抚对象主要有 8 种人：一是中国人民解放军现役军人；二是服现役或者退出现役的残疾军人；三是复员军人；四是退伍军人；五是革命烈士家属；六是因公牺牲军人家属；七是病故军人家属；八是现役军人家属。

三、医疗优抚内容

医疗优抚不仅包括对优抚对象医疗费用进行补助，还包括政府举办特殊医疗机构为优抚对象提供免费或低价格医疗和供养服务。如在全国范围内建设的优抚医院，优抚对象在指定的优抚医院就诊可获得优惠，可得到良好的慢性病诊治、康复训练、精神慰藉、生活必需品供给、文体活动等医疗服务和生活保障。

（一）确定医疗优抚内容基本原则

1. **统筹兼顾原则** 既要努力保障优抚对象的医疗水平，又要考虑到我国经济发展现状所具有的承受能力。医疗优抚标准应当是适度的，从宏观的角度讲，医疗优抚保障的规模不能超出国家医疗财政负担能力，应当根据经济发展的程度，科学合理地提高医疗优抚保障水平。

2. **医疗保障水平高于一般社会成员水平原则** 这是因为优抚对象对国家和社会做出的贡献大于一般社会成员，也是待遇激励机制的一个体现。为实现这一原则，应建立医疗优抚保障水平的自然增长机制，即以城乡居民平均医疗保障水平为参照，根据优抚对象水平达到或高于当地居民平均医疗保障水平的要求，确立一个合理的比例。

3. **根据地方和层次实行不同标准医疗优抚保障原则** 由于我国经济发展水平的不平衡和优抚对象分布的地域性差异明显，制定统一的医疗优抚标准来适应生活收入水平不同的优抚对象是不公平的，会导致有限医疗资源浪费和优抚对象不合理流动。因此，应根据不同地方的经济发展水平制定相应的医疗保障标准。

对于不同的优抚对象，应根据其自身属性的不同区别对待，以体现激励机制。优抚对象的贡献越大，其享受的医疗优抚条件越好，要厚待因公、因战伤亡者和曾经立功受奖的军人，兼顾公平和效率，激励其积极性。

（二）我国医疗优抚内容

1. **医疗优待** 优抚对象到医疗机构就医时凭证件可优先挂号、优先就诊、优先取药、优先住院；支持、鼓励和引导医疗机构自愿减免有关医疗服务费用。医疗机构应公开对优抚对象优先、优惠的医疗服务项目；定点医疗机构应按照规定的用药目录、诊疗项目目录和医疗服务设施目录为优抚对象提供医疗服务。

2. **资助参保** 除一级至六级残疾军人外，在城镇就业的其他优抚对象，参加城镇职工基本医疗保险，所在单位按规定缴费。地方政府应督促优抚对象所在单位按规定缴费参保，所在单位确有困难的，各地应通过多渠道筹资帮助其参保。

不属于城镇职工基本医疗保险制度范围内的其他优抚对象，可按规定参加城乡居民医疗保险；对确有困难的优抚对象，由优抚对象所在地政府部门通过医疗救助基金等帮助其缴费参保。

参加上述基本医疗保障制度但个人医疗费用负担较重的优抚对象，享受医疗救助和优抚对象医疗补助。政府部门将符合条件的优抚对象纳入城乡医疗救助制度。

3. **医疗补助** 国家对一级至六级残疾军人的医疗费用按照规定予以保障，由医疗保险经办机构单独列账管理。一级至六级残疾军人参加城镇职工基本医疗保险，并在此基础上享受优抚对象医疗补助。

七级至十级残疾军人旧伤复发的医疗费用，已经参加工伤保险的，由工伤保险基金支付，未参加工伤保险，有工作的由工作单位解决，没有工作的由当地县级以上地方人民政府负责解决；七级至十级残疾军人旧伤复发以外的医疗费用，未参加医疗保险且本人支付有困难的，由当地县级以上地方人民政府酌情给予补助。

残疾军人、复员军人、带病回乡退伍军人以及因公牺牲军人遗属、病故军人遗属享受医疗优惠待遇。具体办法由省、自治区、直辖市人民政府规定。

中央财政对抚恤优待对象人数较多的困难地区给予适当补助，用于帮助解决抚恤优待对象的医疗费用困难问题。

4. 优抚医院 优抚医院是国家为残疾军人和在服役期间患严重慢性病、精神疾病的复员退伍军人等优抚对象提供医疗和供养服务的优抚事业单位。

优抚医院包括荣誉军人康复医院、复员退伍军人慢性病医院、复员退伍军人精神病医院和综合性优抚医院。优抚医院的办院宗旨是坚持全心全意为优抚对象服务，为优抚对象提供全面且高质量的医疗和供养服务，尽可能地满足优抚对象的健康需求。

（三）国际医疗优抚

国际上许多国家对优抚工作极为重视，成立了专门负责退伍军人事务的司局或部门，如加拿大、美国、法国。其中医疗优抚相关事务由退伍军人事务部下设机构负责。

加拿大退役军人事务部（VAC）针对退役军人的医疗优抚主要包括 3 个方面：心理健康咨询、诊断治疗、康复服务。VAC 为退役军人及其家属提供了广泛的心理健康服务、支持和信息，特别是全年 365 天 24 小时免费电话咨询服务；针对符合条件的退役军人，VAC 为其提供优惠且高质量的医疗服务并报销去外地治疗产生的路费。加拿大军人在正式退伍的第二天开始，因过去 120 天内进行了药物治疗或因服兵役而导致的任何健康问题，以致很难适应家庭、社区或工作中的生活，可以申请康复服务。VAC 将安排由医生、护士、抚恤金官员以及精神卫生和康复方面专家组成的专业团队为申请康复服务的军人提供咨询与服务，帮助军人适应生活。

美国联邦政府重视退役军人的优抚工作，管理保障机构较为健全，主要分为立法机构与管理机构。退役军人事务委员会是美国国会参议院和众议院下设的立法机构，主要负责立法和监督，其中众议院退役军人事务委员会下设医疗次级委员会，对退役军人事务部的退役军人医疗管理局具有立法、监督和调查管辖权，包括医疗服务、医疗支持、医疗设施、假肢研究等。退伍军人的医疗优抚由退役军人事务部下设的退役军人医疗管理局（VHA）负责管理。VHA 管理着美国最大、最完整的医疗保健系统，包括 1 700 余家医院、疗养中心、社区诊所等，还与全美医科大学及下属医院有合作关系。据统计，该局每年为超过 500 万名退役军人提供医疗服务。

法国退役军人事务部是国防部下属的一个二级部门，但仍维持其作为内阁一个独立部门的身份，维持个别预算。法国退役军人事务部下设的国家伤残战士院是法国医疗优抚的指定医疗机构，其主要业务以治疗战争伤患为主。伤残战士院在各地方并没有设立分院，只在巴黎设立一处，目前编制有 400 余名工作人员，其中 1/4 做行政管理工作，其余 3/4 均为医护及研究人员。

四、中国医疗优抚现状与发展趋势

一直以来，我国高度重视优抚事业发展，但由于优抚工作职能分散在各个部门，工作不协调，导致我国优抚事业整体发展较为缓慢。在医疗优抚方面，由于经济发展水平不平衡和优抚对象分布存在地域性差异，各地医疗优抚工作的效果也存在较大差异。我国部分地区优抚对象医疗保障水平相对不足，部分地区由于经济水平高，高度重视优抚工作，其优抚对象的医疗保障水平较高。

我国退伍军人事务部于2018年挂牌成立，是我国在优抚事业发展的道路上迈出的重要一步，医疗优抚作为军人优抚的重要组成部分，将随着退伍军人事务部的发展迅速改善。

第五节 社会慈善与医疗保障

慈善是社会保障制度的组成部分，被称为社会“第三次分配”。实践证明，妥善解决各种社会救助的矛盾和问题，不仅要依靠各级政府发挥公共服务职能，还必须大力发展慈善事业。

一、社会慈善事业在医疗保障中的地位和作用

社会慈善(social charity)是建立在社会捐献基础之上的民营社会性救助事业，它以社会成员的善爱之心为道德基础，以贫富差别的存在为社会基础，以社会捐献为经济基础，以民营机构为组织基础，以捐献者的意愿为实施基础，以社会成员的普遍参与为发展基础。慈善事业作为一种补充保障形式，是社会保障体系的重要组成部分，在其中发挥着重要的作用。

(一) 弥补社会保障制度覆盖面不足，促进社会公平

社会保障的四大主体为社会保险、社会救助、社会福利、社会优抚。慈善事业兼具社会救助和社会福利的功能，是社会保障的重要组成部分。

在部分国家，受到政府财政能力的限制，可能只能照顾部分人的利益，而另一部分人的需要则得不到满足。帮助这些特殊群体，缓解和解决各种社会问题，仅靠现有的制度安排和政府力量不一定能够解决所有问题，慈善事业可以弥补该不足，其援助对象的受益范围较小，一般仅包括社会弱者与不幸者，可以针对性地帮助这些弱势群体。

(二) 完善医疗保障制度体系

慈善事业是民间社会团体所组织的社会行动，是志愿性的公益性事业。社会保障(第二次分配)和慈善事业(第三次分配)作为收入分配的手段，都是对社会资源的一种合理、有效的配置。

目前中国医疗保障体系面临双重压力，一方面要扩大医疗保障覆盖面，提高保障水平，另一方面又面临筹资压力。在社会各阶层间收入差距较大的情况下，医疗救助负担很重，慈善事业正好解决这一问题，一方面使更多的人获得基本医疗服务需求，另一方面实现阶层之间良性互助，拓展中国医疗保障体系的空间范围。

(三) 整体上提高资源利用效率

慈善事业通过慈善组织将民间的人力、物力、财力等资源聚集起来，重新组合分配到最需要的地方，用来救弱济贫，通过社会福利资源重新分配实现了资源的高效利用，从而在整体上提高了医疗保障体系的效率。另一方面，慈善组织独立于政府系统之外，摆脱了官僚体系的束缚，运作效率有提高的空间。慈善机构内部管理体制的健全也为慈善资源的有效分配创造了条件。

二、国际慈善事业参与医疗保障情况

各国政府积极鼓励非政府慈善组织参与贫困人口医疗保障。如德国医生的传教士医院、华裔青年联谊会以及马尼拉唐人街慈善基金等，他们或是向贫困人口直接提供免费医疗，或是筹措资金为贫困人口购买必要的药品，在一定程度上减缓政府贫困医疗救助的财政压力。

(一) 基金的来源和募集渠道较为畅通

美国等国家通过高额的遗产税引导富人通过设立基金会开展慈善活动，英国政府规定个人和公司给慈善机构的捐款可以免交所得税，仅此一项鼓励措施让慈善事业增收 15 亿英镑。美国 70%以上的家庭曾对慈善事业捐赠，平均每年每个家庭捐赠 900 美元，占家庭总收入的 2.2%。

(二) 慈善事业参与医疗保障的形式多样

慈善机构既可以自己举办慈善医疗机构，对贫困人群提供免费或低价格的医疗服务，也可以对贫困人群的医疗费用进行补助。由于美国社会慈善事业的发达，医疗慈善的服务内容广泛地

涉及4个方面，分别是常规的医疗康复救助服务、疾病心理健康干预及服务、特殊病种治疗及药品服务、疾病研究等。这些救治内容已经超越了单纯的疾病救治，其中医疗看护和康复救助体现出慈善组织的人性关怀和温情，也反映了慈善组织医疗救助内容多样性特点。

三、医疗救助与社会慈善的共性和差异

医疗救助具有较强的约束力，受法律保护，救助对象的权益受到侵犯时可寻求法律帮助，而社会慈善则约束力较低，救助对象的确定和救助金发放比较灵活，具有较大的弹性。医疗救助由于其救助资金来源于财政收入，属于社会财富的第二次分配，具有稳定性，而社会慈善的救助金来源主要依靠社会捐助，属于社会财富的第三次分配，是志愿行为，不稳定。医疗救助以面为主，以弱势群体的经济收入为救助标准，管理模式是层级制，而社会慈善救助则多以项目为主，它更关注效率、减少中间环节，实行直接救助，更具有灵活性、机动性和多元化。医疗救助的实施主体主要是政府与相关的辅助机构，而社会慈善的实施主体是慈善公益组织、社会团体和社区居民，慈善组织的工作人员基本上都是志愿者，其非官方的色彩容易得到社会认同和弱势群体的情感共鸣。扶贫济困、宣传普及和提高全民慈善理念，是慈善事业的目标，而消灭贫困、提供医疗救助是政府义不容辞的责任所在，这是任何慈善组织和慈善事业所不能替代的。

医疗救助和社会慈善的共性和差异使得两者具有了衔接的可能性和可行性。多方面的共性使两者具备在方向上的一致性和宏观层面上的对等性，而两者差异的存在则使它们具有了微观层次上的互补性，如在救助对象上，医疗救助关注绝对贫困人群，而社会慈善更关注相对贫困人群；在资金筹集上，医疗救助的统一集中与社会慈善的分散灵活互补；在救助内容上，医疗救助救济用途相对单一，主要用于医疗服务，而社会慈善可提供康复、心理援助等多样性服务，具有解决突发事件、个例事件以及医疗救助制度外异常情况的功能补充作用；在救助标准上，医疗救助实现保障最低医疗需求，而社会慈善提供的救助标准更灵活。

四、中国慈善事业参与医疗保障现状与发展趋势

（一）政府主导医疗救助，慈善组织参与

浙江海宁市政府部门与市慈善总会、义工组织、爱心联盟等社会慈善力量紧密合作，既发挥政府在社会救助中的主导作用，又动员和发挥社会慈善力量的补充作用，积极统筹、整合社会救助资源，努力增强救助合力。

在救助内容上，一是实现政府医疗救助与社会慈善救助的制度化融合。通过出台系列政策和实施办法规范慈善总会参与政府医疗救助的方式，明确慈善救助比例，形成政府、慈善按比例分担医疗救助应付金额、同步结算的良好格局，减轻政府医疗救助的财政压力。二是搭建救助平台，拓宽社会慈善参与救助的渠道。通过建立“互联网＋”慈善爱心平台，实时发布经审核符合困难救助条件的求助信息，爱心人士可通过手机或电脑进入平台，使用多样化的支付方式进行捐赠，平台收到的爱心款全额捐赠给求助人。三是项目化运作救助项目。由市慈善总会相继推出器官移植慈善医疗救助项目、困难家庭“暖巢行动”项目、“121爱回家”失智症患者定位手环项目等一大批项目，并组织爱心义卖、志愿帮扶等活动充分动员社会力量参与救助项目。

在资金筹集上，海宁市慈善总会资金来源多样，其中主要来自企业捐赠，并通过组织机关事业单位定期捐赠、“互联网＋”慈善爱心平台常设捐赠项目面向社会各界募集资金，形成了稳定可持续的慈善资金池。此外，海宁市慈善总会业务主管部门为海宁市民政局，定期召开联席会议，接受民政局的业务指导和监督管理，加强了政府医疗救助与社会慈善的衔接。

（二）慈善组织在政府医疗救助基础上后续跟进，主导慈善医疗救助

重庆市慈善总会和区县慈善会设立医疗救助专项基金，每年从慈善募集资金中安排一定数额，对于医疗救助对象当年经政府医疗救助后，再援助一定资金即可治愈的，慈善医疗向其提供

一次性援助。对于不符合政府医疗救助标准无法享受政府医疗救助的边缘群体，由慈善会对这些相对贫困人口提供医疗救助。

黑龙江省哈尔滨市的市、区慈善总会（分会）按照 6∶4 的比例设立慈善医疗援助专项资金，对患严重传染性肝炎、先天性心脏病等重大疾病，经医疗救助后，再给予一次性援助，最高可达 5 000 元。

这两种情况都能拓展医疗救助筹资渠道，弥补医疗救助资金的不足，但由慈善机构主导的医疗救助容易出现随意性强、可持续性差等不足，而政府主导、慈善组织参与的形式，救助对象和救助标准明确，是政府医疗救助的有效补充。

各地要加强医疗救助与社会力量参与的衔接机制建设，落实国家有关财税优惠、费用减免等政策规定，支持、引导社会力量通过捐赠资金、物资积极参与医疗救助特别是重特大疾病医疗救助，形成对政府救助的有效补充。要搭建信息共享平台，及时提供救助需求信息，为社会力量参与医疗救助创造条件、提供便利，形成工作合力。要从困难群众医疗保障需求出发，帮助他们寻求慈善帮扶。要注重发挥社会力量的专业优势，提供医疗费用补助、心理疏导、亲情陪护等形式多样的慈善医疗服务，帮助困难群众减轻医疗经济负担、缓解身心压力。

（项 莉）

思考题

1. 医疗救助对象为什么不仅需要考虑经济因素，还要考虑健康因素？
2. 医疗救助方案设计时应考虑哪些因素？如何确定适宜的救助标准？
3. 应如何设计医疗救助模式，以适合中国国情、有效与基本医疗保险和大病医疗保险制度衔接？

第十一章　健康保障体系发展趋势

本章要点

1. **掌握**　由“医疗保障”转变到“健康保障”的原因、长期照护服务保障体系的建立与完善。

2. **熟悉**　健康保障法制建设的内容。

3. **了解**　健康保障建设展望的内容。

第一节　“医疗保障”转向“健康保障”

一、转变背景

党的十九大报告指出：我国社会主要矛盾已经转化为人民日益增长的美好生活需要和不平衡不充分的发展之间的矛盾，要以这一主要矛盾转变为依据，明确建设社会主义现代化强国的发展重点和改革取向。社会保障制度发展亦需随国民需求而转变。中华人民共和国成立以来，我国医疗保障的各项制度安排在保障国民健康方面取得了重大成就。但随着经济和社会发展，人们所关注的，不再只是“病有所医”，“生存质量”成为衡量国民幸福感的重要指标，对生命健康状态的维护成为保障国民健康的重点工作。

长期以来，我国致力于建立健全覆盖城乡居民的基本医疗卫生制度。2009 年新医改以来，我国基本医保覆盖率一直保持在 95% 以上，基本实现了基本医保全民覆盖。同时，基本医保在不断完善，城乡居民医保整合、医保保障范围增加、报销水平提高，全民医保朝着更加公平、可持续的方向发展。从 2003—2013 年的 10 年间，慢病死亡率下降，慢病的早死率从 1990 年的 30% 以上降至目前的 25% 以下。然而，“全民健康”依然面临巨大挑战，我国慢病发病率在这一期间从 15.3% 增加到 24.5%，增加近 10%；同时，有调查表明，有 75% 的国人处于亚健康状态。直观来看，我国居民期望寿命连续增长，然而在亚健康状态下，以质量调整生命年等综合性指标衡量人群健康状态的结果表明，居民生存的幸福感与获得感仍需提升。

与此同时，我国人口老龄化程度不断加剧，全面二孩政策仅实施近四年效果尚未显现。有报告指出，中国人口发展已经达到“刘易斯拐点”。人口形势的深刻变化，对国民经济和保障事业的发展影响深远。一方面，传统的代际支持下的家庭健康保障模式进一步被冲击，医疗保障逐渐承担起在全生命阶段保障国民健康的责任。另一方面，人口红利消失，国民经济增速放缓，包括医疗保障在内，社会各行各业均需探索提升资源利用效率的新的发展方式。

在这一背景下，以“疾病治疗”为导向的医疗保障模式已逐渐不能满足国民健康需求，建立一种全人群、全生命周期覆盖的，具有更高效率和保障水平的综合型健康保障制度迫在眉睫。

二、转变趋势

“全民健康覆盖”(universal health coverage)是由世界卫生组织(World Health Organization,WHO)提出,旨在确保患者得到所需的卫生服务,不会因为经济状况的影响而无法看病,强调健康管理和疾病预防,强调对人的全生命周期的关爱,强调以社区为基础的、综合连续的卫生服务。WHO 研究发现,在影响人的四大健康因素中,遗传占 15%,自然和社会环境占 17%,医疗只占了 8%,良好的卫生习惯和防病意识占 60%。健康问题的解决不能仅仅集中于医疗卫生体系的建设。

通过加强基层卫生服务能力、建立家庭医生制度,逐步实现分级诊疗,利用“互联网 +”、大数据等手段,为居民提供一体化、个性化的健康管理服务。加强不同层级医疗卫生机构的协同性,向城乡居民提供连续性、个性化、覆盖全生命周期的健康服务。而服务的支付方式,也应更关注健康结果而非单纯的服务数量,在未来建设成以预防为主的大健康格局,以大健康理念为指导,以全民健康为目标,强调以预防为主,立足全人群和全生命周期两个着力点,在完善基本公共卫生服务基础上,通过健康促进、健康管理、环境健康管理三大支柱,将健康模式从透支健康、对抗疾病转向呵护健康、预防疾病,实现人民“生得优,活得长,过得好,病得少,走得安”的目标。简言之,将预防为主融入影响健康的各个方面,健康保障制度建设要面向全人群提供覆盖全生命周期、连续的健康服务,最终实现健康中国。

第二节 健康保障建设内容

一、完善预防保障体系建设

从生物医学视角看,人作为完整的生命体,一旦得了疾病,相当一部分是不可逆的。许多病毒不仅自己一生携带,而且可以垂直传播到下一代、下几代,水平传播给社会的其他成员,特别是传染病,其水平传播、垂直传播的概率都非常大,所以生物医学的原理告诉我们必须坚持预防为主。

从经济学视角看,公共卫生花钱少、成本低、效益高。WHO 调研结果验证了预防的成本效果,在疾病预防上少投资 1 元,在治疗上就要花 8.5 元,在急救上就要花 100 元,而且这个比例还在不断增大,即它们是 1∶8.5 和 1∶100 的关系。如果这 100 元按照现在医疗机构急救所占的比例折算回来,基本上是 1∶20 的关系,即预防少花 1 元,治疗多花 20 元。另一个五年的专题调研显示,我国 18~65 岁的劳动人群,如果平均每人每年少住 4 天院,所创造的劳动价值就是全国对医疗卫生的总投入。所以经济学得出的结论显示,坚持预防为主具有较高的投入产出比。

从社会学视角看,许多疾病容易出现群聚、家聚现象,一些疾病还会受到社会歧视,危害非常大,重大的传染病给每个人在社会上的生存带来了极大的危害。因此做好疾病防控、健康管理、健康教育、健康促进,有利于个人健康、家庭幸福和社会和谐。这不仅是一个卫生问题,更是社会稳定问题。所以应基于大健康格局,将预防为主融入所有社会政策,动员全社会参与,这也是政府、社会及个人的责任。预防保障体系建设亟待加强。

纵观中华人民共和国成立以来卫生事业发展的历程,政府一直将“预防为主”作为卫生工作的指导方针,但由于全社会对预防的认识不充分,缺乏有力的制度保障,政策引导不足,使得这一方针落实不充分。2009 年新医改以来,尽管政府加大对医疗卫生领域的财政投入,但由于工作重心仍然未转变到预防为主,导致财政投入的效果仍不理想。

未来预防保障体系建设需要进一步发展。示范和推广具有健康保障功能的社区卫生服务,同时纳入预防保障体系当中;建立、完善并充分利用社区卫生资源,构建社区人群健康教育、健康促进、预防保健和必要的社会服务的基层保障系统,建立健康档案,发展家庭病床,提供家庭出诊、家庭护理、日间观察、临终关怀等服务；卫生部门和健康保险机构可以通过社区卫生服务机构对老年高危人群进行干预和监测，推广经济、快速、方便的监测手段，使得慢性非传染性疾病得以早发现、早诊断、早治疗，达到节约医疗费用的目的。在社会医疗保险项目中结合一些预防保健的服务项目，将定点医疗机构同社区卫生服务机构相结合。通过确定固定保健医生，主要通过开展预防保健的指导和日常生活习惯的干预和矫正，结合必要的诊治手段，来达到预防和治疗疾病，保持健康的目的。

二、建立并完善长期照护服务保障体系

随着中国老龄化趋势的发展，老年人对医疗及护理方面的需求提升，老年人健康是实现国民健康的重要内容，改善老年人生活质量，提升其健康水平，是未来发展的必然趋势。国内目前已经建立了基本医疗保障体系以及基本养老保障体系，基本医疗保障体系注重解决老年人疾病的治疗费用，无法满足失能老年人日常生活中的照料需求；养老保障向老人提供养老金以及补贴，难以满足长期照护所需要的巨大花费。基本医疗保障与养老保障体系无法满足老年人长期照护的需求。同时，长期照护本身具有花费大、周期长、服务多的特点，亟需相应制度予以保障，长期照护服务保障制度呼之欲出。

2019 年 3 月 5 日，李克强总理在第十三届全国人民代表大会第二次会议上做出的政府工作报告中提到，未来要扩大长期护理保险制度试点，让老年人拥有幸福的晚年。未来应当加速长期照护服务保障制度建设，在青岛、上海等地试点经验的基础上，结合我国国情及国际长期照护服务保障制度建设经验，建设具有中国特色的长期照护服务保障制度。

长期照护服务保障体系是一种新型保障体系，在国内仍处于试点，在未来建设中，需要从照护机构等级划分、老年人护理分级、照护质量提升、服务质量监督管理、发挥家庭成员的照护作用等方面提升我国长期照护服务保障制度建设。对照护机构等级划分中，针对机构规模、环境、设施、人员、日常管理、服务项目等指标进行评估；对老年人照护等级的划分，需要从老人的病史、日常生活能力、精神状况、感知与沟通能力、社会参与能力等指标进行评估；照护质量提升，注重长期照护人员的培训、长期照护保障水平的提高以及照护设备的人性化配置；服务质量监督管理过程中，注重长期照护实施过程中护理服务内容和职责，并制定相应的服务质量管理标准；发挥成员作用方面，中国传统的家庭宗族观念，意味着未来长期照护的模式主要以社区照护及家庭照护为主，应充分重视家庭照料者的作用和价值，将家庭成员提供的部分居家照护纳入长期照护保险补偿目录中，肯定其产生的经济价值。在政策上并设计有针对性的措施来促进居家社区照护和家庭内部照护服务的提供，是未来发展的方向。

三、推进康复保障体系建设

康复是一门以消除和减轻人的功能障碍，弥补和重建人的功能缺失，设法改善和提高人的各方面功能的医学学科，也就是功能障碍的预防、诊断、评估、治疗、训练和处理的医学学科。

目前，康复保障体系缺乏制度设计，需要进一步在康复项目内容及定价上提供政策保障，按康复项目支付的方式未能有效引导康复机构开展双向转诊；康复服务定价偏低，不利于调动医务人员的工作积极性；康复医学学科发展缓慢，人才缺口偏大；康复患者仍面临较重经济负担，需提高康复保障水平；社会资本兴办康复机构仍存在现实困难，需加强引导与监管。

我国目前康复体系建设重点是临床康复，未来康复医疗服务体系发展趋势是社会大康复体系。通过研究和分析国内外康复医疗服务体系建设背景和相关经验，可以看到目前在 WHO 的倡导下，国际趋势是将康复医疗服务体系作为社会大康复体系的一个组成部分。在起步晚和资源有限条件下，我国目前康复医疗服务体系建设重点关注的是临床康复部分的内容，即关注急性病和外伤患者在医院环境中所需要的急性期和稳定期康复服务。

未来要树立大康复理念，分阶段、分层次构建康复医疗服务体系。鉴于我国目前面临巨大的康复医疗服务需求（尤其来自慢性病和老年病患者的需求），当前人力、机构及其他资源严重短缺、技术能力落后、配套立法和政策缺失情况下，短期内无法为全部失能者提供必要的康复医疗服务，建议参考国内外康复医疗服务体系建设经验和教训，树立大康复的理念，分阶段、分层次构建康复医疗服务体系，并科学界定体系内涵和外延。急性期康复医疗主要在三级综合医院开展，稳定期康复医疗主要在三级综合医院和二级综合医院开展，恢复期康复医疗主要在社区卫生机构开展，科学合理地处理医疗康复、职业康复、社会康复和教育康复四大康复系统的关系，出台相关配套措施，促进康复服务体系及双向转诊工作的有效开展，为未来建设社会康复体系奠定良好的体制机制基础。

四、完善药品保障体系建设

药品作为预防和治疗疾病的重要手段，在预防重大疾病、保障居民健康、提高生命质量等方面发挥着重要的作用。2016 年《“健康中国 2030”规划纲要》则将完善药品供应保障体系上升到了国家战略的高度。十九大报告指出，实施健康中国战略，“全面取消以药养医，健全药品供应保障制度”，更是彰显了党和国家完善药品供应保障体系的意志与决心。

目前，我国在新药研发制造过程中，投入远远低于发达国家，新药的研发能力是保障药品供应系统的决定性因素；药品配送方面，各个环节都涉及利益分配，涉及环节包括药品代理商、批发商等。“两票制”“阳光采购平台”等旨在压缩药品配送环节，但效果甚微；基本药物制度方面，药品遴选标准粗放，国家基本药物制度是药品供应安全体系的核心。通过《国家基本药物目录》和《国家基本医疗保险药品目录》，药品使用成本的快速增长受到了极大的抑制，确保公众的用药公平性，保护药品合理安全使用。但两种目录药物选择标准过宽，缺乏详细、统一的操作程序。

多方位、多层次逐步建立健全短缺药品供应保障体系，为完善我国药品供应保障机制奠定基础；国家医保药品价格谈判机制不断完善，促进了高值药品的供应保障水平；完善医保目录动态调整机制；加快推进仿制药质量和疗效一致性评价，提升仿制药的质量疗效，促进仿制药研发创新，提高仿制药品的供应保障能力和水平。

五、商业补充保障发展

商业健康保障是对医疗保险和家庭保障的重要补充。我国已有健康保险公司提供区别于寿险的疾病保险、医疗保险、失能收入保险等保险项目，满足投保人的个性化需求，为国民健康提供保障。

此外，在“互联网 +”的背景下，多样化的健康保障平台得到发展。从大病风险预防到疾病救助，商业健康保障提供了一系列解决和救治方案。目前已经涌现出众多健康保障平台，这些平台为重大疾病筹款的身影屡见不鲜。

健康保障平台能够崛起，主要原因有两点：首先，在目前制度的保障下，我国仍有大部分低收入群体，在重大健康风险来临时，没有足够的支付能力。加之我国人口老龄化、重大疾病风险上升，产生了巨大的保障需求。其次，健康保障平台充分利用了互联网技术，而且没有严格的进入壁垒，潜在用户量巨大，提升了消息传播的速度，极大程度满足大数法则，才能有效分担风险。

但目前健康保障平台的发展仍处于初级阶段，还存在着许多问题亟待完善。健康保障平台作为一种商业健康保障模式，在未来的发展中，势必要走向营利。市场能否探索出一个合适的营利模式，促进平台的可持续发展，是决定健康保障平台能否长期存在的因素。此外，社会对健康保障平台的监管，是目前行业发展的重大短板。已发生过多起大病众筹骗局，使平台信誉面临重大考验，同时也反映出这些健康保障平台对消息来源的检验能力不足，与市场监管机制的缺失。

因此，一方面，行业应当强化自律；另一方面，政府应合理引导商业健康保险与健康保障平台的发展，完善市场监管机制，使其在保障国民健康过程中发挥更加切实有效的作用。

第三节 健康保障法制建设

一、健康保障立法

中国健康保障立法起步较晚，但已有了一批国家法律和行政管理法规。我国健康保障立法实现了从无到有、从窄到广的转变。自改革开放以来，我国医疗保险领域的立法渐进式推进，伴随着医疗保险制度的发展，逐步形成了覆盖全民的医疗保险法律体系。截至 2017 年底，我国健康保障的法律法规主要集中在健康保险领域，针对药品管理也有一些法律法规，但健康保障法律体系中仍有一些盲点。在建立健全健康保障法律体系方面，仍有大量完善空间。

如今，健康保障立法所关注的层面，已不再局限于社会保险各部分。当前健康保障法制建设工作，把握了新时代社会的主要矛盾，结合我国新医改等重大举措，使健康保障立法工作重点放在解决目前发展不充分、不平衡的内容上。

以往的健康保障立法，是以医疗保险事业为核心的规范性立法。这与立法期间我国医疗保险事业发展阶段有关，同时与我们对健康保障的认识相关。由于医疗保险制度保障公民健康的核心作用，同时在我们健康观念中预防等工作的重要性未能被充分意识到，使特定历史时期内健康保障领域内的立法主要集中表现为健康保险立法。

我国健康保险立法的演进所体现的是我国健康保险体系建立与完善的过程。2016 年 10 月 25 日，中共中央、国务院发布《"健康中国 2030"规划纲要》，不仅纳入了医疗保险、医药卫生等内容，更是将基本公共卫生、健康生活方式、健康的制度体系等内容列为战略目标。这一举措极大地扩展了健康的内涵，促进了健康保险向健康保障的立法理念的转变。

2017 年 12 月 22 日，《基本医疗卫生与健康促进法（草案）》（以下简称《草案》）提请十三届全国人大常委会第六次会议进行第二次审议。该法是卫生与健康领域第一部基础性、综合性的法律。该法律融合了《"健康中国 2030"规划纲要》中健康的内涵以及相关理念，结合我国医疗体制改革实践的重点任务与发展方向，凸显了保基本、强基层、大健康三大理念。

（一）基本医疗保险立法整合发展

《草案》中提到：公民享有健康权。国家和社会尊重、保护公民的健康权。这也是我国法律层面首次提出健康是人的基本权益这一理念。《草案》明确，医疗卫生事业是社会公益事业，发展医疗卫生事业要以人民为中心。公民依法享有从国家和社会获得基本医疗卫生服务的权利。

《草案》依然强调了"保基本"的重要理念，这说明，新的健康保障发展路径并未忽视社会医疗保险的重要作用。作为国家强制实施，旨在保障公民基本健康需求，提高医疗卫生服务可及性的一项制度安排，社会医疗保险仍是健康保障实现"保基本"的核心路径。我国社会医疗保险制度自建立至今，形式和内容均发生了巨大变化。与此同时，相应的法律制度虽有出台，但仍处于滞后状态。自改革开放以来，社会医疗保险制度呈现整合发展的趋势。

我国特殊的城乡二元结构使保险制度建立之初表现为明显的二分形态。2016 年国务院发布《关于整合城乡居民基本医疗保险制度的意见》（国发〔2016〕3 号），整合城镇居民基本医疗保险和新型农村合作医疗两项制度，建立统一的城乡居民基本医疗保险制度。

1998 年 12 月的《国务院关于建立城镇职工基本医疗保险制度的决定》、2003 年 1 月的《国务院关于建立新型农村合作医疗制度的意见》与 2007 年 7 月的《国务院关于开展城镇居民基本医疗保险试点的指导意见》三个文件，构成了 2016 年以前社会医疗保险体系的三个组成部分。在 2010 年 10 月 28 日颁布的《中华人民共和国社会保险法》（以下简称《社会保险法》）中，这三项制度虽然都有所提及，但随着医疗保险制度发展的态势，以目前的《社会保险法》统筹安排这三项制度存在两个问题：《社会保险法》第三章（第二十三条至第三十二条）与《社会保险法实施细则》第二章（第七条、第八条）对以上三项制度的规定及解释内容仅寥寥数百字，深入问题缺乏统一规范；2016 年统一的城乡居民基本医疗保险制度建立之后，相应的针对新制度的法规缺失。

针对以上问题，未来健康保险立法整合发展将从两个方面进行：首先，整合基本医疗保险制度在各地实践中存在的各项规章制度，建立详细、完整的、高层次的法律法规，统筹指导基本医疗保险制度运行；其次，更新基本医疗保险法律体系，制定统一的城乡居民基本医疗保险法律法规。

（二）立法促进基层医疗卫生服务能力提升

解决“看病难”“看病贵”的问题，是我国医药卫生体制改革的核心目标。新医改实施近 10 年来，摸索建立了分级诊疗与家庭医生签约等先进模式。推进分级诊疗制度，能够促进各级医疗机构间职能的整合与协同，通过明确各级医疗机构的职责，合理分流患者，引导优质医疗资源下沉，提升医疗资源的利用效率和可及性。同样，家庭医生签约制度，是提升基层医疗卫生服务能力的重要途径，也是分级诊疗制度的延伸制度。家庭医生或家庭医生团队承担了实施健康管理、健康教育等重要职责，是人民群众健康的守门员。

但多年来，分级诊疗制度与家庭医生签约屡屡遭遇障碍，难以推进。此次《草案》在多个章节中将医改中行之有效的政策用立法的形式固定下来，使医改的一些重要措施于法有据。《草案》明确提出了提高基层服务能力、推行分级诊疗制度、实行家庭医生签约，保障基本医疗卫生服务公平、可及，以基层为重点，实现全民共建共享。

分级诊疗与家庭医生签约制度的建立成功与否，均受限于基层医疗卫生服务能力建设。草案作为健康领域的综合性法律，此次引导优质医疗服务能力下沉，建设和提升基层医疗卫生服务能力的法文，仍需更加细致的补充和解释，使各省市能尽快制定具有操作性的行动方案。但毫无疑问的是，提升基层医疗卫生服务能力的基调已然奠定。

（三）立法推动大健康格局建立

大健康格局的建立，横向来看，是要建立覆盖全人群的健康保障体系；纵向来看，是健康保障要覆盖全周期。

1. **预防、治疗、康复、管理综合立法** 以往的健康保障立法，是对医疗活动——即疾病的治疗过程的覆盖，而忽视了疾病的预防和健康管理。《草案》内容不再局限于健康的某一单独的领域，其内容涉及公共卫生、医疗服务、健康促进与健康管理多个方面。包括实行有计划的预防接种制度；将公民主要健康指标的改善情况纳入政府目标责任考核；加强影响健康的环境问题预防和治理，组织开展环境质量对健康影响的研究，采取措施预防和控制与环境问题有关的疾病；建立科学、严格的食品、饮用水安全监督管理制度；加强全民健身指导服务，普及科学健身知识和方法等内容。

2. **长期照护保险立法筹备** 老年人健康是实现国民健康的重要内容，同时老年人是疾病高发人群，医疗、照护需求集中群体。为改善老年人生活质量，提升其健康水平，世界各国思考建立了不同形式的照护制度。德国于 1986 年的《照护改善法》增加了对特殊保险人的照护，并于 1988 年 12 月 20 日德国联邦议院通过，写入《健康改革法》，即健康保险法修正案，德国照护保险制度由此建立。日本作为世界上老龄化较早、程度较深的国家，于 1997 年 12 月通过了《介护保险法》，建立长期照护服务保障制度。美国医疗保险照顾计划法案中，也有对老年人不同期限的护理安排。

自 21 世纪初，中国老龄化速度加快、少子化加剧，家庭保障弱化、照护责任社会化情势日益明显，老年人尤其是失能失智老年人的健康保障成为一个重大社会问题。建构长期照护保险法制，建立长期照护保险经办机构制度、将长期照护服务机构一并纳入法制体系，是解决该问题的必由之路。2019 年 3 月 5 日，李克强总理在第十三届全国人民代表大会第二次会议上做出的政府工作报告中提到，未来要扩大长期护理保险制度试点，让老年人拥有幸福的晚年。未来应当加速制定长期照护法律制度，在试点地区实践经验的基础上，结合中国国情与国际长期照护保险法经验，形成具有中国特色的法律制度。

（四）其他健康保障立法

1. **中医药健康发展立法** 中医药是我国特有的卫生资源，是中华民族文明的瑰宝。新时期内部的产业融合与升级政策，以及外部的贸易条件，给中医药产业发展带来了诸多机遇，也带来了挑战。《中医药发展战略规划纲要(2016—2030年)》指出，要拓宽中医药服务领域，实行"走出去"战略，推进"一带一路"建设，推动中医药海外创新发展。截至目前，我国尚未有一部中医药领域的法律。中医执业医师类别划分不清，管理欠规范；中药的审批制度缺失，副作用的检验没有规范的流程，开处方给患者时缺少药理学说明。诸如此类的问题阻碍了中医药国际化发展的进程。

未来应健全中医药法律体系。推动颁布并实施中医药法，研究制定配套政策法规和部门规章，完善中医药以及机构的管理法规与条例，规范中医执业医师管理，完善中药审批制度。在中医药走向国际之前，应当重视知识产权保护法制建设，在制定相关法律时，要与国际知识产权保护法案接轨，为中医药产业化、国际化提供法律保障。

2. **健康信息保护立法** "互联网＋医疗健康"催生了远程诊疗等新的医疗服务模式，为实现优质医疗资源共享创造了条件；大数据、云计算为构建健康管理系统，实施疾病预防与监测提供了技术支持。在信息时代，我们受益于强大的技术带来的便捷、高效的服务，又面临着信息安全隐患的威胁。互联网技术飞速发展，信息泄露案件频发，数据生态环境急需改观。

2018年9月10日，十三届全国人大常委会立法规划正式发布，《个人信息保护法》列入第一类项目，纳入立法规划。此举旨在遏制个人信息滥用，保护个人隐私安全。此前，我国已有《中华人民共和国网络安全法》和《电信和互联网用户个人信息保护规定》，此外，《中华人民共和国刑法修正案(七)》《中华人民共和国民法总则》《中华人民共和国电子商务法》以及《全国人民代表大会常务委员会关于加强网络信息保护的决定》等刑事、民事和行政法律对个人信息已经做出一些原则性规定。

个人健康信息的合理使用对健康保障能够起到促进作用。在完善个人信息保护法律体系时，应结合医疗卫生行业需求，制定领域内个人健康信息使用的管理办法，明确界定其适用的主体、调整对象以及范围，在实现个人健康信息合理共享的同时，保障信息安全。

二、健康保障法律监督

（一）完善健康保障法律监督体系

健康保障法律监督是实现健康保障事业规范运行和健康发展的重要保证。法律监督体系的缺失或执法、司法不力都会给健康保障事业发展带来阻力。以健康保险为例，2002年12月26日，中国保监会下发了《关于加快健康保险发展的指导意见》；2006年8月7日，中国保监会颁布《健康保险管理办法》，明确了经营健康保险应当持续具备的条件以及违反法律、法规所需承担的责任。

但医疗保险建立以来，不同程度的骗保、套保案件频频发生，保险基金损失巨大。各地虽有不同形式的监督管理的法规条例，但这些文件对形式多样的违规现象的处理办法不全或含糊不清。各地区处理的标准也不统一、规则步调不一致。如保健品是否纳入医保支付范围，就曾在不同省市有不同的实践。这一现象及其衍生的各种违法违规的骗保、套保形式曾给医保基金带来巨大的损失。因此，应当完善法律监督体系，改进健康保障工作。

（二）执法队伍建设

1. **健康保障执法队伍的培养** 健康保障执法队伍需要系统化的职业教育，需要多种方式的培训机制。一方面，应结合各自执法内容，联合教育机构，为健康保障执法人员创造学习的时间和机会，强化专业知识；另一方面，联合市场主体，例如与药品企业联合培训，与企业内部培训相结合，强化健康保障执法人员与执法对象的相互学习和沟通。通过培训，提高健康保障执法人员的思想水平和执法能力，使执法人员的工作做得更加专业、科学、规范、高效和透明。

2. **健康保障执法人才激励** 适当提高基层健康保障执法人员待遇，鼓励高校具有相关专业知识背景的毕业生到健康保障执法部门就业；明确内部学习和晋升制度，执行能够量化考核的绩效评价体系。

3. **健康保障执法人员管理** 标准化管理本是工业生产技术领域的管理模式，后来被引进公共服务领域，用来强化政府的社会管理水平。我国政府部门也在推行此种管理模式。所谓政府部门的公共服务标准化即要求政府在自身负责或参与的公共服务项目上明确提出所应服务的范围和内容，对服务过程和服务所应达到的水平提出统一标准，对参与公共服务的从业人员进行全面管理，提升政府从业人员的服务能力，提高其服务质量，增加社会公民的满意度。

（三）监督部门协作

1. **部门联动协作机制** 由于我国健康保障体系各部分归口部门分散，各部分执法内容有所不同，执法单位也相应不同。人力资源与社会保障执法、食品药品监督管理执法等在执法活动中遇到涉及其他部门职责范围的重大案件，应当及时通告相关部门。各部门应积极开展合作，成立联合执法工作组，共同召开专题会议，研究案情，商讨对策，联合执法。联合执法组织开展执法行动，需要行政、公安等部门配合的，相关部门应积极配合。建立健康保障执法部门与公安机关、检察机关、审判机关信息共享、案情通报、案件移送制度，实现行政执法和刑事司法无缝对接。

2. **信息共享机制** 依托互联网信息技术，积极运用大数据、云计算、物联网等信息化手段，打造执法和审批信息共享互通工作平台。加快部门之间、上下级之间信息资源的开放共享、互联互通，打破“信息孤岛”。建立互联网办公平台，简化部分审批流程，提高执法效率。协调好各主体间权益，保证信息共享的合法性。

（四）公平公正监督

在执法中，坚持公平、公正。严格遵循“事实存在、程序合法、结果适当”的原则；加强执法设施建设，注意记录、保留执法信息。其目的有二：一方面可以掌握违法事实的证据；另一方面，这为司法检查执法是否公正保留了依据。程序是执法的灵魂，而事实则是执法的生命，掌握事实，不徇私情、铁面执法才能让人心服口服。在处理案件时，坚决不受外界人为因素的干扰，强化执法人员的公正意识，杜绝办理“人情案”。在司法中，加大司法透明，让广大人民群众广泛参与到司法监督过程中。

第四节 健康保障建设展望

一、面临的挑战

（一）医改纵深发展

从我国医药卫生体制改革进展来看，服务供给体系以医疗服务供给为主，难以短期实现供给体系功能转变。现代医院管理制度下的公立医院改革、以医联体为依托的分级诊疗制度建设、预防为主的公共卫生服务体系、仍在试点的长期照护制度等实践表明，在医改的纵深发展背景下，医疗保障仍处于不断面对新生问题的阶段，主动将改革内容从医疗健康向健康保障进一步延伸，将面临重大挑战。

（二）缺乏顶层设计

健康保障是医疗保障的进一步深化和延伸，目的是着眼于居民群体的健康，更关注服务质量，落脚于疾病控制与健康改善，如疾病预防、健康教育、健康促进、健康维持等，甚至延伸到精神健康与社会功能健康等内容，不仅是当前医药卫生体制改革的主要内容，也是健康保障的重要内容。

健康保障制度建设涉及卫生健康、医保、民政、环境、教育等多方面多部门，需要各部门相互配合，转变观念，从顶层明确医疗保障向健康保障转变的重要意义。

（三）政策制定、衔接困难

在医疗保障向健康保障转变的过程中，涉及的领域不断扩大。针对全人群全生命周期的不同阶段，保障的筹资标准、支付范围、支付标准不尽相同，同时预防保障体系、医疗保障体系、康复保障体系等制度衔接困难。而健康保障的主体——医疗保障也存在专款专用、服务体系与医保体系割裂等问题，这些都将对未来政策制定与衔接带来挑战。

二、未来发展路径

健康保障制度设计需要把握国家大政方针，统筹规划保障体系的制度建设、体制机制以及社会资源有效配置。制度建设过程中，需要把握发展方向，不同医疗保障制度建设，应该从制度顶层设计出发，厘清政府的责任，充分发挥市场机制作用，积极引入商业补充保险，最终形成不同保障制度共同支撑参保人的模式。不同保障制度之间需要进一步明确保障范围，界定权利与义务，做到保障范围的不重不漏，交接有序。需要从参保范围、服务需求、服务方式、筹资方式、制度衔接、服务衔接等方面分析界定不同保障制度之间的界限，最终建立完善预防保障、医疗保障、康复保障、医疗救助、长期照护相结合的健康保障制度体系。

（毛　瑛）

思考题

1. 为什么要从“医疗保障”转变至“健康保障”？
2. 长期照护制度未来发展的趋势是什么？
3. 预防保障体系未来发展的趋势是什么？
4. 康复保障体系未来发展的趋势是什么？
5. 依据本章所学内容，你认为如何促进健康保障可持续发展？

推荐阅读

[1] 李立明,姜庆五. 中国公共卫生概述. 北京:人民卫生出版社,2017.
[2] 傅华. 预防医学. 7 版. 北京:人民卫生出版社,2018.
[3] 傅华,施榕,张竞超,等. 健康教育学. 3 版. 北京:人民卫生出版社,2017.
[4] 杨世民. 药事管理学. 6 版. 北京:人民卫生出版社,2016.
[5] 刘红宇. 药事管理学. 北京:中国中医药出版社,2018.
[6] 李政阳. 完善药品供应保障体系的策略探析. 中国药物经济学,2018,13(6):93-98.
[7] 周振,冯国忠. 从生产者角度分析药品临床供应短缺的原因. 中国药事,2017,31(6):596-599.
[8] 周绿林,李绍华. 医疗保险学. 北京:人民卫生出版社,2003.
[9] 周绿林,李绍华. 医疗保险学. 3 版. 北京:科学出版社,2016.
[10] 李绍华,柴云. 医疗保险支付方式. 北京:科学出版社,2016.
[11] 姚岚,熊先军. 医疗保障学. 2 版. 北京:人民卫生出版社,2013.
[12] 刘金章,王晓珊. 人寿与健康保险. 北京:北京交通大学出版社,2015.
[13] 许谨良. 人身保险原理和实务. 4 版. 上海:上海财经大学出版社,2015.
[14] 卢祖洵. 社会医疗保险学. 北京:人民卫生出版社,2003.
[15] 毛瑛,吴涛. 医疗保险基金管理. 北京:科学出版社,2015.
[16] 鲍勇,周尚成. 健康保险学. 北京:科学出版社,2015.
[17] 赵秀斋. 长护险试点存在的问题及对策. 中国社会保障,2018,(4):75-78.
[18] 王群,丁心蕊,刘弘毅,等. 我国长期护理保险制度试点方案分析. 卫生经济研究,2018,374(6):43-47.
[19] 赵斌. 长护险试点需警惕"结余焦虑". 中国劳动保障报,2018-05-25.
[20] 黄晓琳,燕铁斌. 康复医学. 5 版. 北京:人民卫生出版社,2013.
[21] 王刚. 社区康复学. 北京:人民卫生出版社,2013.
[22] 陈立典. 健康中国战略下康复服务发展的探讨. 康复学报,2018,28(1):2-4.
[23] 曹跃进,陈森斌. 我国残疾人康复组织体系研究. 残疾人研究,2014(2):7-11.
[24] 林宝,薄绍晔. 残疾人康复服务的主要问题及政策建议. 中国医疗保险,2014(1):16-19.
[25] 李安巧. 康复 2030:国际康复发展状况与行动呼吁. 中国康复理论与实践,2017,23(4):379.
[26] 李鹏. 公共管理学. 北京:中共中央党校出版社,2010.
[27] 姚岚. 医疗保障学. 北京:人民卫生出版社,2013.
[28] ROZZINI R, SABATINI T, CASSINADRI A, et al. Relationship between functional loss before hospital admission and mortality in elderly persons with medical illness. Journals of Gerontology, 2005, 60(9): 1180-1183.
[29] GAO K, YU PM, SU JH, et al. Cardiopulmonary exercise testing screening and preoperative pulmonary rehabilitation reduce postoperative complications and improve fast-track recovery after lung cancer surgery: A study for 342 cases. Thoracic Cancer, 2015, 6(4): 443-449.

中英文名词对照索引